박정현의 아름다움을 욕망하라

박정현의

아름다움을 욕망하라

죽을 때까지 아름다운 여자들의 뷰티 시크릿

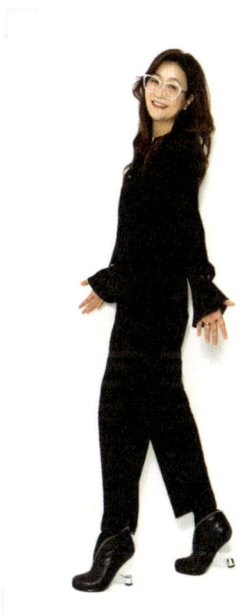

라의눈

프롤로그

나를 사랑하고 세상을 사랑하는 방법

지금부터 우리 여성들의 삶에 대한 따뜻한 이야기를 시작하려 합니다. 아마 건강과 아름다움에 대한 경영 이야기가 될 것입니다. 왜 아름다움이 경영일까요? 우리말 얼굴의 어원은 '얼'의 '꼴'이라고 합니다. 마음 혹은 정신의 모양이라는 뜻입니다.

동양권 중에서도 특히 우리나라는 어떤 사물이나 현상을 지칭할 때 보이는 것뿐 아니라 보이지 않는 것까지 포함하려는 의식 구조를 가지고 있습니다. 한 사람의 마음과 정신의 모양이 얼굴이라는 생각, 참으로 어렵고 대단합니다. 그래서 아름다움은 경영입니다.

저는 이 책을 통해 독자들이 스스로 아름다움의 경영을 할 수 있도록 '맥'을 찾아드리고 싶습니다. 어차피 평생 사용해야 하는 화장품, 어차피 평생 가꾸어야 하는 피부인데 본인 스스로 보다 좋은 것을 찾을 수 있는 맥을 갖는다면 반은 성공입니다.

스파에서 고객을 상담하다 보니, 노화와 함께 변화될 자신의 미래에 대해 불안해 한다는 것을 알 수 있었습니다. 그 불안은 자신의 피부나 생리 현상에 대해 잘 모르기 때문에 더욱 증폭되는 경향이 있습니다. 나이가 들어 뒤를 돌아보니 결국 모든 것은 라이프스타일이 결정한다는 진리를 깨닫게 되었습니다. 그리고 뭔가를 해야 할 때를 놓치면 아름다움과 건강은 되돌릴 수 없다는 사실도 알게 되었습니다.

그동안 전문가들을 위한 책을 쓰고 교육하면서 정작 소중한 나의 고객과 주변 친구들에게는 내가 알고 있는 건강과 아름다움에 대한 노하우를 널리 알리지 못했다는 생각이 들었습니다. 건강한 라이프스타일은 자연친화적이면서도 시대의 변화를 따르는 스마트한 생활, 삶을 대하는 강하면서도 부드러운 태도, 오랜 세월 형성된 건강한 습관 등으로 결정되는 것입니다.

『박정현의 아름다움을 욕망하라』는 저의 다섯 번째 책이자 전문가가 아닌 분들에게 전하는 두 번째 책입니다. 아름다움도 건강도 하루하루의 습관으로 형성된다는 점, 그리고 수많은 잘못된 정보들로부터 나를 지키는 일이 얼마나 중요한가를 알려드리고 싶은 마음이 간절했습니다.

'아름다운 여성은 가정과 사회를 아름답게 합니다.'

제가 운영하는 회사의 슬로건입니다. 자존감이 충만한 여성, 아름답고 건강한 여성이 아내가 되고 엄마가 되면, 그 가정과 사회도 건강해진다는 것을 많은 여성 고객을 상대하면서 확신하게 되었습니다.

'나는 나이기 때문에 나'입니다. 모두가 자신의 삶의 주인공이 되어 건강한 아름다움을 지키는 것이 결국 가정과 사회를 아름답게 하는 일이란 것은 확실합니다. 또한 그 아름다움이란 목표는 라이프스타일의 재설계를 통해서만 가능합니다.

지금부터 저와 함께 라이프스타일링 항해를 시작해보실까요?

Contents

프롤로그 나를 사랑하고 세상을 사랑하는 방법 •004

chapter 1 아름다움이라는 파랑새를 찾아서

1. 순수, 엘레강스, 섹시, 그리고 여자 •015
2. 스타일과 자존감에 대하여 •025
3. 노화에 대처하는 자세 •030

chapter 2 나의 소중한 피부 이야기

1. 표피, 진피, 각질에 대하여 •047
2. 피지는 청춘, 산도^{ph}는 자존심 •059
3. 진정한 노화의 열쇠, 우리 몸의 물통 '진피' •066
4. 알수록 신비한 호르몬 이야기 •071

chapter 3　천사의 화장품, 악마의 화장품

1. 화장품 불변의 법칙　•087
2. 클렌징의 정석　•090
3. 기초화장품부터 선크림까지　•100
4. 미래의 화장품은 어디로 갈까?　•110
5. 홈에스테틱 & 홈스파, 뷰티는 이제 개인의 몫　•121

chapter 4　필링부터 왁싱까지, 스킨케어의 모든 것

1. 필링은 재생이다　•131
2. 비치 바디를 위한 태닝 관리　•136
3. 왁싱, 미백, 여드름 관리　•145

chapter 5

아름다움과 치유를 동시에, 뷰티테라피

1. 스파와 에스테틱, 혹은 기적과 미학 • 157
2. 무궁무진한 뷰티테라피의 세계 • 163
3. 홀리스틱 케어의 시대 • 184

chapter 6

아름다운 체형은 건강한 라이프스타일로부터

1. 라이프스타일의 균형이 답이다 • 189
2. 림프의 기적 • 192
3. 체형은 교정이 가능할까? • 201
4. 미운 살, 셀룰라이트와 이별하는 법 • 216
5. 전신 관리의 새로운 키워드, 근막 그리고 발 • 228

chapter 7 여자, 죽을 때까지 아름답게

1. 지속가능한 라이프스타일 뷰티 • 243
2. 산전관리와 산후관리 • 247
3. 갱년기를 맞이하는 자세 • 256

chapter 8 세월이 가도 봄날은 온다 미용의학

1. 미용의학, 어디까지 왔을까? • 269
2. 안티에이징과 리프팅 • 275
3. 피부를 위한 최선의 선택 • 280

에필로그 건강과 뷰티는 하나입니다 • 282
부록1 고객이 가장 많이 하는 60가지 질문 • 284
부록2 저자 인터뷰_굿 인텐션의 가치, 선한 치유자를 만나다 • 316

일러두기

본문 중의 #(해시태그)는 중요한 개념이나 용어를 표시한 것입니다.

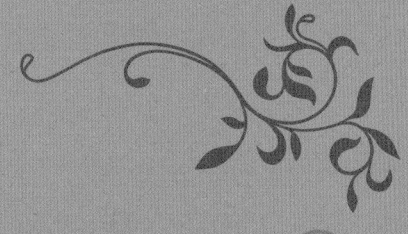

CHAPTER

I

아름다움이라는
파랑새를 찾아서

아침에 일어나 떠오른 태양을 향해 "봉주르Bonjour?" 하고 인사하는 프랑스 여배우를 상상해보세요. 영화 속의 한 장면 같지요? 실제로 영화 「그리고 신은 여자를 창조했다And God Created Woman」에서 브리지트 바르도가 그런 포즈를 취하는 장면이 있습니다. 브리지트 바르도는 여성으로 첫 경험을 치른 다음날 아침, 창문을 열고 이렇게 외쳤다고 합니다. "드디어 나도 여자가 되었다!" 제 나이 스물여섯에 브리지트 바르도의 인터뷰 기사에서 이 문장을 접하게 되었습니다. 당시 시대적 상황으로는 제법 강한 문화적 충격으로 다가왔던 기억이 납니다.

저는 많은 고객과 학생들을 만나오면서 여성이 자신의 삶을 바로 보고 긍정적인 마음을 가질 때 세상이 얼마나 아름답게 바뀌는지에 대해 알게 되었습니다. 어떤 사건도 비관적인 면만 가지고 있지는 않습니다. 나이들어 가는 것도 그러합니다. 요즘 유행하는 노래 가사처럼 우리는 늙는 게 아니라 익어가는 것이기

introduction

때문입니다.

여성으로 태어나 세상을 마감하는 날까지 여성이라면 누구나 아름답기를 꿈꾸고 늙지 않기를 소망합니다. 아름다움을 향한 여성들의 욕망은 끝이 없고 한계가 없습니다. 그러므로 여자입니다. 그 욕망을 반어적으로 표현한다면 결국 죽는 날까지 여성임을 시사하는 것입니다. 여성은 여성이기 때문에 그 존재만으로 아름다운 것이 아닐까요?

감히 아름다움에 대한 새로운 정의를 내려보고자 합니다. 어쩌면 여성은 외적인 아름다움을 추구하면서부터 성장하는지도 모릅니다. 여성들이 살아내는 삶은 놀라움 그 자체입니다. 사춘기에 생리를 시작하고, 결혼을 하고, 엄마가 되고, 그렇게 살아가는 동안 여성은 어마어마한 에너지로 굴곡진 삶을 살아냅니다.

그래서 여성은 아름답고 엄마는 위대합니다.

그 삶을 응원합니다.

Beauty

01

순수, 엘레강스, 섹시, 그리고 여자

잘 잤니, 피부야 Bonjour ma peau**?**

유명한 프랑스 소설 『슬픔이여 안녕』을 아시죠? 제목의 '안녕'은 슬픔과 헤어질 때의 인사가 아니라 슬픔을 맞이하는 인사입니다. 아침에 일어나 세안을 하려고 거울을 볼 때, 아마 모든 여성은 이런 마음일 것입니다. 늘 어가는 주름, 늘어지는 피부를 보며 아침마다 맞이하는 슬픔, 그러나 언제나 긍정적으로 맞이하는 삶….

피부 상태는 건강과 아름다움의 척도입니다. 아무리 메이크업으로 가리고 성형수술을 해서 틀을 바꾸어도 그렇습니다. 피부 상태는 필연적으로 가꿈의 역사를 요구합니다. 아무리 화려하게 꾸미고 가꾸더라도 피부가 아름다운 여성을 이길 수 없음을 우리는 잘 알고 있습니다.

한 개인의 스킨케어 역사는 피부에 대한 지식과 화장품을 대하는 바른 태도가 전제되어야만 좋은 결과를 얻을 수 있습니다. 결코 벼락치기로 하루아침에 이루어지는 일이 아닙니다. 10대, 20대, 30대를 지나며 내가 만들어 온 스킨케어의 역사는 고스란히 우리의 피부에 흔적을 남깁니다.

프랑스 여인들처럼 새콤하게 아침에 깨어 거울을 바라보았을 때 맑고 투명한 피부를 기대했는데, 지난밤에는 피부에 좋으라고 각질제거제에 에센스, 세럼, 화이트닝, 나이트크림, 시트마스크까지 하고 잤는데, 아침에 일어나보니 턱 한가운데 뽀루지가 하나 올라와 있거나, 눈가에 주름이 잡혀 있거나, 푸석푸석 부어 있는 자신의 얼굴을 맞이했던 슬픈 경험이 한번쯤은 있을 것입니다.

혹은 친구가 권해서 스크럽제를 하나 샀는데, 한 번 해보니 피부가 매끄러워져서 가끔 사용하라는 충고를 무시하고 매일 사용했다가 환절기에 피부가 따갑고 붉어지며 건선이 생기거나 뽀루지가 생겼던 경험이 있으신가요? 여성이라면 누구나 한번쯤은 경험했을 만한 일입니다.

의사가 처방해준 약을 먹을 때는 용량과 용법을 정확히 읽어보고 그 권장사항을 지키면서도, 화장품은 유독 '더 바르면 좋겠지? 많이 하면, 자주 하면 피부에 더 좋을 거야'라는 생각을 하게 되는 것이 여성들의 심리입니다.

약은 약사에게 질병은 의사에게 찾아가면서, 화장품은 난무하는 홍보 마케팅 덕에 과유불급의 진리를 깨닫지 못하고 과하게, 때로는 너무 모자라게 사용을 하는 실정이지요. 뿐만 아니라 유통이 다각화되면서 스킨케어 전문가의 피부 매니지먼트가 필요한 프로페셔널 제품이 일반인들에게 개방되어 홈쇼핑을 비롯한 다양한 채널에서 무차별적으로 판매되고 있는 실정입니다.

화장품 판매에는 왜 국가가 인정하는 전문가 자격증이 없는 걸까요? 화장품은 그 제조와 유통이 엄격히 관리되고 있는 품목인 반면, 누구나 팔 수 있는 상품입니다. 화장품을 선택하는 주체가 소비자이기 때문입니다. 유통을 보면 쉽게 알 수 있습니다. 스킨케어 전문가를 통해 구입해야 하는 제품과 일반적으로 소비자가 광고나 홍보를 보고 취향대로 구입하는 제품은 엄연히 다릅니다. 우선은 이 두 가지를 구분할 수 있어야 합니다.

시판 화장품과 달리 **#프로페셔널** 제품은 에스테티션(뷰티테라피스트) 같은 전문가가 전문 스킨케어를 하기 위해 필요에 따라 사용하는 제품을 말하며, 전문가 라인을 구비하고 있어야 합니다. 그런 제품을 소비자가 무턱대고 좋다고 사서 바르는 것은 안전하다고 할 수 없습니다. 시판 화장품은 일반적으로 매일 사용해도 큰 문제가 없기 때문에 오히려 안전합니다.

평균수명이 길어진 요즈음, 화장품 시장의 성공 지표는 **#안전**입니다. 소비자가 갑인 시대에 화장품의 품질은 날로 좋아질 것입니다. 품질이 좋지 않으면 팔릴 수가 없으니까요. 반면에 얼마나 안전한가에 대한 기준은 만들기도 어려울 뿐더러 위험할 수밖에 없습니다. 화장품에 대해 날로 커가는 소비자의 기대에 부응하려면 획기적인 콘셉트가 있어야 하기 때문입니다.

케이뷰티K-beauty의 열풍은 무서울 정도입니다. 세계적 대형 유통망에 한국 뷰티 제품들이 들어가고 있습니다. 한국인들의 기술력은 그 누구도 따라올 수 없지만 안전에 대한 검증은 매우 미약한 실정입니다. 여러분은 과연 내 피부에 매일 사용하는 화장품의 안전성에 대해 어떤 생각을 하시는지요?

뷰티도 습관이다

그렇다면 건강은 어떨까요? 살아보니 모든 것은 습관이고, 라이프스타일이야말로 아름다움과 건강을 지킬 수 있는 가장 중요한 요소입니다. 유전적인 환경을 바꿀 수 있는 비결도 바로 제대로 된 라이프스타일, 살아가는 습관입니다. 가장 어려운 일이기도 한 올바른 라이프스타일은 매일매일의 습관으로 만들어야 합니다.

아기 때는 뇌신경 세포가 하나하나 연결되지 않고 떠 있다고 합니다. 성장하면서 습관이 굳어지는 이유는 정보가 연속적으로 들어와 세포와 세포가 시냅스로 연결되기 때문입니다. 시냅스로 연결되고 나면 기억장치에 저장되어 습관으로 고착됩니다. 어떤 습관으로 얼마를 살았느냐가 결국 뷰티와 건강의 척도가 되는 것입니다.

물론 여기에는 수위의 차이가 있습니다. 건강은 누구나 자신할 수 있으나, 피부 건강은 내면의 건강을 포함하기 때문에 더욱 중요할 수밖에 없습니다. 피부가 태생적으로 거칠거나 피지가 많고 여드름이 올라오거나 하는 문제를 갖고 있지 않은 천운을 타고난 분들은 오히려 피부를 방치합니다. 반면에 어릴 때부터 뭔가 작은 문제라도 있는 사람들은 피부에 과한 신경을 쓰고 과한 것을 하게 됩니다.

어릴 때부터 화장실에서 나올 때 손을 꼭 씻게 하고 자기 전 이를 꼭 닦게 하는 엄마의 노력은 아이의 습관으로 이어집니다. 그래서 가정의 위생이 학교의 위생, 사회의 위생으로 이어지는 것입니다. 어릴 때부터 제 아들은 비누 대신 클렌저로 세안했습니다. 비누는 피부를 알칼리화 합니다. 피부가 약산성을 유지하도록 엄마가 노력을 한 것인데, 제 아들은 남자임에도 불구하고 지금까지 비누를 피부에 대지 않는 습관을 가지게 되었습니다. 이렇게 피부를 아끼는 노력은 남녀노소를 불문하고 가정에서 이루어져야 합니다. 누구에게나 피부는 건강의 지표이니까요.

모든 것은 습관이라는 말은 '피부관리 역시 습관에 의해 방식이 정해지고 그 습관이 피부를 더 좋아지게도 더 나빠지게도 한다'는 의미입니다.

이 책을 시작하면서 '아름다움은 가꾸는 것이지만 그 가꾸는 습관이 어떤 것이어야 하는가'에 대한 이야기를 하겠다고 밝혔습니다. 전체를 이해하고 나면 어떤 정보가 들어와도 올바른 판단을 할 수 있습니다. 즉 내가 습관으로 고착시킬 것인가, 말 것인가에 대한 기준을 드리고 싶었습니다.

물론 뷰티의 개념은 단순히 겉으로 보이는 것에 국한될 수 없습니다. 정보가 넘쳐나는 이 세상을 아름답게 살아내고, 수명이 늘어난 이 시대를 건강하게 살다 가는 것, 그것이 뷰티입니다.

즉 정신적, 신체적, 내면적, 영적 아름다움을 균형 있게 유지하며 살아가는 전 생애에 걸친 **#휴먼힐링**이 이루어질 때 뷰티가 비로소 그 의미를 다하는 것이라 생각합니다.

누구나 가질 수 없는 가치, 엘레강스

얼마 전 친구들과 영화를 한 편 보았습니다. 다이안 레인 주연의 「파리로 가는 길Paris can waite」입니다. 이 영화의 첫 장면에 세월의 흔적이 묻어나는 배우 다이안 레인의 뒷모습이 나옵니다. 발코니에서 사진을 찍는 장면입니다. 내 기억 속의 아름답고 섹시한 여배우 다이안 레인이 그동안 어떻게 변했을지 기다리는 짧은 몇 초 동안 제 마음은 무척 설렜습니다.

천상배우인 그녀의 나이든 모습, 제일 먼저 눈에 띈 것은 그녀의 주름진 얼굴이었습니다. 배우는 다양한 사람의 삶을 연기하는 직업입니다. 그래서 표정 하나하나가 살아 있어야 한다는 것이 내 생각인데, 아! 고개를 돌린 그녀의 얼굴에는 그녀가 겪어낸 연기와 삶의 시간이 고스란히 담겨 있었습니다. 주름이 가득한 얼굴, 화장기라고는 하나도 없는 얼굴이었습니다. 나도 모르게 '휴~ 다행이다'라고 안도했습니다. 표정주름 가득한 얼굴로 자연스러운 연기를 하는 그녀는 아름다움과 엘레강스가 넘치는 여인이었습니다.

프랑스어는 신비롭습니다. 단어 하나하나에 느낌과 정서가 풍성하게 담겨 있습니다. 아름답다는 의미의 belle나 beauté와는 달리, élégance는 보편적인 의미를 넘어서 함축적 의미를 갖는 여성성의 힘이 느껴지는 단어입니다. 어두에서는 여성성(여성이 불어로는 elle입니다)이 느껴지고 단어 전체에 고유한 향기가 있습니다.

#엘레강스라는 단어는 '우아하다'라고 해석이 되는데 여성에게 있어 최고의 가치를 부여하는 단어라는 생각이 듭니다. 진정 아름다운 여성의 삶과 사고와 내면이 그대로 녹아든 단어입니다.

영화가 끝난 후, 우리 일행은 우리나라 배우 중에 엘레강스를 대표할 수 있는 여배우가 누구인지 한참을 논쟁했으나 끝내 찾아내지 못했습니다. 프랑스 여배우 카트린 드뇌브에게서 느껴지는 '엘레강스'라는 단어! 그 모습 자체가 여성성을 대변하는, 즉 희생적이나 강하고, 강하나 부드러운 모성애와 성적 매력이 동시에 풍기는 그런 여성, 우리 모두가 꿈꾸는 여성의 이상적 모습이 아닐까 합니다. 젊음은 누구에게나 주어지지만 세월의 흔적을 고스란히 간직한 아름다운 개성과 힘을 갖는 아름다움은 아무에게나 주어지는 선물이 아닙니다.

두 개의 반대되는 성이 존재하는 인간이라는 동물에게 있어, 아름다움이란 성적 매력을 기본으로 지성미와 본능적인 직관형 아름다움과 그만의 퍼스널리티personality가 살아 있으면서 스타일까지 갖추고 있어야 하는 어려운 과제입니다.

그래서 아름다움을 가장 극적으로 표현하는 단어가 저에게는 엘레강스입니다. 말투, 사용하는 언어, 몸짓, 손짓 모든 것에 녹아 있는 엘레강스, 진정한 아름다움의 극치, 이런 아름다움을 어떻게 젊은 여성에게서 발견할 수 있을까요? 엘레강스란 살아온 세월과 본능을 뛰어넘는 삶의 철학, 그리고 무엇보다도 균형적인 사고를 골고루 갖추어야만 얻어지는 중년 여성의 매력일 것입니다.

저에게 '아름다움'이란 주름조차 삶을 깊고 따뜻하게 표현하고 있는 '엘레강스'입니다.

죽는날까지 섹시하라!

"섹시하다는 것은 어쩌면 인간미가 풍부한 사람에 대한 칭찬일 수 있다." 이 말에 깊은 공감을 표합니다.

저는 배우 이미숙을 좋아합니다. 그녀가 어떤 연령대에서도 섹시하기 때문입니다. 물론 섹시sexy라는 단어는 '성적 매력이 있는'이라는 의미로 풀이할 수 있습니다. 섹시하다는 칭찬은 성적 매력을 내포하고 있지만, 직접적인 성을 포함하는 단어가 아니라 아름답다는 의미를 담은 극치의 칭찬이라고 생각합니다.

남성과 여성이 서로 끌리려면 이성에게 어필하는 코드를 가져야 합니다. 단지 유전자가 좋아 예쁘고 귀엽고 사랑스러운 것과는 달리, 연령대에 관계없는 #매력을 가진 사람을 우리는 섹시하다고 합니다. 저에게 섹시함이란 특별히 인간적인 매력을 의미합니다. 결국 사람을 끌어당기는 힘을 가진 매력적인 사람에게서 섹시함이 묻어나기 때문입니다. 남녀를 불문하고 섹시하다는 칭찬을 받는다면 누구에게나 매력을 발산하는 내면과 외면의 숨길 수 없는 매력이 돋보이는 사람일 것입니다.

주관적일 수 있으나 저에게 있어 섹시한 사람은 자신의 일에서 단연 돋보이는 사람입니다. 똑똑한 사람일 수도 있고, 배려심이 많은 따뜻한 사람일 수도 있고, 한없이 부드러운 사람일 수도 있습니다. 그런 섹시함이 배어나오려면 어떤 상황에서도 인사이트insight가 보여야 합니다.

지금은 타계한 마광수 교수의 『나는 야한 여자가 좋다』를 읽으면서 직업에 대해 논한 부분에 무척 공감했던 기억이 납니다. 자신이 좋아하고 잘하는 취미가 있고, 그 취미로 돈을 버는 직업이 가장 행복하다는 그의 논리에 고개가 끄덕여졌습니다. 그래서 우리는 연예인에게 열광하는지도 모릅니다. 특히 가수라는 직업을 행복한 직업으로 평가하는 항목에서 저도 크게 공감했습니다. 가수가 노래를 잘하는 재주를 가졌고, 그 재주로 대중에게 사랑받고 돈까지 벌 수 있다는 점에서 그렇습니다.

가수가 무대에서 노래할 때 가장 섹시하다는 것을 보여주는 대표적인 사례가 우리나라에서는 패티김과 나훈아입니다. 이 두 사람이 무대에서 뿜어내는 범접할 수 없는 카리스마를 우리는 잘 압니다. 호불호와 상관없이 고개를 끄덕일 수밖에 없는 이분들의 매력은 그 에너지를 측정할 수 없을 만큼 강력합니다.

젊을 때보다 더 농염하고 아름다운 60~70대의 가수들을 보면서 나이가 사람의 매력을 발산하는 데 방해가 되는 것이 아님을 알게 됩니다. 오히려 그 세월과 내공이 발산되는 매력에 가속 페달을 달아준다는 사실을 깨닫게 되지요. 그래서 우리는 늙어가는 것이 아니라 익어가는 것입니다.

어느 순간에 머물든, 세월의 어디쯤에 와 있든, 지금 이 순간이 가장 아름답고 섹시한 사람, 그런 사람이 아름다움의 극치를 뿜어내는 사람입니다. 생각이 짧고 인생을 모를 때는 젊음만이 아름답습니다. 살아봐야 아는 것이 인생입니다. 감히 미래를 짐작할 수 없는 우리들은 나이들며 아름다워지는 가치를 알 수가 없지요.

남녀가 소개를 받고 만나면 의도적이고 작위적인 모습을 보여주기 마련입니다. 캠퍼스 커플이나 직장 동료 혹은 일을 통해 오래도록 만나오다가 사랑에 빠지면 외모에 반하고 의도된 것에 반하기보다는 그 사람의 열정을 보게 됩니다. 그 열정을 사랑하게 된다면 절대 놓을 수 없는 것이 '관계'입니다.

#열정에 대한 정의를 내린다면 저는 **#꾸준히_끊임없이_열심히_무엇인가에_집중하는_힘**이라고 하겠습니다. 이 책에서 제가 얘기하고 싶은 욕망도 바로 그런 의미입니다. 무엇인가를 채우려 하는 마음, 강하게 원하는 마음, 가지지 못한 것을 가지고 싶어 하는 마음, 영어로는 '디자이어desire'입니다. 결국 욕망은 간절히 원하는 마음입니다.

마음의 실체는 뇌입니다. 뇌가 시키는 대로 하는 것이 마음이지, 마음먹은 대로 뇌가 움직이는 것은 아닙니다. 결국 뇌신경세포에서 내리는 지령이 마음입니다. 저는 이 마음을 끝없는 열정으로 다스리고, 특히 좋은 것과 나쁜 것을 가리며, 내 몸을 신전같이 아끼라고 교육합니다. 자신을 아끼는 방법을 아는 여성은 아름다움을 가치 있게 소유할 수밖에 없습니다.

뇌는 트레이닝할 수 있습니다. 습관을 제대로 만들면 무엇이든 해낼 수 있다는 뜻입니다. 작은 습관이 점처럼 연결되어 **#성품**을 만들고, 결국 내가 생각한 대로 잠재의식을 다듬어 나가는 것입니다.

의식의 세계와 잠재의식의 세계는 그 크기를 비교할 수 없습니다. 잠재의식 속의 자아는 무한대로 커질 수 있습니다. 언제나 나에게 주문을 걸어보십시오. '나는 멋진 사람이다. 나는 아름답다. 나는 건강하다.' 그리고 언제나 생각하십시오. '나는 멋지고 매력적인 여성이다.' 그러면 존재의 가치가 생깁니다. 아름다워집니다. 아름답게 살아야 합니다. 죽는 날까지 섹시하게.

Beauty

02 스타일과 자존감에 대하여

1987년 2월, 잊지 못할 향기

코코샤넬의 말이라 했던가요? '패션은 변하지만 스타일은 영원하다.' 스타일의 가치를 표현하는 이 말은 아름다움이란 결코 꾸미고 억지로 만들어서 소유할 수 있는 가치가 아니라는 것을 의미합니다.

1987년 2월, 파리 드골공항에 도착했을 때 나를 스쳐갔던 그 향기를 잊을 수가 없습니다. 향수 냄새도 아니고 뭐라고 말할 수 없는 향기였는데 이후에도 프랑스를 갈 때마다 그 향기를 만나게 됩니다. 나중에서야 그것이 #프렌치_스타일의 향기임을 알게 되었습니다.

한겨울의 파리, 프랑스 여성들은 거의 블랙 코트나 아우터 차림이었고 주변을 두리번거리는 일 없이 뚜벅뚜벅 씩씩하게 걷는 모습이 특히나 인상적이었습니다. 그녀들에게는 나이와 상관없이 뭔지 모를 독특한 **#스타**

일이 보였습니다. 그 스타일이 문화적 자존감이라는 것도 나중에 깨달았습니다.

이들에게서 공통적으로 느껴지는 스타일은 평균적인 프랑스인에게서 자연스럽게 드러나는 자존감의 표출인 것 같습니다. 프랑스는 카페의 종업원에게서도 이런 자존감의 힘이 느껴집니다. 대부분의 우리나라 사람들이 갖고 있는 직업의 귀천 의식이 이들에게는 없습니다. 그저 자신이 하고 싶은 일을 하고 자신의 일에서 나름의 독창성을 발휘합니다. 그래서 저는 프랑스인들이 독보적인 문화적 독창성과 고유성을 가지고 있는 것이라 생각합니다.

자존감에 대한 저의 생각은 뷰티업계에서 오래 일하면서 조금씩 제대로 형성되었습니다. 자존감이란 나 혼자만 아름답고 나 혼자만 똑똑할 때 생기는 것이 아닙니다. 자존감이 높은 아이들은 부모에게 제대로 된 사랑을 많이 받고 자랐으며, 30세 이전에 많은 것을 경험하고 기억에 저장하고 있습니다. 성인의 자존감은 나 혼자가 아닌 '나와 사회,' '나와 국가' 같은 공동체 의식이 높은 사람에게서 느껴집니다. 결국 자존감은 살아온 삶과 자신이 속한 사회의 전반적인 수준에 의해 결정된다는 것을 알게 되었습니다.

자존감은 직업과 밀접한 관련이 있습니다. 사람은 사람 속에서 함께 일하면서 성장하는 동물이기에 일하는 환경과 그 일에 종사하는 사람들에 대한 사회의 시각이 중요합니다. 충만한 보람을 느낄 수 있는 환경에 있는 사람은 자존감이 높습니다. 물론 그런 환경에 있는 사람들이 모두 자존감이 높은 것은 아닙니다. 자존감은 개인의 성장 과정과 밀접한 관계가 있으므로, 어떤 환경에서 성장했느냐가 중요한 시작점입니다.

자존감 높은 여성이 아름답다

아름다움과 자존감을 논하기 전에 먼저 아름다움을 정의해야 할 것 같습니다. 여기서 제가 말하는 아름다움은 결코 외모지상주의가 아님을 다시 한 번 밝힙니다. 외모로 표현되는 모든 것은 생각과 말씨와 태도 등을 포함하는 한 사람의 총체적인 세포 아우라입니다.

자존감은 오르락내리락하는 것이 아닙니다. 한 번 형성된 자존감은 어지간해서 내려가지 않습니다. 오래도록 한 켜 한 켜 쌓아올린 튼튼한 성곽처럼 어떤 어려움으로부터도 나 자신을 지켜주는 것입니다. 한 사람에게서 느껴지는 높은 자존감은 스타일로 표현됩니다.

스타일이 살아 있는 사람은 주위의 시선을 아랑곳하지 않습니다. 명품은커녕 청바지에 흰 티셔츠 하나 걸치고도 너무나 아름답게 스타일을 자랑합니다. 자존감과 스타일의 관계는 파행이 없습니다. 갑자기 유행 따라 파격적으로 헤어스타일을 바꾸거나 화장법을 바꾸고 패션을 바꾸지 않습니다. 다소 유행에 뒤지더라도 특별함이 있습니다. 타인의 시선과 비판에 민감하지 않으며 자신을 꾸미는 데 지나치게 충동적이지 않습니다. 평생을 한결같이 자신의 스타일을 유지합니다. 패션을 바꾸고 헤어스타일을 바꾸더라도 누구를 모방하는 것이 아니라 자신만의 스타일을 곧 드러냅니다. 그래서 스타일은 결코 문화의 수준과 다르지 않습니다.

개인도 문화를 가지고 있습니다. 성장하고 교육받는 동안 경험하는 세계가 많을수록 넓어지는 것이 개인의 문화입니다. 본 것이 많고 경험한 음식이 많고 라이프스타일을 다양하게 겪을수록 개인의 문화는 풍성해집니다. 어느 작가가 "30세 이전에 경험한 음식이 개인의 음식 취향을 결정한다"라고 했는데 무척 공감이 되는 말이었습니다. 직·간접적인 경험이 많고, 보고 들은 것이 많은 사람은 무엇을 선택하고 무엇을 결정할지를 세포가 미리 알고 감각이 살아납니다. 그래서 저는 스타일이 있는 사람이란 #자존감_높은_수준_있는_사람이라고 정의합니다.

사람의 수준은 돈이나 사회적 지위로 결정되는 것이 아닙니다. 아름다움의 수준도 겉치레나 명품으로 결정되는 것이 아닙니다. #개인의_풍요로운_문화가 결정하는 것입니다. 저는 '아름답다'라는 표현의 진정한 의미를 소통하고 싶은 마음으로 이 책을 시작했습니다. 예쁘고 잘생긴 외모만으로는 관계 형성에 아주 결정적인 영향을 미치지 못합니다.

인간의 삶은 결국 얼마나 #건강한_관계를 누구와 어떻게 형성하며 사느냐에 성공 여부가 달려 있습니다. 인간이 사회적 동물이라는 말은 아름답고 건강한 관계 형성에 큰 의미를 두는 것입니다. 관계란 살아가는 데 필요한 골조가 됩니다. 관계에 있어 아름다움과 스타일은 큰 역할을 합니다. 부지불식간에 사람들은 사신의 마음에 드는 사람을 알아봅니다.

누군가에게 한눈에 반하는 것은 남녀 사이에만 있는 일이 아닙니다. 사람들은 마음에 드는 사람을 보면 "저 사람 내 스타일이야"라고 말합니다. 그것이 무슨 의미인지 어린아이도 잘 압니다. 관심은 무의식에 새겨진 취향이며 그 취향은 후각, 시각, 청각으로 다가옵니다.

저는 언제나 3333원칙을 얘기합니다. 사람이든 뭐든 한눈에 반하는 데 3초, 그 마음과 싸우는 데 3일, 그리고 3개월간 스토리를 저장합니다. 그 역사의 끝은 3년입니다. 보통 3년간 지속되는 애증의 세월을 견디고 나면 서로 길이 드는 것이지요. 생텍쥐페리는 『어린 왕자』에서 '결국 모든 사랑과 관계는 길들여지는 것'이라 했습니다. 길들여지고 나면 내 것이 되는 것이고 그때부터는 의리가 작동됩니다. 아름다운 사람은 생긴 모양을 초월하는 가치를 가진 사람이며, 그런 사람은 결국 외모를 객관적 기준으로 평가할 수 없는 자존감이 높은 사람이라 생각합니다.

'아름다움을 욕망하는 것은 내가 가질 수 없는 미적 가치를 욕망하며 만족하지 못하고 안타까워하는 것이 아니라, 끊임없는 자기계발을 통해 좋은 습관을 기르고 내면과 외면의 스타일이 살아 있는 조화로운 아름다움을 추구하는 것입니다. 그런 자신의 스타일을 만드는 것에 욕심을 내는 것이 필요합니다. 욕심내고 욕망해야 합니다. 행복은 순간을 살아내는 감정이고, 그 행복에 높은 자존감이 큰 역할을 하기 때문입니다.

사고가 자유로운 사람은 그러한 #사고의_확장성 때문에 한 가지 스타일을 하고 있어도 여러 가지 측면을 보여줍니다. 스타일 자체가 고정적이고 답답하지 않습니다. 그 어떤 스타일을 보여주어도 자신의 확장된 사고를 반영합니다.

쉽게 직업을 상상할 수 있는 스타일이 있습니다. 프로페셔널이라면 일을 할 때 그 직업적 스타일을 가지고 있어야 합니다만 같은 옷, 같은 구두, 같은 헤어스타일을 하고 있어도 달라 보이는 여성이 있습니다. 바로 그것이 자신만의 스타일입니다.

작은 차별화된 포인트 하나가 다른 사람과 달라 보이고 눈에 띄게 하는 빛나는 아름다움을 선사합니다. 저는 이 외모의 차별성이 사고의 확장성에서 온다고 봅니다. 사고의 확장이 외모의 확장성을 가져와 그 사람을 돋보이게 하는 것이지요. 유연한 사고와 융합적 사고가 사람을 아름답게 하며 그런 사람은 건강한 관계를 만듭니다.

사람과 사람 사이의 건강하고 아름다운 관계를 위해 자신의 아름다움을 욕망하는 것, 그것이 평생 가지고 가야 할 가치일 것입니다.

Beauty

03 노화에 대처하는 자세

당신의 주름조차 사랑합니다

"더이상 「얼루어Allure」는 안티에이징anti-aging이라는 표현을 쓰지 않겠다."

여성 패션 잡지의 대명사인 「얼루어」 편집장의 인터뷰 기사에 나온 이 한 줄의 문장은 #네오_페미니즘neo-feminism을 나타내는 혁신적인 생각으로, 여성을 바라보는 시각에 대한 새로운 패러다임을 보여줍니다. 70대 여배우를 표지 모델로, 이 시대를 어떻게 살아가야 하는가를 보여주는 좋은 예가 되었다고 생각합니다.

생물학적 노화란 피부에 물이 없어지는 것, 즉 진피에 물이 없어지고 고갈되어 탄력을 잃게 되는 것, 얼굴에 가로세로의 다양한 주름이 생기는 것, 면역기능이 떨어져 세포가 변형되고 색소가 침착되는 것 등으로 설명할 수 있습니다.

세포의 생명주기, 생로병사의 주기는 다 다릅니다. 성장 속도도 제각각입니다. 그중 가장 빠른 세포 생성 주기를 가지고 있는 것이 피부입니다. 여성들이 스킨케어에 열광하는 이유도 여기에 있습니다. 다른 건강관리와는 달리, 노력을 하고 돈을 들이면 가장 빠른 반응을 보이기 때문입니다.

반면 장기나 뇌세포는 생성 주기가 느리기 때문에 몇십 년이 걸리기도 합니다. 건강을 회복하는 데 가장 많은 시간이 소요됩니다. 피부를 원래 상태로 회복하는 것은 어느 정도까지는 시간이 비교적 덜 걸립니다. 회전율이라고 하겠습니다. 그러나 그것도 나이가 들고 노화가 오면 얘기가 달라집니다. 피부조차도 회복을 하지 못하게 됩니다.

'회복은 반드시 상처를 동반한다. 그러나 상처는 반드시 회복을 동반하지는 않는다.' 이 사실은 건강을 관리하는 데 있어서 반드시 짚고 넘어가야 할 문제입니다. 회복을 하려면 반드시 상처가 있어야 하지만 상처가 반드시 회복을 동반하지 않는다는 사실은 어떤 의미일까요? 우리는 한 사람 한 사람이 유일한 생명체라는 것을 방증하는 것입니다. 즉 누구나 똑같은 결과를 얻지 못한다는 것이지요.

모든 임상은 확률에 의한 통계일 뿐입니다. 나에게 맞는 것이 남에게 맞는 것은 아닙니다. 같은 결과를 갖는 사람들을 통계적으로 묶어 그 결과를 마치 보편적 내용인 것처럼 홍보하는 것뿐입니다. 그러니 앞으로의 삶을 사는 데 있어 내 몸을 내가 알고 건강과 아름다움을 가꾸어나가야 합니다. 그래서 '진단의 시대'라고 하는지도 모르겠습니다. 진단을 통해 나의 상태를 아는 것만으로도 자신을 사랑하는 셀프케어의 반은 이루어진 것일 테니까요.

노화에 대한 얘기를 시작하면 언제나 철학적이 될 수밖에 없는 나 자신을 발견합니다. 세상에 태양은 하나이고 땅도 하나일 수밖에 없는 이유, 태양이 나를 성장시키고 또 죽게 만든다는 사실, 그리고 죽어서 흙으로 돌아간다는 진실을 이해하면 건강과 뷰티에 대하여 조금 다른 시각을 가질 수 있을 것이라 생각합니다.

즉, 안티에이징이라는 말보다 #웰에이징이라는 말이 가장 인간답다는 것, 자연에 순응하는 삶의 자세에 대한 이해입니다.

태양, 산소, 물과 노화에 대한 생각

우리 인간의 몸은 어쩌면 태양과 물과 산소에 의해 성장하고 죽는 것일지도 모릅니다. 뼈와 근육을 성장시키는 태양이 없다면 단 1㎜도 성장할 수 없고 물과 산소가 없다면 단 한 순간도 생명이 유지되지 못합니다. 이 세 가지가 우리에게 얼마나 중요한 요소인지 안다면, 또한 이 세 가지가 트라이앵글로 우리를 노화로 이끌어 죽게 만드는 원인이란 사실도 알아야 합니다. 적당량의 태양과 필요한 만큼의 산소와 물이 우리를 건강한 상태로 유지시켜주는 것입니다.

바로 이 세 가지의 #밸런스Balance, 즉 균형을 #유지하는 것은 매우 중요합니다. 오래 전 TV에서 지체 발달 아이를 가진 부모가 하루 종일 일해야 한다는 이유로, 아이가 다섯 살 무렵부터 방에 묶어두고 키웠다는 기사를 본 적이 있습니다. 햇빛을 거의 보지 못하고 자란 아이는 스무 살 성년이 되었는데, 뼈가 곧게 자라지 못해 등이 구부러지고 다리가 비틀어지는 상태가 되었습니다. 자외선이 우리의 뼈와 근육을 성장시켜준다는 사실을 단적으로 보여주는 서글픈 예였습니다.

지나친 자외선 차단이 꼭 누구에게나 필요할까요? 자외선은 옷을 입고 있어도 피부로 침투합니다. 옷이 상당 부분 자외선 차단 기능을 하지만, 얼굴이나 손등 등 직접적으로 번burn을 일으킬 수 있는 부위를 자외선에 30분 이상 강하게 노출할 경우에는 자외선 차단제를 권합니다.

번을 피하기 위해서이기도 하고 피부 노화를 촉진하는 효소인 **#콜라게 나아제**나 **#엘라스타아제**의 생성을 막기 위함입니다. 그런데 아이로니컬하게도 자외선 차단제는 일종의 완급 조절제입니다. 자외선이 침투하지 못하면 오히려 건강에 문제가 될 수 있기 때문입니다.

산소의 경우도 마찬가지입니다. 산소가 과잉되면 잉여 산소 즉 **#활성산소**가 활동하게 되는데, 정확히 말하면 과잉이라기보다는 짝을 잃은 산소가 되겠습니다. 짝을 잃은 산소가 짝을 찾기 위해 주변을 공격하는 것이 '산화'인데 완전해지지도 못하면서 계속 그 일을 하게 됩니다. 그렇다면 활성산소의 생성을 막을 수는 있는 걸까요? 우리가 어떻게 해야 활성산소를 막을 수 있을까요?

모든 생명은 생로병사를 겪게 됩니다. 활성산소는 다양한 방법으로 표현할 수 있는데, 단적으로 잉여 산소에 의해 주변의 모든 분자 구조가 깨진다고 하면 이해가 쉬울 것 같습니다. 가령 활성산소가 물의 구조를 바꾸어놓는다고 생각해볼까요? 우리 몸의 70%가 물이라는 사실을 떠올리면, 그 피해가 어느 정도일지 이해가 될 것입니다.

물의 분자 구조H_2O가 깨져서 H, HO 등으로 불완전해지면, 이 각각의 짝을 잃은 원자들도 공격성을 띠게 됩니다. 그래서 큰 병에 걸리지 않더라도 노화라는 문제에 직면하게 되는 것입니다. 이 활성산소를 자체적으로 방어해주는 물질이 우리 몸에서 자연 생성되는 항산화제superoxide

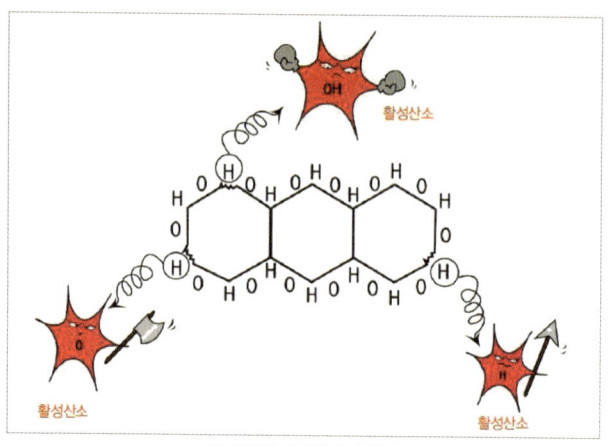

물 분자와 활성산소의 관계

dismutase, 즉 #SOD입니다. 백옥주사의 성분으로 유명한 #글루타치온을 생각하시면 됩니다.

그런데 문제는 이 SOD의 양이 25~30세 전후로 현저히 줄어든다는 것입니다. 소진이 되고 나면 밖에서 공급되어야만 합니다. 어릴 때부터 산화 환경에 많이 노출된 아이는 더 빨리 SOD를 소진하게 됩니다. 일종의 구원투수 같은 역할을 하는 SOD는 누구나 기본적으로 자신만의 포텐셜 총량을 가지고 태어납니다.

SOD는 소화하기 어려운 음식이 들어오거나 강력한 스트레스 상황이 되었을 때 구원투수처럼 일하는데, 어릴 때부터 그런 상황을 자주 만들면 SOD를 빨리 탕진하게 되는 것이지요. 호르몬을 비롯한 우리 몸에 유익한 모든 물질이 너무 빨리 과다하게 사용되지 않도록 자신의 몸을 잘 알고 아끼고 가꾸어야 하는 이유가 여기에 있습니다.

아무리 자기관리를 잘해도, 자연의 이치와 섭리로 사람은 누구나 늙고

주름이 생기고 피부가 처지고 근육이 손실됩니다. 그럼에도 불구하고 누구나에게 오는 노화를 더 빨리 강력하게 진행시키는 변수가 있다면, 모호한 표현이기는 하나 각종 #스트레스일 것입니다. 스트레스가 얼마나 모호한 말인지는 우리 모두가 알고 있습니다. 실체가 없고 과학으로 설명이 안 되는 단어이지만 스트레스로 인해 나타나는 증상은 너무나 명확합니다.

공해도 스트레스입니다. 스트레스라는 말 자체가 전 세계적인 고유명사가 된 것을 간과하면 안 됩니다. 그 어떤 단어가(love를 제외하고) 이토록 범인류적인 용어가 될 수 있었을까요? 그 의미가 너무나 광범위하고 모호해 그저 스트레스라는 말 하나로 모든 상황이 정리되는 그런 해악 가득한 단어가 또 있을까요?

스트레스는 심리학 용어로 외부에서 오는 강한 자극을 의미합니다. 그 반응으로 내적·외적으로 심리학적, 생리학적 반응이 생깁니다. 즉 스트레서(인자)가 스트레스를 일으켜 다양한 신체 반응으로 나타난다는 뜻입니다.

스트레서가 우리 몸에 들어와 스트레스로 작용하면 다양한 반응이 나타납니다. 모든 것은 뇌에서 신호를 보내는 것입니다. 이러한 과정이 어떻게 진행되는지 그 경로를 살펴볼까요?

가령 배우자와의 사별로 강력한 스트레스를 받으면 뇌에서 신경 통로로 신호를 보내 뇌 기저부의 시상하부를 자극하고 식욕 저하, 체중 저하 등의 생리학적 반응을 보이게 합니다. 자극을 받은 시상하부에서는 또 뇌하수체를 자극해 내분비계에 교란을 가져옵니다. 부신피질 자극 호르몬과 갑상선호르몬을 과하게 분비시켜 신체가 과한 에너지를 발생하게 하는 것이지요.

몸을 움직이지 않아도, 스트레스만으로도 과로를 하게 되는 것입니다. 부신피질 자극 호르몬이 자극을 받으면 피질에서는 그 무섭다는 호르몬 #코티졸을 분비하고, 수질에서는 #아드레날린, #노르아드레날린을 분비합니다. 즉 우리 몸이 강한 자극으로부터 자신을 지키기 위해 강한 에너지 방출 단계로 돌입하는 것입니다.

극한의 통증을 견뎌내도록 신이 선물을 내려준 것이라 말하기도 합니다. 교감신경이 과하게 활성화되면서 급격한 생리적 변화와 통증, 우울증, 무력감 등의 반응이 생기며, 과한 에너지 방출로 항상 피곤한 상태가 됩니다.

이런 상태에서 노화가 급속히 진행되기도 합니다. 스트레스는 어떻게 다스리고 스트레서는 어떻게 막아야 할까요? 그걸 안다면 스트레스가 아니겠지요. 우리는 다만 손상된 후의 복구에만 전력을 기울일 뿐입니다. 그것이 바로 정신과학적으로는 #회복탄력성이고, 생리학적으로는 #항상성입니다.

이렇게 다양한 노화의 인자들과 자극이 365일 우리를 공격하고 있습니다. 누구에게도 예외 없이 노화는 정해진 골goal을 향해 뚜벅뚜벅 걸어갑니다. 노화는 피할 수 없는 소나기이기도 하면서, 언제 그랬는지 모르게 소리 없이 다가와 우리의 옷과 머리를 적시는 보슬비이기도 합니다.

결국 노화는 나이들면서 어쩔 수 없이 받아들여야 하는 운명입니다. 피할 수 없다면 조절하며 즐겨야 합니다. 우리에게 노화는 그런 것입니다. 주름을 막을 수 없고 검은 반점도 막을 수 없습니다. 축 처진 피부도 받아들여야 합니다. 그렇다면 안티에이징을 위한 노력을 기울이는 것보다 먼저 노화에 대처하는 자세가 필요하지 않을까요? 일종의 철학이 될 것 같습니다.

#여성_생애관리를 하고 있는 우리 뷰티테라피스트들은 그 노화에 대처하는 자세를 코치해주는 전문가들입니다. 코치란 상대방으로 하여금 스스로 솔루션을 찾게 도와주는 사람입니다. 뷰티테라피스트의 사명은 여성이 가정과 사회에서 건강한 몸과 마음으로 건강한 관계를 만들고, 아름다움을 지키고 가꾸어나가는 생애의 시간 시간을 매니지먼트하는 방법을 코치하는 것입니다.

과거에도, 오늘도, 지금 이 시간도, 내일도 끊임없이 우리에게 다가오는 노화라는 현상을 여러분은 어떻게 맞이하고 계신가요? 부정할 수 없고 밀어낼 수 없는 노화 앞에서 아름다움을 욕망하는 현명한 여성은 어떻게 해야 할까요? 그 해답은 여러분에게 있습니다. 저는 다만 코치해드릴 뿐입니다.

인생은 하루하루 새로 쓰는 것입니다. 그저 매일 반복적으로 새롭게 나를 바라보기, 주름조차도 사랑하기를 실천해보세요. 사랑하면 예뻐지는 이유는 세로토닌 덕분입니다. 뇌에서 세로토닌이 분비되도록 노력하세요.

나를 진정으로 사랑하기, 그래서 게으름 피우지 않기, 자신만의 스타일 갖기, 그 스타일을 꾸준히 유지하기, 좋은 음식을 직접 만들어 먹기, 사랑받는 것 두 배로 다른 사람을 사랑하기…, 그리고 거울을 보면서 '나는 지금이 가장 아름답다. 지금 이 순간이 내 인생의 가장 아름다운 시간이다'라고 말하기.

결국 아름다움을 유지하는 것은 자존감 연습인 셈입니다.

90대 알츠하이머 환자의 사랑
―프랑스 다큐멘터리 영화 EDIF 2017 「A Young girl in her nineties」―

프랑스의 한 행위예술가가 알츠하이머 여성들과 함께 찍은 다큐멘터리 영화를 보았습니다. 영화 속에서 가장 스포트라이트를 많이 받은 블랑슈Blanche 할머니의 눈빛에 저는 가슴이 먹먹해져 옴을 느꼈습니다. 여성은 여성이기 때문에 어느 나이에도 아름다울 수 있다는 말을 자주 사용했지만, 어쩌면 단 한 번도 90대 할머니가 아름답다는 생각을 해본 적이 없었습니다. 블랑슈 할머니의 눈빛을 따라가는 시간 내내 여성으로서의 진정한 아름다움이 무엇인지에 대해 깊이 사색하는 시간이 되었습니다.

우선 알츠하이머에 대한 생각을 좀 나누고 싶습니다. 알츠하이머는 뇌 기능이 퇴행하는 질환입니다. 뇌신경 전달물질인 아세틸콜린이 점점 줄어들거나 변형된 단백질이 형성되어 뇌 기능을 퇴화시킵니다. 미국의 경우, 85세 이상의 노인 50%가 알츠하이머를 앓고 있다고 합니다. 우리나라도 농촌의 60세 이상 노인 중 21%가 알츠하이머를 앓는다고 알려져 있습니다. 특징적으로 여성에게 더 많이 나타난다고 합니다.

사람마다 조금씩 다른 양상을 보이는 알츠하이머라는 질병의 의미에 대해, 저는 엄마를 몇 년간 옆에서 지켜보면서 많은 생각을 하게 되었습니다. 저에게는 지난 5~6년이 고뇌의 시간이었습니다. 아무것도 기억하지 못하는 병인 줄 알았던 알츠하이머는 이 영화에서도 그렇지만 참 다양한 양상을 보입니다. 개인이 가지고 있는 고유한 개성과 깊은 관계가 있다고 판단됩니다.

진행되는 상황에 따라 우울증이 동반되거나, 성격이 사나워지거나, 편집증을 보이거나, 그 밖의 다양한 증상을 보이는 것이지요.

고학력의 여성일수록 알츠하이머 상태에서도 자존감을 지키려는 경향이 뚜렷하게 보인다고 합니다. 저는 엄마에게서도 그런 측면을 많이 느끼고 있습니다. 지적인 대화에 무리가 없고 결코 자존심이나 우월감도 훼손되지 않았습니다. 그래서 더 마음이 아픈 질병입니다.

때로는 알츠하이머가 산전수전을 다 겪은 노인들에게 더이상 스트레스를 받지 말라고 신이 주는 선물이 아닌가 생각이 들 정도입니다. 그리고 희생과 봉사로 가족을 지켜낸 부모님께 효도하라고 자식들에게 주는 고된 숙제라는 생각도 해봅니다.

이 영화에 나오는 알츠하이머 노인들도 그렇습니다. 뭔가 소리를 지르거나, 화를 내거나, 몸을 가누지 못하는 노인들 틈에서 블랑슈 할머니는 단연 카메라의 주인공입니다. 카메라가 따라가는 그녀의 표정과 말은 놀라운 감동을 선사합니다.

우선 뭔가 말하고 싶어 하는 그녀의 눈빛입니다. 오직 자신에게만 집중하고 있습니다. 마치 자아를 찾아 떠난 여성 같은 느낌을 줍니다. 그녀는 과거에 연극 배우였으며 한 번도 결혼한 적이 없다고 합니다. 사랑하는 사람이 있었으나 이루지 못한 사랑으로 끝났다고 합니다. 그녀는 자신이 그곳의 환자들과는 다른 사람이라는 것을 여러 가지 표현으로 강조합니다. '나는 저들과는 달라요.'

90대의 블랑슈 할머니는 무척이나 아름답습니다. 조용하게 뭔가에 몰입한 표정으로 행위예술가의 움직임에 몸을 맡기거나 식사를 할 때도 아름다운 품위를 유지합니다. 그녀가 행위예술가의 춤사위 파트너로 힘들게 몸을 움직이고 나서 주변의 다른 환자들과 자신이 다르다는 것을 피력합니다. 그녀의 불어는 정확할 뿐 아니라 제법 수준 높은 단어를 구사합니다. "내일도 올 건가요? 기다릴게요." 그녀의 일상은 조용하게 천천히 지속되고 있었는데, 그 가운데 조용한 연못에 이는 작은 파문처럼 그가 나타난 것입니다.

그 어느 것으로부터도 속박되지 않은 여성이 온전히 어린아이의 마음으로 처음 만난 젊은 남성에게 자신에 대해 얘기하고 사랑한다고 말하는 모습, 저는 블랑슈 할머니에게서 '여성'을 보았습니다. 그것이 어떤 사랑이든 그녀에게 평생의 신기루가 사랑이었던 것처럼, 90대의 블랑슈 할머니에게서 사랑에 빠진 조용한 처녀의 모습을 발견하게 된 카메라가 다큐멘터리 영화를 완성하면서 「90대의 소녀 A young girl in her nineties」라는 제목을 정하게 되었겠지요.

90대 알츠하이머 환자의 단순한 머릿속에서 어떤 호르몬이 작용을 한 걸까요? 순간순간 너무나 아름다운 표정이 잡히고, 특히 그녀의 맑은 눈이 시종일관 카메라를 압도합니다.

오래도록 잊지 못할 90대 할머니가 보여준 어린 소녀의 눈빛, 결국 여성은 어떠한 상황에서도 여성성을 잃지만 않는다면 아름다움을 잃지 않는다는 놀라운 사실, 알츠하이머라는 병 안에서도 자신의 자존감을 잃지 않고 지키는 힘은 무엇이었을까요? 여성에 대해 깊은 사색을 하게 되었던 영화였습니다.

Focus-on

 뷰티테라피와 알츠하이머

알츠하이머를 조금이라도 예방하고 건강한 뇌를 유지하기 위해 많은 노력들이 진행되고 있습니다. 미개척 분야라 할 수 있는 뇌신경에 대한 연구와 테라피들이 속속 발표되고 있는 것입니다.

스파에서는 어떤 테라피가 도움이 될까요? 얼마 전 뇌막에서 림프관이 발견되고 중추신경계와 림프계가 연결되어 있음을 밝힌 논문이 네이처지에 실려 화제가 된 적이 있습니다. 알츠하이머의 가장 큰 원인이 뇌혈관 내에서의 단백질 대사 문제이다 보니, 단백질을 이동시키는 **#림프**가 중요한데 신경세포와 면역계가 연결되어 있다는 것은 매우 중요한 발견입니다.

#뇌해독이라는 신조어가 만들어지고 관련한 다양한 테라피가 생겨납니다. 결국 스스로 자동 해독을 해내는 척수액의 순환과 생성에 도움을 주는 테라피가 유용할 것이라 믿습니다. 서양에서는 마사지 테라피스트들이 하고, 우리나라에서는 주로 뷰티테라피스트들이 하는 **#CST**(두개천골요법)가 하나의 해답이 될 수 있겠습니다.

단백질을 흡수하는 것이 림프이므로 뇌 속의 혈관과 림프의 상호작용이 잘 일어난다면 알츠하이머의 시작을 늦출 수 있지 않을까 조심스럽게 추정합니다. 스파에서는 이런 노력들이 이루어지고 있습니다. 보이는 것보다 더 중요한, 보이지 않는 부분에 대한 배려와 사랑이 테라피입니다. 그리고 그것이 곧 전인적인 케어라는 의미의 **#홀리스틱_테라피**입니다.

운명을 바꾸는 아름다운 입매

저는 개인적으로 사람을 볼 때 눈보다 입을 중요시 합니다. 아마도 제가 강의를 하는 직업을 가졌고 상담을 오래 하다 보니 자연스럽게 얼굴의 다양한 표정으로 심리를 읽게 되어 그런 것 같습니다. 치열과 입술, 입꼬리 그리고 무엇보다 미소 지으며 말하는 입매가 참 좋습니다.

목소리 또한 중요합니다. 정신이 건강한 사람은 목소리가 균일하게 나오고 꺾이지 않으며 청음입니다. 높낮이와 상관없이 균일하게 나오는 목소리는 장기의 건강과 무관하지 않습니다. 최종적으로는 성대를 통해 목소리가 나오지만, 보통 장기의 에너지와 진동으로 시작되는 것이어서 건강한 사람은 음성에 힘이 실릴 수밖에 없습니다.

요즈음 제가 즐겨 보는 인기 드라마의 여주인공에 대해 말해보려 합니다. 제 기준에서 보면, 뛰어나게 예쁜 얼굴이 아닌 평균적 외모이고 그다지 특별할 게 없는데 목소리와 말할 때의 입 모양이 명품입니다. 그녀의 지적 능력과는 상관없이 그 입의 표정이 사람의 격을 올려줍니다. 외모를 꾸미고 화려하게 치장하기보다는 대사를 할 때 본인이 얼마나 돋보이는지를 아는 듯 연기합니다. 그래서 더 똑똑한 배우입니다.

자신이 어떤 표정일 때 아름다운지를 아는 것은 매우 중요합니다. 자신의 매력을 끌어내는 여성은 똑똑합니다. 사람의 첫인상을 결정하는 것은 90% 이상이 외모라고 합니다. 외모가 거의 전부라 해도 과언이 아닌데, 여기서 외모는 아름다움을 판단할 수 있는 총체적 개념입니다.

눈보다 입이 마음을 더 잘 표현합니다. 신인 배우들의 경우, 연기에 자신 없어 하는 것이 입 모양에서 나타납니다. 자신이 없거나 기분이 불편하면 입을 움직이게 되는 게 사람이고, 기분이 나빠지면 입술부터 실룩거리고 입을 가만히 두지 못하게 됩니다. 다양한 보디랭귀지가 있지만 심리 상태를 잘 표현하는 것이 입인 이유는 우리가 대체로 입을 통해 마음을 전달하기 때문입니다. 교만도, 자신감도, 겸손도 다 입에서 느껴집니다.

정갈하고 따뜻한 언어를 내놓는 입은 아름답습니다. 그야말로 운명을 바꾸는 입 관상이라고 할 만합니다. 조금만 신경 쓰면 나의 인상과 외모를 확 달라보이게 할 수 있으니까요. 오늘부터 말의 시작과 끝맺음을 정확하게 하고, 시선을 고정하고 입의 모양에 신경을 써보세요. 전화를 받는 직업이라면 전화기 옆에, 컴퓨터를 많이 사용하는 직업이라면 컴퓨터 옆에 큰 거울을 두고 입꼬리를 올리고 미소 짓는 연습을 하세요. 며칠이면 사람들의 평판이 달라질 테니까요.

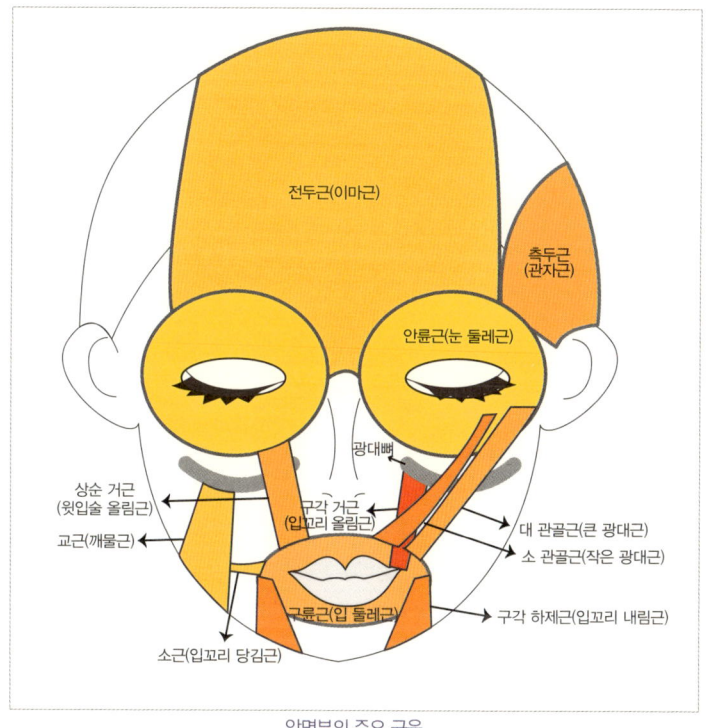

안면부의 주요 근육

Focus-on

 입 꼬리 리프팅에 도움이 되는 측두 마사지, 관골 마사지

입 관상은 조금만 신경 쓰면 누구나 좋게 만들 수 있습니다. 우선 입꼬리와 관계 있는 부위는 근막경선(筋膜經線, 뒤에 6장에서 언급됩니다) 상으로 측두입니다. 눈꼬리에서 일직선상으로 시선을 측두로 이동한 후, 살짝 피부를 위로 올리면 입꼬리뿐만 아니라 얼굴 측면이 리프팅되는 것을 확인할 수 있습니다. 시간이 날 때마다 측두를 사방으로 마사지해보세요. 측두근 마사지는 리프팅뿐만 아니라 뇌신경을 활성화시키는 데도 도움이 많이 됩니다. 머리와 눈이 맑아지고 인지 능력이 향상되는 효과를 볼 수 있습니다.

입꼬리가 처지는 데 영향을 미치는 구각거근(입꼬리 올림근)은 광대뼈에 붙어 있습니다. 소관골근과 대관골근은 구륜근(입둘레근)과 안륜근(눈둘레근) 측면에 가서 붙습니다. 입꼬리가 내려가는 것과 광대뼈 주변의 근육이 소멸되고 작아지는 것이 관계가 있고, 안와부의 근육이 늘어지는 것과 입술이 아래로 처지는 것이 모두 관계가 있다는 의미입니다.

인체의 근육이 다 그렇지만 얼굴 근육도 서로 연결되어 있어 근육이 건강하고 통통하지 않으면 부피가 줄어들고 피부가 처지게 되는 것입니다. 20대와 30대에는 얼굴 근육의 크기를 줄이려는 노력이 필요할 수 있습니다. 하지만 40대 이후가 되면 근육의 크기가 감소되기 때문에 얼굴이 처지는 현상이 극명하게 나타납니다.

그렇다면 얼굴 근육을 어떻게 펌핑할 수 있을까요? 근육의 시작과 끝을 잘 안다면 손으로 자극하거나 전류를 사용하는 뷰티 디바이스 등을 이용해 얼굴선을 살릴 수 있습니다. 특히 광대뼈(관골) 아래쪽을 코 옆에서 시작해 귀 앞까지 깊이 자극하며 마사지해주면 팔자주름은 물론 입꼬리를 올리는 데도 도움이 됩니다. 이런 마사지는 TV를 보는 등 쉬는 시간에 손이나 도구를 이용해 자주 해주면 좋습니다.

CHAPTER

2

나의 소중한 피부 이야기

introduction

　여성들이 '밤새 안녕'이라는 말을 실감하는 때가 언제일까요? 지금부터 피부 이야기를 풀어보도록 하겠습니다. 먼저 이런저런 화장품을 바르고 스킨케어를 하면서 어떤 생각을 해야 하는지, 어떻게 접근해야 하는지, 이 시대를 살아가는 데 있어 반드시 알고 있어야 할 취향과 선택의 기준 정도로 생각하면 될 것 같습니다. 우선은 피부를 제대로 아는 것으로 시작해야 되겠지요?

　오래 산다는 것은 많은 희생을 요구합니다. 건강과 미용학적으로 완벽한 밸런스를 맞추어야 제대로 오래 살 수 있기 때문입니다. 피부와 속은 다를 수 없습니다. 피부는 우리 속을 비추는 거울이고 맨 처음 증상을 보이는 기관입니다. 면역기관으로서 할 일을 다 하는 피부이기에 아주 민감합니다. 피부를 통해 그 사람의 속건강을 판단하기 위해 반드시 알아야 할 것들을 정리해보겠습니다.

Beauty

01 표피, 진피, 각질에 대하여

피부는 몸속을 비추는 거울

피부를 통해 몸속의 건강을 체크하려면 다음의 7가지를 중심으로 살펴봐야 합니다. 즉 피부의 컬러, 수분, 색소, 모공, 점과 털, 부종 등입니다.

1. 컬러

안색이라고 표현하는 것이 맞겠네요. 누구나 본연의 피부색을 가지고 있지만 특별히 다른 때보다 노란색을 띠거나 붉다거나 검다거나 하는 안색의 변화를 면밀하게 살펴야 합니다. 안색은 특히 폐의 기능을 대변하는 것으로 이해할 수 있습니다. 촉촉해야 할 폐가 건조하면 피부도 건조하고, 피부가 건조하면 광채가 나지 않으니 결과적으로 밝은 안색을 기대하기는 어렵습니다.

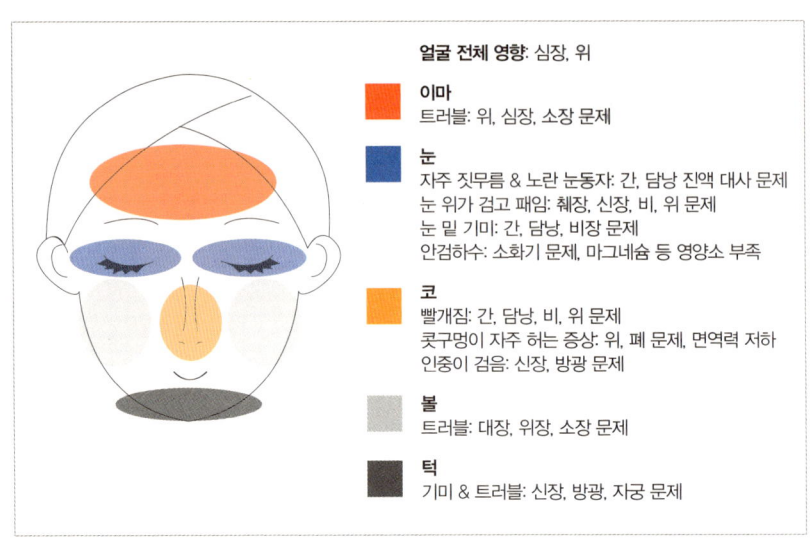

얼굴과 장기의 관계(동양의학의 관점)

2. 수분

피부에 있어 수분의 상태는 매우 중요합니다. 급격히 건조하고 거칠어진 경우라면, 건강 상태를 체크할 필요가 있습니다. 모든 장기는 촉촉합니다. 특히 폐는 더욱 촉촉해야 합니다. 장기가 마르고 열이 발생하면, 피부가 마르고 소양증이 있거나 거칠어집니다. 피부가 마를 정도면 장기는 이미 매우 말라 있는 것입니다. 그러므로 수분 공급은 피부뿐만이 아니라 내장기를 위하여, 특히 혈액 순환을 위하여 꼭 필요한 것입니다. 물론 여기서의 수분 공급은 물을 음용하는 것을 말합니다.

바르는 화장품으로 수분을 공급하려는 다양한 방법이 강구되고 있지만, 현재로서는 각질층의 수분 공급만이 정답이라고 생각합니다. 각질층 역시 건강히 잘 붙어 시멘트로서의 장벽 역할을 해야 하기에 수분 공급이 중요합니다. 수분을 품은 피부는 노화 각질이 들러붙어 있을 기회를 주지 않으니까요.

3. 색소침착

가장 흔한 면역학적 병변이 색소침착입니다. 멜라닌이 자신의 활동을 표식하는 것이므로 피부에 검은 무리가 생길 때는 재빨리 알아채야 합니다. 우리의 얼굴에는 내장기의 상태를 반영하는 반사구가 있는데, 어떤 부위에 색소가 침착되었다면 그곳에 해당하는 장기의 문제로 보기도 합니다. 물론 가능성은 반반입니다만, 50%의 가능성이 결코 적은 것은 아니지요. 얼굴이 아닌 몸에 색소침착이 생길 경우, 림프 흐름이나 근육, 근막의 긴장이나 유착 등이 보이는 경우가 많습니다.

4. 모공 병변

여드름, 뽀루지 같은 것들이 올라오는 현상은 모공의 병변이지만, 피곤하거나 장기에 열이 많을 때도 그 부위에 없던 뽀루지가 올라오는 경우가 많습니다. 역시 단순한 피부의 여드름과는 구분해야 하므로 잘 살펴볼 필요가 있습니다.

얼굴도 중요한 신체의 반사구입니다. 이마는 간, 볼은 위장, 턱은 신장 및 여성 생식기 쪽을 의미합니다. 이유 없이 어떤 부위에 열기와 함께 뭔가가 올라온다면 해당 부위나 장기의 문제를 의심해볼 수 있습니다. 물론 일반적인 여드름과는 구분을 해야 합니다. 여드름균에 의한 병변인지 다른 문제인지는 살펴보아야 하지만, 한의학적으로는 대체로 냉체질과 열체질로 구분하여 질병을 의심하기도 합니다. 전체적으로 열과 함께 여드름이 올라오는 경우라면 한의학에서는 대체로 심장과 위의 열로 진단합니다.

5. 점이나 털의 변화

얼굴보다는 주로 등이나 다리 등에서 발견되는 피부 변화입니다. 없던 반점이나 작은 점이 생기거나 모류의 변화가 심하고 털이 소용돌이치는 문제가 보이면 근육학적인 문제로 보기도 합니다. 특히 등 부분의 천골이나 승모근 주변 등의 모류가 다른 곳과 많이 다를 경우, 근막의 뒤틀림으로 볼 수 있습니다. 털의 방향은 대체로 중력의 방향을 따르는 것이 정상인데 그와 달리 털이 위쪽 방향으로 나거나 소용돌이치고 있다면 주변의 근육학적 병변을 의심해봐야 합니다.

6. 부종

피부가 무엇인가를 받아들이기 힘들 때 가장 먼저 나타나는 문제입니다. 강한 필링 후에, 혹은 내분비계의 이상이 있을 때 피부에 나타나는 첫 번째 증상이 부종입니다. 눈이 붓거나 입이 붓는 등, 붓는 부위에 따라서도 진단할 수 있습니다. 부종은 부었다는 느낌의 뻐근한 감각은 물론 피부가 푸석푸석한 느낌을 줍니다. 부종이 있으면서 촉촉할 수는 없습니다.

부종은 진피 매트릭스의 체액(세포외액)에 단백질이나 찌꺼기가 많은 상태입니다. 이런 상태에서는 당연히 피부 세포로 영양이 갈 수 없습니다. 그리고 수분 대사가 잘 이루어지지 못하다 보니 몸이 신호를 보내는 것입니다. '잘 좀 관리해주세요'라고 말입니다. 피부는 모든 증상의 첫 번째 지표가 된다는 점, 꼭 기억해야 합니다.

7. 경락·혈점과 망진望診

15년 전쯤인가요. 한국을 방문한 프랑스 파트너사의 대표가 아주 중요한 것을 알고 있다는 듯이, 제게 '당신들은 얼굴을 관리할 때 혈점을 몇 개 누르는가'라는 질문을 했습니다. '우리에겐 혈점을 누르는 것이 그리 특별한 일이 아니다'라는 나의 대답이 그에게는 이상하게 들렸던 모양입니다. 당시 그가 음양의 원리를 들먹이며 자신들의 매뉴얼에 혈점을 적용했다고 자랑스럽게 얘기해서 한바탕 웃었던 기억이 납니다. 유럽의 뷰티테라피에서는 우리가 별것 아닌 것으로 치부하는 경락을 동양의학적 미학으로 응용하고 있습니다.

사실 경락·혈점을 잘 누르고 관리만 해주어도 여러 가지 좋은 결과를 얻을 수 있습니다. 아침저녁 화장품을 바를 때 중요한 혈점을 3초 이상 꾹

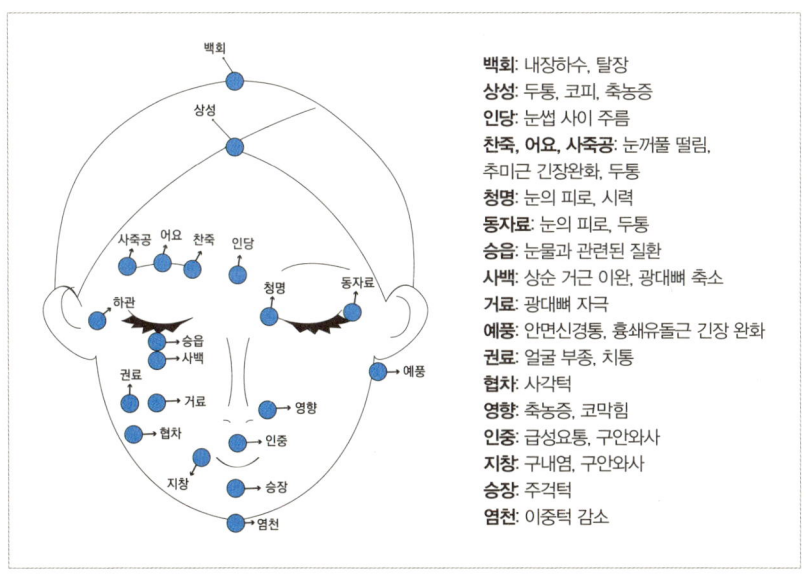

안면부의 주요 혈점

누르거나, 그것이 좀 지루하면 오른쪽(양)으로 세 번, 왼쪽(음)으로 세 번 돌려주는 등의 자극을 해준다면 노화를 늦추는 데 도움이 될 것입니다.

표피는 겉피부, 진피는 속피부

표피와 #진피, 쉽게 말해 겉피부와 속피부라 할 수 있습니다. 이 두 가지 피부를 구성하는 물질의 가장 큰 차이는 바로 '물'입니다. 우리 몸의 물을 모두 합치면 인체의 70%에 달한다고 하지요. 물론 이것도 아주 건강한 성인의 경우이고 대부분은 탈수 상태에 가깝습니다. 특히 피부의 물은 속피부에만 있고, 겉피부에는 거의 없습니다.

표피의 두께는 어느 정도일까요? 손톱보다도 얇은 두께입니다. 복숭아나 포도의 껍질을 생각해보세요. 껍질을 벗겨내면 물이 많은 과육이 보이지요? 과육이 비로소 우리에게 수분을 공급하는 것입니다. 모든 생명체에겐 껍질이 있습니다. 사람으로 치면 바로 표피입니다. 포장지라고 보시면 됩니다. 안과 밖이 소통하는 것을 막는 역할의 포장지가 피부라면 본질적으로 뭔가 침투하는 것이 쉽지 않겠지요?

이 얇은 표피조차도 몇 개의 층을 가지고 있습니다. 생각해보세요. 야자수 열매처럼 속이 무르고 물이 많은 과일일수록 껍질이 두껍습니다. 속이 무르고 탄력이 없으면 껍질이 두꺼워지는 것입니다. 보호 차원에서 그렇게 진화한 것이죠. 껍질이 두꺼워진다는 것은 속이 약하다는 이야기로 받아들여야 합니다. 반대로 껍질이 얇으면 오히려 안쪽에는 탄성이 강한 과육이 나타납니다. 사람의 피부도 똑같습니다.

어릴 때는 너무 여린 매트릭스 때문에 물의 비율이 높다 보니 표피가 아주 얇습니다. 탱글탱글 익어가면서 어른이 되고, 어른이 된 이후부터는 표피가 두꺼워집니다. 내용물의 탄성이 떨어지고 그만큼 노화가 진행된 것입니다.

표피와 진피는 **#기저막대**(터)를 중심으로 갈라지는데, 이 기저막대는 참으로 중요합니다. 기저막대 바로 아래 부분을 유두층이라고 하는데, '빨대'라는 의미로 해석됩니다. 위에서 내려오는 것, 밑에서 올라가는 것을 빨아 내리거나 올리기 때문이지요. 만일 화장품이 이 기저막대까지 도달할 수 있다면 진피로 침투할 수 있다는 이론이 성립됩니다.

그래서 표피의 과립층에는 수분을 저지하는 막이 있습니다. **#레인_방어막**이라고도 하고 '방벽대'라고도 합니다. 이 수분 저지막은 워낙 강력해서 한 방울의 물도 들어가지 못합니다. 그런데 만약 구멍을 내서 물이 들어가게 된다면, 바로 이 빨대에 의해 밑으로 쭉 빨려 내려가게 된다는 가설을 세울 수 있습니다.

세포가 물을 받아들이는 통로는 따로 있습니다. **#아쿠아포린**입니다. 표피의 유극층은 수분을 머금고 있기 때문에, 수분 공급이라고 하면 이 층의 세포에 수분을 공급한다는 의미입니다. 물론 아무 물이나 여과 없이 받아들이는 것은 아닙니다.

우리는 자꾸 피부로 뭔가를 집어넣으려고 합니다. 물론 뭔가가 들어가면 피부는 반응을 합니다. 붓기도 하고, 얇은 섬유들이 생성되기도 하고, 부풀어 오르기도 합니다. 저는 이 현상을 피부의 **#밀어내기**라고 합니다. 새로운 화장품을 바른 후, 붓기와 가려움증 등의 밀어내기 증상이 있다면 면역반응을 하는 것이므로 놀랄 일은 아닙니다. 이때에는 바로 멈추는 것이 맞습니다.

피부의 각질세포가 만들어지는 기저층(표피의 맨 아래층)은 세포가 태어나는 곳입니다. 세포가 태어나려면 영양과 산소를 공급받아야 하는데 이 공급책이 바로 혈관입니다. 모세혈관이 많이 분포되어 있는 기저층 아래의 유두층(유두 모양으로 올록볼록한 모양입니다)에 분포되어 있는 모세혈관에서 영양과 산소를 쭉 빨아올리면 비로소 세포가 태어나는 것입니다. 이제 이 빨대의 역할을 이해하셨나요? 기저막대는 표피와 진피의 소통 구간입니다.

이렇게 태어난 세포들(각질 형성 세포)이 조금씩 성장하고 변화하면서, 위로 올라가서 진정한 각질이 되고 나면 각질층을 형성하고 피부를 보호하게 됩니다.

표피에는 혈관이 없습니다. 압통점도 없습니다. 실제로 영양을 주고받는 것들은 모두 진피에 있습니다. 풍선을 불어 그 안에 물을 담았다고 생각해보세요. 풍선 자체가 표피라고 생각하면 됩니다. 보호막인 표피에서는 각질세포 이외에 **#멜라닌세포**가 태어납니다. 역시 **#보호**의 기능을 하기 때문입니다. 멜라닌세포에 대해서는 뒤에서 자세히 다룰 예정입니다.

각질에 대한 진실

요즈음은 빅데이터 시대답게 정말 많은 정보가 있습니다. 더구나 소비자가 홍보나 광고의 주인공이 되는 시대이지요. 일반 소비자들이 뷰티의 팁이라며 하루에도 셀 수 없이 많은 정보를 올립니다.

수많은 정보와 카더라 통신, 자극적인 기사들로 인해 피부관리 자체에 신뢰가 없어지고, 개인의 무분별한 화장품 사용이나 시술 등으로 여성들의 피부는 몸살을 앓고 있습니다. 100세를 살아야 하는데 25세부터 노화하는 피부의 생체시계가 더 빠르게 돌아가는 것입니다. 애초부터 피부 건강은 철저한 매니지먼트 없이는 유지하기가 어렵습니다.

피부는 1차 면역기관입니다. 면역기관 중에서도 가장 넓은 부위를 차지하고 있습니다. 전신을 감싸고 있으며, 머리를 포함한 중요 부위는 그도 모자라 머리카락으로 보호됩니다. 그만큼 뇌가 중요하다는 얘기가 되겠지요. 우리 몸에 털이 많은 곳이 중요한 부위인 것은 사실입니다. 주로 구멍이 있는 부위에 섬모처럼 털이 덮여 있는 것은 그만큼 방어를 하겠다는 의지의 표현입니다.

면역기관이라고 이름 붙여지려면 뭔가 방어 기전이 있어야 하겠지요? 저는 최전방의 국군이라고 표현하겠습니다. 군인들이 최전방을 지킬 때, 특히 육군 보병들의 경우 몸으로 장벽을 만들지요. 피부로 뭔가 해로운 것이 침투하지 못하도록 단단히 붙어서 겹겹이 층을 이루고 있는 것입니다. 우리는 이런 구조를 #라멜라_구조라고 부릅니다. 벽돌집을 지을 때 벽돌을 쌓는 방식으로 이해하면 됩니다. 층층이 줄을 세워 무너지지 않게 하고, 사이사이 시멘트를 발라 접착시킵니다. 각질은 이렇게 겹겹이 쌓여서 속피부를 지키고 있습니다.

이제 여성들이 그토록 없애고 싶어 하는 각질 얘기를 본격적으로 해보겠습니다. 각질을 제거하고 나면 맨들맨들해진 피부가 광이 나고 안색이 밝아지는 듯하니 당연히 좋은 일 같지요? 지나친 각질 제거나 때를 미는 행위, 나중에 피부가 따가울 것을 알면서도 계속하고 싶은 이 각질 제거의 진실, 참 이해가 되지 않는 일입니다.

분명한 것은 각질이 안녕해야 피부가 건강하다는 사실입니다. 여기서

'안녕'이라는 말은 '잘, 제자리에, 제대로, 적당히' 존재하는 것을 말합니다. 교과서적으로 말하자면, 각질층은 '기왓장'처럼 라멜라 구조를 갖고 있는데 정상인의 경우 25개 층을 갖고 있습니다.

그런데 요즈음의 관점에서 보면 25개의 각질층을 갖고 있는 사람이 그리 많지 않을 것입니다. 그렇다면 내 각질이 몇 층인지부터 알아보아야 하겠지요? 누구나 같은 층을 갖고 있다면 피부 민감도도 동일할 것입니다. 하지만 각질층의 숫자는 사람마다 다릅니다. 앞에서 각질을 국군에 비유했었지요? 각질의 양이 적으면 당연히 피해가 있을 수밖에 없습니다. 이 간단한 이론만 보더라도 '예민하다'는 것은 각질의 총량이 일반적인 범주보다 적다는 것을 의미한다는 것을 쉽게 이해할 수 있습니다.

각질의 양이 적으면 실제적으로 어떤 일이 일어날까요? 자외선으로부터 속피부(진피)를 보호하기 어렵습니다. 기왓장처럼 피부에 층층이 붙어 있는 각질층은 자외선을 난반사시키는 아주 중요한 일을 합니다. 사외선이 피부에 전혀 들어오지 못하게 막는 것이 아니라, 일부는 흡수하고 일부는 난반사시키는 것입니다. 각질이 적당히 있어야만 피부가 보호되는 것이지요.

각질제거제와 계면활성제

자신의 각질 상태를 알 수 있는 간단한 테스트도 있습니다. #각질제거제를 사용한 후에 토너나 에센스를 발랐을 때 피부가 따끔하다면 각질이 25개 층보다 적게 있는 것이므로 각질 제거의 빈도를 줄여야 합니다.

햇볕에 노출되었을 때 15분 이내에 붉어지는 피부 역시 각질의 양이 적은 것입니다. 이런 피부에는 각질제거제를 너무 자주 사용하면 안 됩니다. **#AHA** 성분의 제품을 한번쯤 사용해보았을 것입니다. 이 과일산 성분은 피부와 접촉한 지 8분 이상이 되어야 작용을 합니다. 즉 각질이 젖어 녹아드는 것이지요. 그런데 바르자마자 따갑다거나 붉은 반점 등이 올라온다면 예민한 피부입니다.

예민하다는 것은 일단 피부 장벽의 역할을 하고 있는 각질의 총량이 적다는 의미입니다. 아름답고 빛나고 보들보들한 것보다 더 중요한 것은 건강한 것임을 잊어서는 안 됩니다.

화장품 회사에서 기획, 마케팅, 상품 개발 일을 하던 젊은 시절, 이런저런 외국 회사에서 받은 샘플 제품들을 매일 테스트하는 일이 참 힘들었습니다. 비교를 해봐야 하는 터라 얼굴 반쪽씩 다른 브랜드의 제품을 바르고 자기도 하고, 하루에 서너 브랜드를 동시에 테스트하는 일도 있었습니다.

그런데 어느 날, 퇴근 후 집에서 세안을 하고 반쪽씩 크림을 바르고 잔다는 것이 실수로 각질제거제를 발랐던 모양입니다. 아침에 일어나니 한쪽 피부가 붉게 부풀어 올라 이삼일 뒤에는 딱지가 올라왔던 해프닝이 있었습니다. 각질제거제 성분 중 하나인 **#계면활성제**가 피부의 지질과 단백질을 다 녹여낸 것이지요.

그런데 각질제거제에 들어 있는 계면활성제라고 모두 같지는 않습니다. 각질제거제에는 물로 씻어내는 타입이 있고 크림 타입이 있는데, 그 안에 들어 있는 계면활성제의 구조와 피부에 해로운 정도는 다 다릅니다. 저는 이 웃지 못할 경험을 당시 많은 강의에 활용했습니다.

씻겨나가지 않고 피부에 잔류한 각질제거제 속의 계면활성제가 피부에 트러블을 일으킬 수 있다는 점이 이제 이해가 되셨나요? 클렌징이나 딥클렌징류의 제품을 선택할 때, 물로 잘 씻어내야 하는 제품은 보다 강력하고, 잘 씻어내지 않아도 되는 제품은 상대적으로 피부에 덜 해롭다는 것을 말씀드리는 것입니다.

피부에 남아 있는 노폐물이라고 하면 우리들은 주로 피지와 먼지를 생각합니다. 그런데 그런 것들은 피부에 그다지 악영향을 미치지 않는 반면, 계면활성제나 그 밖의 세안제에 들어 있는 수많은 성분들은 피부에 자극을 줍니다. 메이크업을 하지 않는다면 하루쯤 세안을 하지 않는다 해서 피부가 망가지지 않습니다. 오히려 매일 과도한 세안과 잦은 각질 제거를 하는 사람이 피부에 심각한 해악을 주고 있는 것입니다.

우리나라 여성들이 유난히 좋아하는 것이 있습니다. 공중목욕탕에서 때를 미는 것이지요. '때'라는 것은 죽은 각질, 더 정확히 말하면 불필요한 각질입니다. 불필요한 것이니 물에 불려서 밀어내면 됩니다.

그런데 1차로 때를 밀고 2차로 또 밀면서 뜨거운 물을 부었을 때 따끔한 느낌이 있다면, 불필요한 각질이 아니라 필요한 각질까지 밀어냈다고 봐야 합니다. 즉 피부 장벽을 훼손한 것이죠. 그런데 이상한 것은 그렇게 장벽을 망가뜨려 놓고, 오일을 발라 다시 장벽을 만들려고 노력한다는 것입니다. 때는 적당히 밀고 각질을 좀 붙여두는 것이 면역에 도움이 됩니다.

Beauty

02 피지는 청춘,
산도^{ph}는 자존심

피지는 젊음의 상징

젊을 때는 누구나 지질을 싫어합니다. 지질보다는 **#피지**sebum 라는 말이 더 익숙하실 테지요. 피지가 과다하면 피부가 번들거리고 지저분해 보이면서 화장도 오래 지속되지 않으니 그럴 수밖에 없습니다. 저도 지성피부여서 젊을 때는 번들거리는 피부가 참 싫었습니다. 그런데 이제 나이들고 보니 그나마 피부에 잡티나 잔주름이 덜한 것이 피부 덕분이라 생각해 감사한 마음입니다. 그렇다면 도대체 피지란 뭘까요?

피지가 분비되는 경로는 이렇습니다. 뇌하수체에서 **#성선자극_호르몬**이 분비됩니다. 이 호르몬은 남성호르몬을 분비시키지요. 남성호르몬인 **#테스토스테론**은 여러 가지 역할과 함께 피지를 분비시킵니다. 그래서 남성들의 피지 분비량은 여성과 비교되지 않을 정도로 많습니다.

피지는 말 그대로 중성지방입니다. 돼지 삼겹살, 사람의 지방 성분과 똑같습니다. 피지는 피부 외벽을 형성하고 있습니다. 땀구멍에서 땀이 나와 피지와 함께 어우러지니 놀랄 만한 천연 피지막이 형성되는 것입니다. 천연 피지막은 바로 천연의 자외선 차단제이자 천연의 보습막이기도 합니다.

앞에서 말했듯이 표피, 즉 겉피부는 수분이 거의 없습니다. 특히 각질은 세포에 핵이 살아 있지 않아 더더욱 수분이 없지요. 기왓장같이 얼기설기 엮여 있는 각질들 사이사이를 메우고 있는 것이 세라마이드인데, 기름막이 이 세라마이드를 보호해 각질이 들뜨지 않게 해줍니다. 어린아이들은 선크림을 바르지 않아도 피부에 번^{burn}이 잘 생기지 않는 이유도 피부 장벽이 건강하기 때문입니다. 만일 피지가 없다면 표피는 아래층에 있는 수분을 보호하지 못해 탈수와 노화를 일으키게 됩니다.

피지가 과다 분비되는 청소년 시절부터 값싼 폼클렌징과 각질제거제를 과하게 사용하면 트러블 피부로 바뀝니다. 그 이유는 바로 천연 피지막과 적절한 각질의 양을 잘 보존하지 못했기 때문입니다. 이 일을 하면서 많은 여성들이 피지를 없애기 위해 각질제거제를 무분별하게 사용한다는 사실을 알고 충격을 받았습니다.

피지는 과도하게 제거하면, 그 반작용으로 반드시 더 많이 올라오게 됩니다. 그런데 각질이 많이 사라지면 당연히 수분 손실로 이어져, 피부는 거칠거칠해지면서 피지는 과다 분비되어 번들번들해지는 결과를 초래하게 되는 것이지요.

이러한 상태의 피부를 #표피성_건성피부라고 정의하겠습니다. 태생은 건성피부가 아닌데, 과도한 피지 제거의 반작용으로 피지가 과다하게 올라오면서 건조해진 피부를 말합니다. 그럼에도 불구하고 그토록 없애고 싶어 하는 피지는 노화와 함께 순식간에 사라집니다. 사라지고 나면 청춘, 그립지 않겠는지요.

피지를 말리는 데는 희생이 요구된다

프랑스 유학 시절, 그때는 지성이었던 저의 피부는 늘 번들거렸습니다. 석회가 많은 경수硬水를 상수도로 사용하는 프랑스에 가니 이마에 뾰루지가 올라왔습니다. TV 광고에서 '비악돌'이라는 여드름 피부용 세안제를 눈여겨보다가 사용하기 시작했습니다. 피지를 잡는다기보다는 각질층을 깎아내는, 정말 여드름이 심한 사람들이 사용하는 제품이었는데 그 제품을 계속 사용하면서 뾰루지가 더 심해졌습니다. 한동안 정말 고생했던 기억이 납니다.

피지가 많은 것과 여드름은 전혀 별개의 문제인데, 당시 잘 모르고 사용한 제품 때문에 피부가 예민해지기 시작했고 계속 자극을 주다 보니 피부가 걷잡을 수 없이 변해갔던 것입니다. 인위적으로 피지를 줄일 수 있는 방법은 없습니다. 나오는 피지를 잡아주는 것은 주로 파우더류입니다. 화장을 한 상태에서 좀 덜 번들거리게 보이도록 하는 것이지요.

피지를 말리는 성분은 잘 알려진 대로 #설파Sulfa 입니다. 그런데 설파는 피지만 말리는 게 아니라 수분도 함께 말림으로써, 가뭄에 논바닥 갈라지듯 각질이 터져 필링이 되는 기전을 가지고 있습니다. 피부가 예민해질 수 있기 때문에 전문가에 의해 매니지먼트 되어야 하는 성분입니다.

대부분의 여드름 피부를 가진 사람, 특히 피지가 많은 사람들은 한 제품을 계속 사용하는 경우가 많습니다. 처음에는 자신의 상태에 맞는 제품을 사용했겠지만, 피부는 시간이 가면서 변화를 겪는데 쓰던 제품을 계속 고집하는 것입니다. 특히 기초화장품 중에서 클렌징과 토너가 대표적인데, 이런 습관 때문에 피부가 더 나빠지고 예민해지는 경우가 많습니다. 계절이 바뀌고 나이가 들어도, 주로 깎아 내거나 강력한 피지 조절 작용을 하는 제품을 그대로 사용하면서 생기는 문제라 할 수 있습니다.

생애 첫 화장품을 선택하는 방법

기억을 되살려보세요. 내 생애 첫 화장품은 무엇이었나요? 놀랍게도 엄마의 화장대에 있던 크림이나 세럼류인 경우가 많습니다. 오랫동안 엄마의 지질 함량이 높은 화장품을 쓰다가 피부의 모공이 반란을 일으켜 찾아온 고객, 아주 어린 시절부터 자신의 피부와 맞지 않는 화장품을 써서 문제가 생긴 고객들은 흔히 보는 사례입니다. 물론 최근에는 조금 다른 양상을 보입니다. 일찍부터 정보가 공유되고 청소년을 위한 다양한 화장품이 나오고 있으니까요.

내 피부에 맞는 화장품이란 어떤 의미를 가질까요? 일반적으로 화장품은 보호의 기능을 하니, 그 관점에서 생각해보세요. 만약 모공에서 피지 분비가 많이 되는 지성피부인 사람이 고영양의 지질이 많은 화장품을 사용한다면 어떻게 될까요? 또 늘 볼이 거칠거칠한 건성피부인 사람이 깎아내고 자극하는 지성피부용 제품을 바른다면?

'케어'의 의미는 과하게 무엇을 하는 것이 아니라 가장 최적의 상태로 만들어주는 것입니다. 스킨케어는 다음과 같이 정의될 것 같습니다.

1. 피부 각질의 상태와 양을 최적의 조건으로 만드는 것
2. 천연 피지막을 잘 보호하고 유지하는 것
3. 피부의 산도ph를 약산성으로 유지하는 것

이 세 가지가 기본입니다.
그렇다면 이제 피부의 산도ph에 대해 얘기해보겠습니다.

피부의 산도ph가 중요한 이유

사람의 피부는 겉이 약산성, 속은 약알칼리성일 때가 가장 좋습니다. 정확히 표현하자면 겉은 ph 5.5이고, 내부는 ph 7.9 정도가 유지되어야 합니다. 모공에서는 끊임없이 피지세포가 만들어지고 피지가 분비됩니다. 한공에서는 땀이 분비됩니다. 이렇게 피지와 땀이 함께 어우러진 천연 피지막의 산도가 5.5일 때 가장 훌륭한 장벽의 역할을 하는 것입니다.

즉 피부 자체의 산도보다 피지막(방벽대)의 산도를 따져야 합니다. 산도가 깨졌다는 것은 피부를 보호하는 방벽대가 사라졌음을 의미하므로, 자신도 모르게 끊임없는 문제에 직면하게 됩니다.

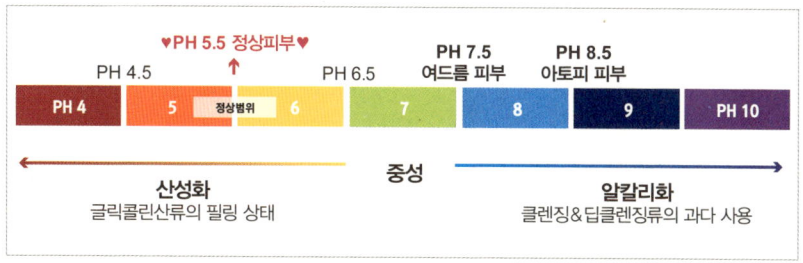

피부의 산도

피부 산도는 여러 가지 방해군에 의해 자꾸 알칼리화 됩니다. 비누나 클렌징이 대표적입니다. 알칼리 상태의 비누, 즉 솝soap은 피부의 천연 피지막을 망가뜨립니다. 일반적인 클렌징류도 마찬가지입니다. 알칼리가 피부에 좋지 않다는 인식 때문에 바bar 형태의 고형 클렌징 비누, 즉 화장비누가 등장한 것입니다.

클렌징의 종류도 많습니다. 크림 타입, 오일 타입, 밀크 타입, 워터 타입 등등입니다. 이런 클렌징들 중에서 계면활성제 성분이 없는 오일로 클렌징을 하는 것이 가장 안전하다고 할 수 있습니다. 클렌징에 대해서는 뒤에서 자세하게 다룰 예정입니다.

대부분의 계면활성제는 피부를 알칼리화 시키고 거칠게 만듭니다. 계면활성제는 양날의 칼입니다. 계면활성제가 아니라면 오일 성분, 화장품 찌꺼기 등을 물로 씻어낼 수 없으므로 필요악이라 할 수 있습니다. 다만, 화장품에는 주방세제에 늘어가는 것과 같은 강력한 계면활성제를 넣지 않습니다. 요즈음 나오는 웬만한 클렌징 제품은 피부에 큰 피해를 주지 않는다고 보면 됩니다.

피부가 알칼리화 되면 무슨 문제가 생길까요? 먼저 색소침착의 위험이 있습니다. 피부 환경에서 가장 문제가 되는 것이라면 첫째가 보습, 둘째가 산도입니다. 문제는 이 두 가지가 동시에 나빠진다는 것입니다. 마치 물과 피지가 동시에 사라지고 동시에 올라오는 것과 같습니다.

과일로 비유해보겠습니다. 껍질을 깎은 과일을 보관하기 위해 랩으로 씌우는 이유가 무엇일까요? 두 가지 이유 때문이지요. 산소와 만나 갈변하는 것을 막기 위함이고, 또 과일의 수분을 보호하기 위함입니다. 천연 피지막의 산도는 5.5, 즉 약산성일 때 가장 좋다고 했습니다. 약산성의 산도가 깨진 피부는 과일을 싸고 있는 랩이 찢어진 것과 같습니다.

멜라닌 합성의 기저물질은 티로신tyrosine입니다. 우리 몸에서 멜라닌이 생성되는 과정에서도 이 티로신이 작용합니다. 티로시나아제라는 효소에 의해 분해되면서 멜라닌이 합성되고 이 과정에서 강력하게 영향을 주는 것은 활성산소입니다. 갈변하는 과일과 우리의 피부에서 똑같은 산화 작용이 일어나는 것입니다. 그러니 랩의 역할을 하는 피부 산도ph와 천연 피지막이 얼마나 중요한지 아시겠지요?

산도는 피부의 자존심입니다. 지켜내야 하는 것입니다.

Beauty

03 진정한 노화의 열쇠, 우리 몸의 물통 '진피'

진피의 비밀과 노화의 주범

 피부의 진정한 탄력과 수분도를 결정하는 곳, 다양한 세포의 생로병사가 일어나는 곳, 세포와 체액의 대사가 일어나는 곳은 바로 진짜 피부 **#진피**derma입니다. 결합조직인 진피는 우리가 흔히 알고 있는 콜라겐과 엘라스틴이 그물망의 조직을 갖추고 있으며, 히알루론산과 각종 성장인자를 보유하고 있는, 그야말로 '물통'을 대변하는 곳입니다. 피하지방층도 큰 범주에서 진피에 속하며, 표재근막facia(얼굴에서는 smas)부터 기저막대까지를 진피라고 합니다.

 이 진피라는 물통에 담긴 물의 정보가 좋고 섬유가 많고 탄탄한 유전적 상태를 타고났다면 행운입니다. 만일 그렇지 않다면 적절한 자극과 테라피 등이 필요한 피부입니다. 그렇다면 진피에서는 어떤 일이 일어나는 걸까요? 기저막대의 하단 유두층에서 모세혈관망과 모세림프망이 교류하며 노폐물과 독소를 모아 심층으로 이동하는 것입니다. 즉 미세 혈액순환과 림프순환이 일어나는 곳이 진피입니다.

또한 이곳에서 산화와 항산화도 일어납니다. 산화반응을 해야 하는 상황이 발생하면 자동으로 SOD(항산화효소)가 작동합니다. 만약 항산화의 속도가 늦어지고, 진피의 부피가 점점 줄어들면서 수분을 잃게 되면 피부는 완전히 탄력을 잃고 탄성(복원력)도 떨어지는 것입니다.

그렇다면 여기서 노화를 일으키는 원인에 대해 정리해보겠습니다.

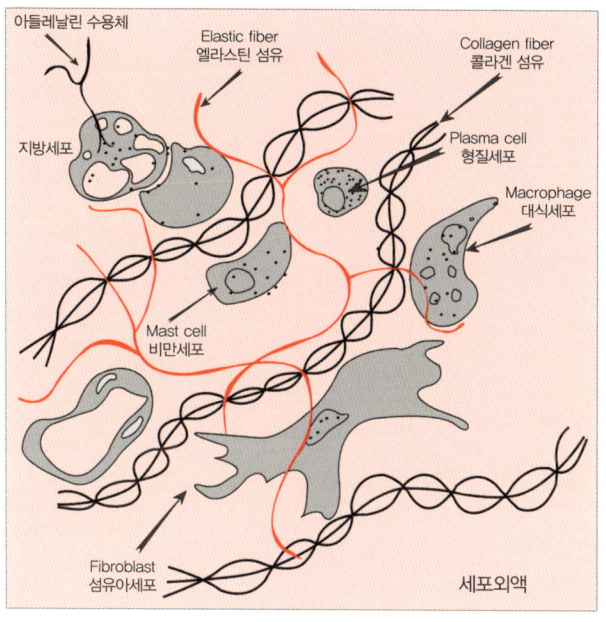

진피 결합조직

1. 프리 래디컬(활성산소, 유해산소)

사람이 산소를 들이마시는 한 피할 수 없는 노화 인자입니다. 잉여산소의 공격에 의해 주변의 분자구조가 망가지는 현상으로 자연적으로도, 스트레스로도 가중될 수 있습니다.

2. 텔로미어

텔로미어는 세포의 수명을 결정하는 요인으로 추정됩니다. 세포분열이 진행될수록(노화가 될수록) 염색체 끝부분의 길이가 점점 짧아져 결국은 염색체의 복제가 멈춘다는 것이 '노화 확정설'입니다. 일반 세포와 달리 암세포의 경우, 이 텔로미어를 계속 발생시키는 효소가 활동한다는 사실이 밝혀졌습니다.

3. 엘라스틴(탄력섬유)의 소실

콜라겐섬유는 세 가닥이 꼬여 있는 삼중 나선 구조인데 그것을 묶고 있는 것이 엘라스틴입니다. 콜라겐과 엘라스틴은 사다리처럼 구조물을 이루고 있어 망상구조라고 합니다. 엘라스틴 분해 효소인 엘라스타아제에 의하여 콜라겐 3중 나선 구조를 묶고 있던 엘라스틴이 파괴됩니다. 한 번 파괴된 부위의 엘라스틴은 다시 생성되지 않습니다. 그 부분에 주름이 형성되고 나면 개선 방법이 없는 것입니다. 그 원인으로는 피부 노화를 촉진한다고 알려진 단백질 **#프로게린**progerin과 자외선을 들 수 있습니다.

4. 콜라겐의 소실

교원섬유인 콜라겐은 재생이 잘되는 성분이지만, 비타민C 등의 필요충분조건이 반드시 갖추어져야 합니다. 콜라겐 역시 콜라게나아제라는 효소에 의해 파괴되며, 그 원인이 되는 것은 프로게린과 자외선입니다.

5. 당화

진피의 바탕질은 탄수화물계인 뮤코다당류(기저물질)로, 시간이 갈수록 점점 딱딱해지고 엉겨 붙으려는 성질을 갖고 있습니다. 물리적으로 적절한 자극을 주면 큰 효과를 볼 수 있습니다.

6. 프로게린의 활동

단백질계 기저물질의 노화는 프로게린으로 대변됩니다. 앞에서도 밝혔듯 프로게린은 노화를 촉진하는 단백질입니다. 진피 결합조직에서 프로게린이 생성되면, 콜라겐을 파괴하는 콜라게나아제와 엘라스틴을 파괴하는 엘라스타아제가 만들어집니다.

이는 전반적으로 모세혈관망과 모세림프망의 노폐물 순환이 저하되어 일어나기도 합니다. 세포에 독성이 유발되면 세포외액(기질)의 상태가 혼탁하게 되고, 이것이 다시 세포의 노화를 촉진하는 것입니다.

진피의 노화를 막는 방법

진피의 노화를 제어하는 가장 적극적인 방법은 수분 공급입니다. 진피에 수분을 공급한다는 의미는 언제나 말캉한 상태를 유지하며 미세 혈액 순환과 림프순환이 평화롭게 이루어져 세포가 건강하게 자연 재생을 할 수 있는 상태를 말합니다. 우리 몸속 물의 정보가 정말 중요한 것입니다.

좋은 물의 정보를 유지하기 위하여 가장 편하고 쉬운 방법은 역시 부드러운 자극(마사지)입니다. 이는 또한 강력한 수분 공급 방법이기도 합니다.

이미 노화가 많이 진행된 상태에서의 사후약방문은 효과도 효과지만 부작용의 우려도 있습니다. 하지만 적절한 뷰티테라피를 선별해서 적극적으로 활용하는 것은 피할 이유가 없습니다. 진피의 노화를 최대한 예방하는 방법은 뷰티테라피뿐입니다. 뷰티테라피가 즉각적인 윤곽 보정과 수분 공급을 하는 이유는 피부나 근막, 근육에서 일종의 부드러운 믹서 역할을 하기 때문입니다.

자연적으로 소실되고 중력에 의해 밑으로 처지는 지방층, 근막의 수분 감소, 근육층의 부피 감소 등도 노화의 결과물로 볼 수 있습니다.

Focus-on

 펩타이드Peptide 성분 알아보기

아미노산, 콜라겐, 히알루론산, 성장인자 등의 단백질 성분은 모두 피부 친화력이 높지만, 일반적으로 분자의 크기가 큽니다. 그런데 분자의 크기가 작을수록 피부 침투력이 좋습니다. 그래서 최근에 저분자 히알루론산이 인기입니다.

펩타이드는 아미노산이 2개 이상 결합된 것을 말하는데 3개이면 트리-펩타이드, 4개이면 테트라-펩타이드, 10개이면 올리고-펩타이드라고 부릅니다. 10개 이상이면 폴리펩타이드라고 합니다. 단순 보습제를 넘어서는 흡수기전을 가지고 있으며 단백질 노화 인자인 프로게린을 억제함으로써, 현존하는 보습 항노화 성분 중 가장 효과가 뛰어난 것으로 알려져 있습니다.

다만 펩타이드가 보습제나 수분과 만날 경우, 기능을 상실한다는 것이 문제입니다. 피부에 흡수되었을 때, 효소와 만나 그 기능을 상실하는 **#안정성**의 문제가 있는 것입니다. 피부 친화력이 높은 성분이 진피에 흡수될 경우, 면역반응을 하지 않을 확률은 높으나 그 효과가 불확실한 것은 사실입니다.

Beauty

04 알수록 신비한 호르몬 이야기

사수하라, 호르몬

모든 이론은 진화합니다. 아주 오랫동안 피부 타입을 네 가지로 나누는 것이 보편적이었지만, 지금은 그런 이론이 더 이상 의미가 없을 정도로 얼굴에 다양한 피부 문제가 복합적으로 존재합니다. 더 이상 피부 타입은 없다고 봐도 무방합니다.

저는 이미 첫 번째 책『에스테틱&스파 뷰티바이블』에서 피부 타입은 없다고 선언했습니다. 자그마한 얼굴에도 조각조각 피부 타입이 다른데 단순하게 지성, 건성, 복합성 피부로 나누는 것이 무슨 의미가 있을까요? 피부는 타입이 아니라 문제로 접근해야 합니다.

얼굴의 피부를 지도라고 생각해보겠습니다. 크게 보자면 T존과 U존으로 나누어지지만 화장을 하는 여성들에게는 헤어라인과 만나는 헤어 존과

턱 아래의 이중턱 라인이 여러 가지 문제를 일으키는 매우 중요한 부위입니다. 지금부터 성인 여성 혹은 남성들이 가장 많이 느끼는 피부 문제를 알아보려고 합니다. 그러려면 피부 문제를 일으키는 근본 원인을 알아야 되겠지요? 그것이 바로 호르몬입니다.

피부에 있어 호르몬의 존재는 매우 중요합니다. 피부와 호르몬이란 주제만으로도 책 한 권을 쓸 수 있을 정도니까요. 호르몬이 나오는 기전은 대체로 동일합니다. 뇌하수체에서 특정 호르몬의 생성을 자극하는 호르몬이 나오고, 그것이 호르몬을 분비시키는 것입니다. 우리 몸의 호르몬 중 피부의 아름다움, 건강과 상관이 없는 호르몬은 단 하나도 없을 것입니다. 피부는 건강의 지표이기 때문입니다.

지금부터 신비한 호르몬의 세계를 탐색해보겠습니다.

남성호르몬, 테스토스테론이 하는 일

피지의 양에 강력한 영향을 끼치는 성선자극 호르몬은 사춘기에 강력히 분비되다가 20대에 정점을 이루고 점점 잦아들어 40~50세를 기점으로 급감합니다. 이 호르몬이 과다하면 피부에 어떤 영향을 미칠까요? 여성의 경우 피부 건조증이나 붉음증, 색소침착, 여드름으로 나타나고 남성의 경우는 주로 여드름이 문제가 됩니다. 여성들이 주로 저의 독자이니 이 책에서는 여성을 중심으로 호르몬 이야기를 풀어보겠습니다.

성선자극 호르몬은 남성호르몬(안드로겐이라고도 부릅니다)이나 여성호르몬을 분비하도록 자극하는 호르몬을 말합니다. 그런데 남성호르몬이 피지를 분비시킨다고 앞에서 말했습니다. 피지는 여러 가지 의미를 갖는 분비물입니다. 우선 피지가 성선자극 호르몬, 성호르몬의 영향을 받는다는 것은 어떤 의미일까요? 여성이든 남성이든 피지가 분비되는 상태여야 이성에게 어필할 수 있다는 뜻입니다.

좀 더 구체적으로 설명해보겠습니다. 피지로 인해 몸에서 체취가 발동하게 되는데, 피지 분비량이 많은 사람일수록 체취가 강합니다. 이러한 체취는 이성을 유혹하는 본인만의 향이 되는 것이지요. 여성이든 남성이든 피지량이 많은 사람이 성적 매력이 많은 것이 사실입니다. 우리 몸이 그렇게 프로그래밍 되어 있습니다.

여성이라고 남성호르몬이 전혀 나오지 않는 것은 아닙니다. 여성의 경우도 남성호르몬의 양에 따라 피지량이 결정됩니다. 어린 시절부터 남성적 성향을 가진 여성들이 피지량이 많거나 털이 많은 징후를 보입니다. 이런 여성들은 거의 지성피부이므로 잔주름이나 일반적인 색소침착 등의 문제에서 자유로운 반면 여드름 때문에 힘들 수 있습니다. 하지만 유전적인 요소도 무시할 수 없으므로 어떤 피부는 어떻다고 단정 짓기는 어렵습니다.

또한 남성호르몬이 전적으로 여드름을 유발하는 것도 아닙니다. 청소년기 여드름은 남성호르몬 중에서도 강력한 #디하이드로테스토스테론DHT에 의해 발생하는 것으로 알려져 있습니다. DHT는 남성호르몬의 5% 정도에 해당하는데, 모공에서의 각질화 과정을 5배 정도 빠르게 진행시킨다고 합니다. 즉 모공이 막히는 모공 각화 현상을 가속화시키는 것이지요.

호르몬이 강력하게 분비되는 청소년기에 발현하는 여드름은 주로 피지 분비가 많은 T존 중심으로 생기는 것이 특징입니다. 그런데 그 시기가 지나서도 발생하는 성인 여드름은 피지량과 상관없이 턱 아래쪽이나 이마

헤어라인 부위에 발생하는 경우가 많습니다. 턱 아래쪽의 경우 여드름 압출이 힘들어 흉터가 생기기 쉽습니다.

청소년기가 끝나고 화장을 시작하는 나이에 발생하니 '성인 여드름'이라고 합니다. 에스테틱·스파에는 이런 성인 여드름 고객이 훨씬 많습니다. 다양한 여드름 관리로 접근하지만 피지의 문제가 아닌 경우 여드름을 잡기가 쉽지 않은 것이 현실입니다. 개인의 라이프스타일이 매우 중요하고 특히 세안 습관, 화장 습관, 사용하는 화장품, 먹는 음식(GI지수가 높은 정제된 당은 피부에 해롭습니다)이 중요하기 때문에 장기적으로 습관 교정을 해야 합니다.

은행원 고객의 사례

예전에 은행에서 일하는 여성 고객을 관리한 적이 있습니다. 갑자기 여드름이 많이 생겨서 저를 찾아왔다고 했습니다. 당시는 진한 화장이 예의로 여겨지던 때였고, 특히나 은행 창구의 여직원은 더욱 그런 요구를 받았습니다. 아무리 살펴보아도, 피지량이 적고 여성스러운 모습이었습니다. 그래서 사용하는 화장품을 하나씩 점검하기 시작했습니다. 보통 이유 없는 여드름으로 고생하는 성인 여성들과 상담할 때 제가 자주 하는 질문은 다음과 같습니다.

1. 어떤 브랜드, 어떤 종류의 스킨케어 제품을 사용하세요?
2. 클렌징은 언제 어떻게 하세요?
3. 딥클렌징은 어떤 제품을 언제 몇 회나 하세요?
4. 색조화장품이나 선크림은 어떤 브랜드를 어떻게 사용하세요?

5. 본인이 자신의 피부 문제를 알고 있나요?
6. 샤워나 목욕을 아침과 저녁 중 언제 하나요?
7. 전문 스킨케어나 시술을 언제 얼마나 받았나요?
8. 생리를 전후하여 피부에 나타나는 증상이 있나요?
9. 식습관(아침, 점심, 저녁 먹는 음식)은 어떤가요?

10년 전만 해도 짙은 화장이 일반적이었고 메이크업베이스, 파운데이션, 컴프레스드 파우더, 컨실러 등등 색조화장품의 사용량이 많았기 때문에 위의 7가지 질문 중 4가지 이상이 비정상적이거나 과할 때 그 원인을 찾을 수 있습니다.

은행원 고객은 일단 3, 4, 8번 문항이 문제였습니다.

8번의 생리전증후군PMS이 심했고, 4번의 색조화장품 사용량이 많았습니다. 이런저런 자국의 커버를 위해 당시 유명했던 O브랜드의 커버마크를 사용하고 있었는데 클렌징(2번 문항)을 적절하게 잘했고, 딥클렌징(3번 문항)도 과하지 않게 한 달에 두 번 정도로 사용하고 있었습니다.

그런데도 턱 아래 이중턱 부분과 측두 헤어라인 부근의 여드름이 영 사라지지 않는다고 하니 6번이 문제라 판단되었지요. 퇴근 후 저녁에 세안을 하고 샤워는 아침에 하는 습관을 바꾸도록 유도했습니다.

실제로 성인 여드름의 문제를 가지신 분들이라면 습관을 한 번 바꿔보시기를 권해드립니다. 두피의 비듬이나 가려움증 등으로 고생하는 분들께도 아침보다는 밤에 샤워를 하도록 권합니다. 하루 종일 뒤집어쓴 먼지와 피지로 뒤범벅이 된 상태로 잠을 자고 오전에 머리를 감는 습관은 밤새 두피를 긁게 되는 원인이 되기 때문입니다. 밤사이 두피에 많은 피지가 분비되면서 모공에 문제를 일으킬 확률이 높기 때문이지요.

세안의 경우도 마찬가지입니다. 목과 얼굴의 경계 부분에 세안을 제대로 하지 않는 습관이 모공에 문제를 일으킬 수 있습니다. 화장을 하면서 가장 신경 쓰는 부위가 목과 얼굴의 경계 부분인데, 클렌징을 할 때 가장 어려운 부분이기도 합니다. 또한 성인 여드름에 노출될 확률이 높은 곳입니다. 실제로 은행원 고객은 이러한 생활습관의 변화로 여드름이 많이 좋아지는 결과를 볼 수 있었습니다.

건성피부인 사람들이 헤어라인이나 목과 얼굴 경계 부분에 좁쌀 여드름이 많이 생긴다면 여기서 그 원인을 찾아볼 수 있습니다. 특히나 건성피부는 세안을 꼼꼼하게 안 하고 물 세안만 하는 경우가 많기 때문에, 백두 여드름(좁쌀 모양의 여드름)이 생기기 쉽습니다.

여성호르몬과 피부의 관계

남성호르몬이 어떤 역할을 하는지 이해가 되셨나요? 이제 여성호르몬이 피부에 어떤 영향을 미치는지에 대해 알아보겠습니다. 여성호르몬을 알기 위해서는 여성의 생리주기를 먼저 이해해야 합니다. 우리 여성들이 생리기간이나 임신기간에 호르몬이 어떻게 변화하는지에 대해서 큰 관심이 없다는 것은 큰 문제입니다.

여성은 생리를 시작하기 3~5일 전부터 급속히 증가하는 황체호르몬 '프로게스테론'에 의해 살짝 남성적인 성향이 강해지게 됩니다. 프로게스테론은 여성호르몬 중 가장 남성호르몬과 비슷하다고 할 수 있습니다. 또한 피지를 분비시키고 성욕을 증가시키는 등 #생리전증후군PMS의 원인이 됩니다.

　이 기간 중 성격 변화를 겪기도 하고(가끔 도벽이 생긴다는 사례도 있습니다) 기름진 음식이 당기고 체중이 증가합니다. 턱 쪽으로 뾰루지가 올라오기 시작하는 시기이기도 하지요.

　생리가 시작되고 나서 이틀째 되는 날부터 프로게스테론의 양이 급격히 떨어지고 에스트로겐이 급격히 상승합니다. 생리양이 가장 많고 몸의 상태도 찌뿌둥한 때입니다. 한마디로 꼼짝도 하기 싫은 상태라 할 수 있습니다.

　이 시기는 호르몬의 하강과 상승이 격심해 몸안에서 여러 충돌이 일어납니다. 이후로는 쭉 에스트로겐이 강세인데, 에스트로겐은 멜라닌자극호르몬과 관계가 깊습니다. 자외선에 민감하게 반응하여 색소침착을 유발하고, 특히 #수분_정체가 심해져 몸이 붓고 체중이 일시적으로 증가하게 되는 것입니다. 생리기간 내내 지속되는 에스트로겐의 영향으로 몸이 무겁게 느껴지다가, 생리가 끝나면 호르몬은 정상 수치로 돌아갑니다.

　이제 시계를 한번 거꾸로 돌려볼까요? 만약 생리가 이루어지지 않고 정자와 난자가 만나 수정이 되었다면 어떻게 되었을까요? 생리기간이 곧 임신기간이 되는 것입니다. 임신 2~3개월 차에 유산이 잘 되는 이유는 이 시기에 호르몬의 격차가 심해지기 때문입니다. 또한 임신기간 중 기미가 잘 생기는 이유도 여성호르몬의 증가와 함께 멜라닌자극 호르몬이 최대 100배 이상 증가하기 때문이지요. 임신기간 중의 수분 정체도 같은 원리로 설명됩니다.

스트레스의 주범, 아드레날린과 코티졸

아드레날린과 코티졸은 부신에서 나오는 호르몬이고 언뜻 비슷해 보이지만 사실은 전혀 다릅니다. 이 두 가지 호르몬이 우리 몸과 피부에 어떤 영향을 미치는지 알게 된다면 분노를 다스리고, 흥분하지 않으며, 스트레스를 받지 않는 노력들이 얼마나 중요한지 이해할 수 있습니다.

평생을 한결같이 마른 체형을 유지하는 친구가 있습니다. 성격은 깐깐하고 피부는 예민하고 피부색도 흽니다. 외모는 여성스러워 보이지만 까칠한 성격 탓에 여성미가 잘 발휘되지 않습니다. 식욕도 별로 없고 위장 기능이 떨어져 조금만 신경 쓰면 위통이나 위경련에 시달립니다. 교감신경이 항진되어 있는 상태(항상 지방이 분해되는 에너지를 가지고 있는 상태를 말합니다)라 살이 찌지 않습니다. 피부는 예민하고 트러블이 자주 일어납니다.

하지만 약간의 아드레날린은 비만 해결에 도움이 됩니다. 지방세포를 분해하는 호르몬이 아드레날린이기 때문입니다. 지방세포에는 아드레날린 수용체가 있어서 아드레날린을 선택적으로 받아들입니다. 그런데 대대로 비만한 집안의 사람들은 이 아드레날린 베타수용체가 결여되어 있어 지방 분해를 할 수가 없는 것입니다.

직장생활을 하는 여성들은 만성 스트레스에 시달립니다. 특히 병원에서 인턴 생활을 하거나 밤 근무를 하는 직업을 가진 사람들은 코티졸 증후군에 시달립니다. 아드레날린과 달리 코티졸은 만성적 스트레스가 원인이 되어 식욕을 당기게 합니다. 부교감 신경이 항진되어 살이 찌게 되는 것이지요. 성격은 공격적이 되고 피지가 분비됩니다. 피부의 문제는 주로 모공 트러블로 나타나고 상시 턱 주변 뽀루지에 시달립니다. 코티졸은 심할 경우 위장의 천공을 일으킵니다. 지속적인 스트레스가 위장을 상하게 하고 구멍을 내어 출혈을 일으키기도 한다는 사실, 무섭지요?

여러분은 스트레스 관리를 어떻게 하고 계신지요? 늘 스스로에게 자문해야 합니다.

세로토닌과 갑상선호르몬

세로토닌과 도파민은 젊음을 유지하고 아름다움을 유지하는 데 필수적인 신경전달 물질입니다. 우리가 마음이라고 생각하는 심장은 사실 그저 생명을 유지하는 근육일 뿐입니다. 마음의 실체는 #뇌입니다. 요즈음은 브레인 관리, 브레인 트레이닝이 트렌드입니다. 그 이유가 무엇일까요? 사람의 마음을 관장하는 뇌에서 웬만한 호르몬이 다 분비되기 때문입니다. 사람은 #마음먹은_대로가_아니라_뇌가_시키는_대로 사는 것입니다.

그런데 세로토닌은 장에서 합성됩니다. 우리가 흔히 알고 있는 #장청뇌청 腸淸腦淸이라는 말이 있지요. 장과 뇌는 한 가족입니다. 장내 #정상세균총이 좋은 환경에 있다면 세로토닌의 합성이 잘될 수밖에 없습니다. 비만관리에서 복부가 중요한 이유도 이 때문입니다. 유산균이나 프로바이오틱스의 효과가 당장에는 눈에 보이지 않을지 모르지만, 장에 도달만 한다면 즉각적으로 여러 가지 좋은 일을 할 수 있습니다. 장이 청결하고 환경이 좋으면 세로토닌 합성이 잘되고, 세로토닌으로 행복해지면 피부는 당연히 빛이 납니다. 이것이 좋은 피부를 유지하는 한 가지 공식입니다.

세로토닌은 우리가 상상할 수 없을 만큼의 여러 가지 기능을 담당하는 신경전달 물질로 갑상선호르몬으로부터 합성됩니다. 갑상선호르몬은 매일 아침 우리에게 '잘 잤니? 이제 일어나라!'라고 알려주는 호르몬입니다. 갑상선호르몬의 허증虛症이나 실증實症은 모두 삶의 질에 큰 영향을 미칩니다. 주변에 갑상선을 절제한 사람들이 있다면 그들의 우울증을 이해해 주어야 합니다.

우리의 감정 상태에 영향을 미치는 생리적 요인들이 많지만, 특히 호르몬은 강력한 영향력을 갖습니다. 시도 때도 없이 짜증을 낸다거나 아무 말이나 막하고 자신의 기분을 조절하지 못한다면 갑상선호르몬이 정상이 아닐 수 있습니다. 실제로 저도 몇 년 전 갑상선 절제수술을 받고 우울증을 경험했습니다. 모든 일에 열정적이던 사람이 정반대의 사람이 된 것입니다. 비행기를 장시간 타면 공황장애 증상이 나타나 약을 먹어야 하는 상황이 되기도 했습니다.

세로토닌의 부족이 약물치료가 필요한 수준이 아니라면, 다음과 같은 생활습관의 변화로 좋은 결과를 얻을 수 있다는 연구들이 많습니다.

1. 햇빛 보기

식물이 광합성을 하듯 낮에 30분 정도 햇빛을 쬔다면 세로토닌의 합성을 유도할 수 있다고 합니다. 밤에는 세로토닌이 멜라토닌의 역할을 하니, 낮에 햇빛을 잘 쬐면 밤에 잘 잘 수 있다는 의미인데 이 또한 바쁜 일과 중에 쉬운 일은 아닙니다. 그럼에도 시간을 정해두고 햇빛 보기를 하는 것은 매우 중요합니다.

2. 장腸 운동

장을 많이 움직일 수 있는 운동을 하면 배변을 촉진할 뿐 아니라 세로토닌 합성에도 도움이 됩니다. 복식호흡을 유도하는 요가나 필라테스를 추천합니다. 복식호흡은 횡격막이 오르락내리락하며 장기를 운동시키고 림프의 배액을 촉진합니다. 자세를 다양하게 바꾸면서 여러 가지 스트레칭을 하는 것도 도움이 많이 됩니다. 여의치 않으면 줄넘기도 아주 좋은 방법입니다.

3. 장내 환경 개선하기

유산균이 풍부한 음식을 먹고 유산균이나 프로바이오틱스 보조제를 섭취합니다. '어떤 유산균이 좋은가'란 질문을 자주 받는데, 저로서는 가장 답답한 질문입니다. 유산균이 살아서 장까지 간다면 그것이 좋은 것이고, 그 증거는 본인이 가장 잘 알 수 있습니다. 유산균을 먹어도 전과 다름없는 배변 상태라면 효과가 없는 것이지요. 유산균의 먹이인 프리바이오틱스, 유산균, EM효소 모두 복용한 그날 즉시 배변활동을 증가시키고 변의 컬러가 좋아져야 합니다.

4. 식이섬유로 음식 조절하기

행복 호르몬이라고 불리는 세로토닌 생성에 도움을 주는 것이 식이섬유입니다. 세로토닌이 부족하면 섭식장애가 온다고 알려져, 비만 치료 약물로도 많이 사용됩니다. 식이섬유가 많은 음식을 먹으면 포만감이 들어 다이어트에도 도움이 되고, 장 건강도 좋아지니 일석이조겠죠? 식이섬유는 따로 섭취하는 것보다 음식으로 섭취하는 것이 정답입니다. 해조류, 야채를 하루에 한 접시는 무조건 먹는 것으로 라이프스타일을 재설계해야 합니다.

5. 물 마시기

좋은 물을 많이 마시는 것입니다. 장 건강에 물보다 좋은 것은 없습니다. 대장이 가장 좋아하는 것도 수분입니다. 미네랄이 풍부한 약알칼리의 물을 먹기 위해서는 생수를 구입할 때 미네랄의 함량을 꼼꼼히 보는 것이 중요합니다. 미네랄 중에서도 마그네슘 함량이 높은 물을 선택하는 것이 좋습니다.

6. 발 마사지하기

발 마사지는 제가 생각하는 최고의 대체의학입니다. 각 장부를 관장하는 반사구가 밀집되어 있는 발을 마사지해주면 뇌하수체의 호르몬 분비를 자극하므로 호르몬 관리에 도움이 됩니다. 뇌하수체에 해당하는 엄지발가락의 반사구도 알아두면 좋습니다. 잘 모르겠으면 무조건 뒤꿈치부터 발가락 끝까지 모두 자극하고 정성스레 만져주는 것이 좋습니다.

CHAPTER

3

천사의 화장품,
악마의 화장품

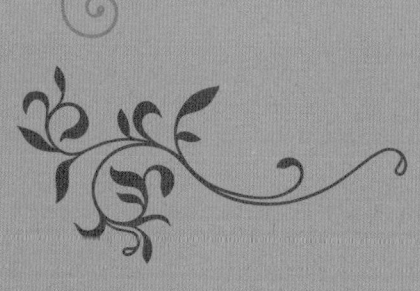

유럽은 어딜 가도 약국pharmacy이 참 예쁘고 화려합니다. 약국의 쇼윈도에는 의약품이 아닌 화장품이 진열되어 있어 꼭 사고 싶게 만듭니다. 프랑스에서 가장 유명한 #몽쥬약국은 세계 유수의 화장품이 가장 많이 입점되고 팔리는 곳입니다. 몽쥬약국이 추천한다는 짧은 카피 속에는 품질을 인정받았다는 의미가 담겨 있습니다. 그런데 코스메틱 강국 프랑스에서는 왜 백화점도 아닌 약국에서 가장 많은 화장품이 팔릴까요?

프랑스의 국민성 중 '의심이 많다'라는 부분은 우리나라 사람들과 많이 비슷합니다. 일단 무엇인가를 구매할 때 '누가 만들었고 어디서 파느냐'가 가장 중요한 사람들입니다. 역사와 전통이 믿음과 신뢰로 이어집니다. 프랑스 유래 화장품들의 홍보 문구를 보면 '60년 전통, 100년 전통'이란 내용이 가장 첫 문장에 등장합니다. 역사와 전통은 '철학'으로 이어집니다. 그래서 브랜드 스토리에는 철학이라는 말이 가장 빈번하게 등장하지요. 신생 브랜드가 화장품 매대의 코너를 차지하기란 매우 어렵습니다.

입소문과 홍보보다 브랜드의 역사와 가치가 훨씬 중요한 나라가 프랑스입니다. 최고의 인기 스타를 모델로 쓰고 스토리텔링을 해도 신생 브랜드는 시장에서 성공하기 어렵습니다. 약국은 그런 스타 마케팅을 하지 않아도 고객의 신뢰를 얻을 수 있는 유통망입니다. 그러니 신생 브랜드들은 당연히 '메디컬 코스메틱'을 지향할 수밖에 없겠지요.

약국을 신뢰하는 것은 전 유럽이 동일합니다. 많은 브랜드들

introduction

이 약국 판매임을 내세워 홍보하지요. '신뢰'의 문제이니까요. 우리나라는 어떤가요? 약국에서 화장품을 팔지 않는 것은 아니지만 판매량은 저조합니다.

우리나라 소비자들이 스마트폰 앱을 활용해, '이런 성분이 들었다, 혹은 안 들었다'라는 이유로 좋고 나쁨을 결정하는 것을 보면 아이로니컬합니다. 화장품 성분과 포뮬레이션은 그렇게 단순하게 분석할 수 있는 것이 아닙니다. 또한 자연 유래 성분을 이것저것 넣었다고 좋은 화장품이 되는 것도 아닙니다.

전문가 입장에서 보면 화장품의 특성상 피부에 유해한 성분이 들었느냐를 따지는 것보다는 고가의 화장품을 구입할 때 그 화장품이 약속하고 있는 기능이 과연 사실인가를 궁금해 하는 것이 더 중요할 것 같은데, 과대포장이나 홍보는 그냥 믿고 싶은 심리가 작용하나 봅니다. 그래서 언제나 감성이 이기는 것입니다. 화장품은 한 번 수준이 올라가면 절대 내려갈 수 없는 품목입니다. 여성들이 화장품에 거는 기대가 높기 때문이지요.

그 어떤 천연의 것도 100% 안전하지 않습니다. 천연 유래 성분은 좋지만 알러지의 위험이 있을 수 있습니다. 홍보하고 있는 모든 기능이 피부에 그대로 작용한다는 보장은 없습니다. 먹었을 때 좋은 기능이 피부에도 그대로 적용되는 것이 아니기 때문입니다. 그래서 피부 생리를 알아야 합니다. 모든 정보는 필터링이 필요합니다. 그 역할을 하는 사람들이 뷰티테라피스트입니다. 주치의처럼 전문성이 높은 뷰티테라피스트를 옆에 두시기 바랍니다

Beauty

01 화장품 불변의 법칙

나는 소중하니까요, 프랑스 여성들의 피부 심리

L사의 광고, 다들 기억하시지요? '나는 소중하니까요.' 사실 프랑스 여성들은 화장품을 많이 바르지 않습니다. 끈적거리는 것도 좋아하지 않습니다. 일단 메이크업을 많이 하지 않기 때문에 번들번들 뭘 바른다는 것 자체가 의미가 없습니다.

그렇게 아주 최소한의 것을 바르면서도 늘 하는 말이 있습니다. '내 피부는 예민해서 아무거나 사용하지 못한다'는 것이지요. 그래서 물어봅니다. 무슨 브랜드를 사용하시냐고. 그럼 당당하게 '약국 판매 제품을 쓴다'라고 하거나 '마이 에스테티션 my esthetician이 권하는 제품을 쓴다'라고 말합니다.

프랑스인 고객에게 처음 이 말을 들었을 때 깜짝 놀랐습니다. 하지만 한두 명이 하는 말이 아니었습니다. 에스테티션에 대한 신뢰가 정말 크다고 생각했습니다. 너나 할 것 없이 자신이 예민한 피부라고 말하는 것도 한국 여성과 참 비슷합니다.

지금은 시중에서 만나는 제품들도 전문가용 못지않은 성분 배합이나 전문성을 갖고 있습니다. 결국 에스테틱, 홈에스테틱이 뷰티의 키워드가 되었습니다. 에스테틱은 전문성을 의미하기 때문에 홈쇼핑 채널에서도, 방송 프로그램에서도, 시판 화장품에서도 에스테틱의 의미를 전달하려고 애쓰는 것입니다.

가정으로 들어온 **#전문성**, 개인에게로 옮겨진 전문성, 긍정적이면서도 불안한, 그리고 거부할 수 없는 시대의 흐름입니다. 단순한 뷰티는 이제 개인의 몫인 시대입니다. 일반적으로 소비자가 사용하는 모든 화장품은 광고나 홍보를 통해 소비자가 직접 선택합니다. 하지만 전문가용 화장품은 다릅니다.

스킨케어나 테라피가 동반되는 전문가용 화장품을 **#프로페셔널** 제품이라고 합니다. 이 경우는 반드시 전문가의 개입이 필요합니다. 즉 전문가는 프로페셔널 화장품을 사용하여 스킨케어나 테라피를 하는 사람들을 말합니다.

그렇다면 일반적인 화장품을 사서 집에서 사용할 경우에, 전문가는 누구여야 할까요? 바로 여러분입니다. 내가 전문가가 되어야 피부를 아름답게 가꿀 수 있겠지요? 그래서 지금부터 전문가가 되기 위한 최소한의 화장품 상식을 펼쳐보도록 하겠습니다.

내 아름다움을 경영하라

21세기의 화장품은 이제 더이상 화장품이라는 말로 표현하기에 적합하지 않습니다. 아무리 유해 성분이 피부에 독이 되고 피부를 망가뜨린다 해도, 그럴수록 더 화장품에 중독되는 패러독스를 보이고 있습니다. 여성들만의 문제가 아닙니다. 남성들도 은근히 화장품에 관심이 높습니다. 아직은 안티에이징보다는 메이크업 제품(가리고 보완하는)에 더 관심을 보이지만, 남성들의 화장품 사랑은 점점 강해지고 있습니다.

화장품의 기본적인 기능은 피부를 대체하고 보호하는 것이었습니다. 그런데 최근에는 미용의학의 발달과 의사들의 화장품 개발 참여로 인해, 말 그대로 대체의학품이 되어가고 있습니다. 이제 '피부는 흡수기관이 아니다'라는 말도 빛바랜 잔소리에 불과합니다. 그렇다면 이렇게 중요한 화장품의 역할과 포지셔닝을 받아들이고 살아갈 수밖에 없는 것이겠지요.

100세 시대를 살면서 피부 노화를 지연시키기 위해 아무 노력도 하지 않겠다고 다짐한 것이 아니라면, 차라리 정면대결을 하는 것이 맞습니다. 즉 피부 생리와 화장품에 대해 잘 알아야 합니다. 무엇보다 나의 피부에 대해 잘 알고, 전문가의 조언을 구하면서 안티에이징 매니지먼트를 하는 것이 필요합니다. 안티에이징은 결국 웰에이징을 의미합니다. #지속가능한 에이징 #매니지먼트가 필요한 것입니다. 미용도 결국은 경영입니다.

그러나 절대 간과해서는 안 되는 사실이 있습니다. 화장품이 아무리 발전하고 과학적으로 진보한다 해도 사람의 피부가 가지고 있는 메커니즘인 배출기관으로서의 역할, 보호기관으로서의 역할은 달라지지 않는다는 불변의 원칙입니다. 피부관리에 있어서도 주객전도는 무척 위험한 일입니다.

Beauty

02 클렌징의 정석

클렌징과 클리닝의 차이

　아침에 일어나 '피부야, 잘 잤니?'라고 인사할 수 있는 사람이라면 피부에 큰 문제가 없는 것입니다. 하지만 그렇지 못한 분이 많을 것입니다. 턱 밑에 보이는 몇 개의 뾰루지, 윤기는커녕 푸석푸석 혹은 팅팅 부어 있는 눈꺼풀, 총체적으로 피부에 문제가 많으신 분들이 갖는 아침 피부의 모습입니다. 클렌징을 시작으로 일반적으로 아침부터 밤까지 사용하는 기초화장품에 대해 이야기해보도록 하겠습니다.

　우선, 클렌징의 선택입니다. 화장품을 사용하지 않고 콩기름을 바르며 살 수는 없는 시대이니 기왕이면 '잘 사용하는 방법'에 중점을 두어 설명하도록 하겠습니다.

　'화장은 하는 것보다 지우는 것이 중요하다.' 유명한 광고 카피입니다.

맞는 말이긴 한데, 전문가 입장에서는 100점을 주기 어렵습니다. 클렌징은 중요하지만 역시 '과유불급'의 진리가 적용됩니다. 예전에 어떤 교수님이 클렌징과 클리닝의 차이를 말씀하신 것이 기억납니다.

클리닝과는 달리, 클렌징의 본질은 피부를 마모시키지 않아야 한다는 것입니다. 무척 공감이 가는 표현이었습니다. 클리닝은 무조건 깨끗하기만 하면 되지만, 클렌징은 피부가 마모되지 않는 수준에서 멈춰야 합니다. 그것이 피부를 아침저녁으로 세안해야 하는 우리에게 가장 중요한 포인트가 될 것입니다.

그리고 클렌징 제품은 화장대 위가 아닌 욕실에 두는 것이 좋습니다. 그래야 클렌징 시간을 줄일 수 있으니까요. 클렌징에 너무 긴 시간을 투자할 필요는 없습니다. 화장을 진하게 했을 경우는 두 번, 가벼운 화장을 했다면 한 번, 꼼꼼하게 하면 되는데 시간은 약 3~5분 정도로 잡는 것이 좋습니다. 욕실에서 거울을 보며 자신을 사랑하는 마음으로 하세요.

오전 클렌징에 대한 오해

아침에는 무조건 부드러운 클렌징이 좋습니다. 밤사이에 모공에서 많은 것이 나오기 때문이지요. 밤에 자정작용을 하는 피부 때문에, 눈에 보이지는 않지만 피부엔 불순물이 많습니다. 물로만 세안을 하거나 비누 세안을 할 경우, 지질이 잘 씻겨 나가지 않아 화이트헤드의 원인이 될 수 있습니다.

물이 씻어낼 수 있는 성분은 제한되어 있습니다. 철분이 많은 수돗물로 물 세안만 한다면 아무리 건성피부라 해도 문제가 될 수 있습니다. 오전에는 웬만하면 밀크 타입 클렌징을 하는 것이 부드럽고 좋지요. 밀크 타입 클렌저가 없다면, 로션을 듬뿍 바르고 약간의 오일을 섞어 클렌징을 해도 됩니다. 오전 클렌징은 정말 중요합니다. 건성피부는 물 세안만 하라? 글쎄요, 맞는 말일까요? 각자 피부에 맞는 마일드한 클렌징을 선택하면 됩니다.

프랑스 여인들이 아침 세안을 하는 방식

유럽, 특히 프랑스는 물에 석회질이 많아 식수로 적당하지 않습니다. 석회질은 분자 크기가 커서 림프절을 통과하지 못합니다. 림프절을 막아버리기 때문에 더 위험한 것이지요. 프랑스 할머니들의 코끼리 다리를 생각해보세요. 물 때문입니다. 프랑스인들이 와인을 즐겨 마시는 것도 순환에 도움이 되기 때문입니다. 독일인들이 맥주를 즐기는 것 역시 석회질이 많은 식수 때문입니다.

이렇게 석회 성분이 많은 물로 세안을 하면 피부가 거칠거칠해지고 갈라지는 느낌이 듭니다. 그들이 물 세안을 좋아할 리가 없지요. 과거에는 물로 씻어내는 폼클렌징 같은 제품이 없었기 때문에 더 그렇습니다.

프랑스 여성들은 밀크 타입의 클렌저로 1차 클렌징을 하고, 화장솜에 클렌징 토너를 묻혀 2차 클렌징을 합니다. 이렇게 하면 대체로 세안이 끝납니다. 프랑스 여성들이 이런 세안을 하고도 괜찮은 이유는 클렌징 밀크에 있습니다. 클렌징 밀크가 일반 밀크로션과 비교했을 때 그다지 다르지 않다는 이야기지요.

그 비밀은 계면활성제에 있는데, 계면활성제의 종류가 매우 다양하다는 사실을 먼저 알아야 합니다. 일반 로션이나 크림에 들어 있는 계면활성제는 '비이온 계면활성제'입니다. 이 성분이 들어 있는 클렌징 밀크를 쓴다면, 굳이 물로 씻어내지 않더라도 피부에 자극이 없습니다.

그렇다면 클렌징 밀크가 없을 경우에는 어떻게 해야 할까요? 가지고 있는 로션에 토너나 오일을 듬뿍 섞어서 세안하는 방법이 있습니다. 그 정도로 클렌징 밀크는 크게 문제가 되는 세안제가 아니라는 것입니다. 오전에 이런 세안을 하고 나면 피부결이 정리되고 편안하게 다음 단계로 넘어갈 수가 있지요.

꼼꼼함이 요구되는 저녁 클렌징

화장을 하거나 선크림을 바르는 낮 시간의 특성상, 저녁 클렌징은 확실히 꼼꼼함을 요구합니다. 꼼꼼하다는 것이 절대 과도한 클렌징을 의미하는 것은 아닙니다. 비누나 폼클렌징을 제외하고, 자신의 피부에 맞는 제품을 선택해 두 번 정도 클렌징해주는 것을 권합니다.

1. 크림/로션 타입(밀크)

크림 타입과 로션 타입, 예전에는 구분이 있었으나 제형이 조금 묽고 진하다는 것 외에는 큰 차이가 없습니다. 과거에는 물로 씻어내는 타입이 없었으나 요즈음은 편의성 때문에 물로 씻어내는 wash off 타입이 대부분입니다. 심한 지성피부를 제외하고는 모두 사용할 수 있습니다. 오전에는 로션 타입, 저녁에는 크림 타입을 권합니다.

다만, 유럽 제품을 선택할 때 주의할 것이 있습니다. 유럽산 토너를 보면 거의 로션토닉^(lotion tonique)이라 적혀 있을 것입니다. 유럽의 경우, 로션은^(Lotion)은 워터 타입을 의미합니다. 우리나라에서 로션이라 부르는 제형은 밀크나 에멀전^(emulsion)으로 통용됩니다.

2. 워터 타입

과거의 워터 타입 클렌징은 한마디로 복불복이었습니다. 클렌징 기능이 아주 강하거나 아주 약하거나, 둘 중 하나였기 때문입니다.

그런데 요즈음은 유럽 제품에서 #미셀라_워터^(micella_water)를 자주 보게 됩니다. 기본적인 피부결 정리인 클렌징 기능과 토너를 하나로 만든 제품입니다. 미셀라는 친수성^(親水性)과 친유성^(親油性) 물질을 함께 가지고 있는 것이 특징입니다. 피부에 닿았을 때 입자가 깨지면서 친유성 분자가 피부의 유분과 노폐물을 끌어당겨 씻어내고, 친수성을 띠는 분자는 피부를 보습합니다.

이러한 두 가지 특성 덕분에 유성 성분을 쉽게 지워낼 수 있고 따로 물세안이 필요치 않습니다. 피부가 민감할 때나 귀찮을 때, 혹은 아침 세안용으로 나쁘지 않습니다. 일반적인 클렌징 워터와 미셀라 클렌징 워터는 사용감에서 차이가 납니다. 미셀라 클렌징 워터는 세안 후 피부가 뻣뻣해지지 않습니다.

워터 타입은 오전 클렌징에 권합니다. 물로만 세안하라는 충고는 100점짜리가 아닙니다. 물은 지성 성분을 닦아낼 수 없으므로 밤사이 피부에서 나온 피지나 노폐물을 제거할 수 없습니다. 미셀라 워터는 워터 타입 클렌징의 차세대 버전이라 할 수 있습니다.

3. 오일 타입

오일이 함유된 화장품은 물론 피지까지 #오일투오일oil-to-oil 이론에 의해 흡착해 닦아내는 클렌저를 말합니다. 쉽게 말해 기름을 기름으로 닦아내는 것이지요. 저는 개인적으로 계면활성제가 없는 오일이 가장 안전한 클렌징이라고 생각합니다.

하지만 클래식한 오일, 즉 물로 씻을 수 없는 오일은 핫 타월을 사용해야 하는 등의 번거로움이 있는 것이 사실입니다. 최근에는 물로 씻어내는 오일 클렌저도 나왔지만 완전한 오일 타입이라 보기는 어렵습니다.

오일 클렌저는 모공의 딥클렌징이 가능하므로 적절한 시간(3분 이상) 잘 사용할 경우 모공 청소가 가능합니다. 건성피부는 오일 클렌저를 사용하면 오히려 오일을 빼앗긴다는 이론도 있습니다. 하지만 실제로는 유분막이 피부를 잡아주어 그다지 문제가 되지 않습니다. 건성피부라 할지라도 일주일에 한두 번은 오일 타입 클렌저를 사용하는 것이 나쁘지 않습니다. 건성피부에게 오일 타입 클렌저는 가끔씩 모공을 청소하는 딥클렌징용입니다.

4. 젤 타입

가벼운 클렌징으로는 나쁘지 않지만 피부가 건조해질 수 있습니다. 아무래도 젤이라는 제형의 문제 때문입니다. 거품이 없는 폼클렌징으로 이해하면 됩니다. 지성 여드름 피부를 가진 사람들은 산뜻한 느낌 때문에 젤 타입 클렌저를 좋아할 수 있습니다. 피부에 젤을 직접 접촉시키지 말고 손에서 충분히 녹인 다음 사용하는 것이 포인트입니다.

5. 무스 타입

밀크나 에멀전 타입의 제품을 무스 용기에 담았다고 보면 됩니다. 미세한 거품이 생성되도록 만들어진 특수한 용기를 사용해, 밀크나 에멀전 타입을 무스 타입으로 바꾸는 것이므로 거품을 잘 활용하는 것이 중요합니다.

보통 무스 타입의 클렌징은 극민감성 피부, 필링을 했거나 번burn이 있는 피부, 여드름이 너무 심하거나 극도의 건조한 피부에 권합니다. 손으로 문지르지 말라는 뜻이지요. 미세한 거품 입자가 피부에 작용하는 무스 타입 클렌저를 사용하면서, 손으로 꾹꾹 눌러 문지르는 방법을 쓴다면 아무 소용이 없습니다.

얼굴에 무스의 거품을 얹어놓고 손이 피부에 닿지 않게 살살 마사지하며 사용하는 것이 포인트입니다. 무스 타입은 반드시 용기를 확인해야 된다는 점도 잊지 마세요.

6. 티슈 타입

정말 부득이한 경우에만 사용해야 되겠지요? 여행지에서, 혹은 매우 피곤한 저녁에, 물로 씻을 수 없는 그런 상황이 아니라면 거칠게 닦아내는 피부 자극을 굳이 자초할 필요가 없을 것 같습니다. 그럼에도 사용해야 한다면 클렌징 티슈에 평소 사용하는 로션을 약간 덜어 살살 문질러 닦아내기 바랍니다. 오로지 메이크업을 닦을 때만 사용하고, 이후에는 화장솜에 토너를 충분히 적셔 다시 한 번 정리해주어야 합니다. 각질층도 스크래치가 생길 수 있으니 부드러운 클렌저가 정답입니다.

> **Focus-on**

💧 토너toner 란 무엇일까?

토너라는 말은 무엇인가를 맞추어준다는 의미입니다. 피부결을 맞추고, 산도를 맞추고, 수분도를 맞추는 것으로 이해하면 될 것 같습니다. 클렌징 후에 알칼리화 된 피부의 산도를 중화시키고, 거칠어진 결을 정리하고, 미처 덜 닦인 클렌징 잔여물을 닦아내고, 수분을 맞추어줍니다. 보통 각질이 잘 젖어 있을 때 그다음 단계의 스킨케어가 훨씬 수월합니다.

수분이 거의 없는 각질층 아래로 어떤 성분이든 침투시키기 위해서는, 일단 각질층이 수분을 머금어야 합니다. 그래야 흡수력이 더 좋아지는 것입니다. 스파에서는 뷰티테라피의 각 단계마다 진정과 닦아내는 목적 외에 다음 단계의 기능을 활성화하기 위해 토너를 사용합니다.

요즘 유럽 스파 전문 브랜드에서 사용하는 토너 제품에는 로즈, 하마멜리스, 모자반 등의 꽃 추출물 원료가 들어간 경우가 많습니다. 또한 좀 더 기능적이고 스프레이 전용으로 많이 나오는데 수분을 저분자로 만들어 각질층의 흡수를 극대화하려는 노력의 일환입니다.

계면활성제는 피부장벽을 손상시킨다

타일 공들이 타일을 붙일 때 자세히 살펴본 적이 있으신가요? 벽돌을 쌓을 때도 마찬가지입니다. 타일과 타일 사이, 벽돌과 벽돌 사이 매질이 들어가게 됩니다. 피부에서 이 매질에 해당하는 것이 각질 사이사이를 채워주는 #세라마이드입니다.

세라마이드는 본드의 역할을 하면서도 보습도를 결정하는 중요한 성분입니다. 세라마이드는 #스핑고지질의 기본 단위입니다. 세포 활성화에 지대한 역할을 하는 스핑고지질은 특이한 성질을 갖고 있습니다. 기름기와 글리세롤(당)기가 함께 있어 분명히 기름이지만, 물과 함께 존재하기 때문입니다. 타일도 오래되면 매질이 떨어져 나가거나 갈라집니다. 스핑고지 질 역시 탄탄하게 각질 사이를 메우고 있다가 각질을 피부에서 떨어져 나가게 할 때는 그 힘이 사라집니다.

세라마이드는 SOS 성분이라고 이해하면 됩니다. 실제로 세라마이드가 비싼 성분이기도 하고 들어가는 양에 따라 화장품의 제형이 달라지기도 합니다. 세라마이드 성분이 들어 있는 데이크림을 바르면 선크림을 많이 사용하지 않아도 될 만큼 탄탄하고 쫀쫀하게 피부를 지켜줍니다. 피부에 침투하는 성분, 그 어떤 것보다도 세라마이드가 중요합니다.

그런데 이렇게 중요한 세라마이드 성분을 자꾸 약하게 만드는 것이 계면활성제입니다. 계면활성제가 이 지질을 망가뜨리고 녹여내어 피부가 거칠어지는 것입니다. 예전에 많이 사용하던 폼클렌징류에는 계면활성제가 다량 들어 있어서 뽀드득 소리가 날만큼 피부를 갈아냅니다. 당연히 보습도는 떨어지고 피부가 거칠어지며 여러 가지 문제가 생길 확률을 높이게 되는 것이지요. 이것이 좋은 클렌징 제품을 선택해야 하는 또 하나의 이유입니다.

프랑스 영화 속의 목욕 장면

대학 시절 프랑스 문화원을 줄창 다니며 영화란 영화는 다 보았습니다. 그런데 프랑스 영화 속의 목욕 장면은 늘 이상했습니다. 여성들이 욕조에서 거품 목욕을 하고는 물로 씻지 않고 바로 배스가운을 입고 나오는 것입니다. '아니 도대체 왜 저러는 거지? 그렇게 씻기가 싫은가? 베르사유 궁전에 화장실이 없어 향수가 유행했다더니 진짜 특이하네.'

프랑스에 가서 살아보고 나서야 알게 된 사실, 물이 너무 좋지 않다는 것이었습니다. 세안을 하고 나면 피부가 매우 불편합니다. 뭔가를 하지 않으면 안 될 것 같아, 결국 화장솜을 집어 들고 토너를 듬뿍 적셔 석회질 성분을 닦아내게 됩니다.

또 하나 재미있는 사실이 있습니다. 우리나라 드라마나 영화에서 여배우들이 화장품을 얼굴에 문지르거나 토너를 손바닥으로 탁탁 치면서 얼굴을 두드리는 장면을 자주 봅니다. 그런데 프랑스 여인들은 토너를 그렇게 사용하지 않습니다. 클렌징의 연속으로 닦아내는 목적이 더 강합니다. 이런 세안 문화의 차이는 모두 물에서 유래합니다. 세안과 목욕에 적합한 물이 풍부한 우리나라에 태어난 것을 감사해야 합니다.

미국이나 캐나다인들에 비해 유럽 사람들이 기적의 샘물, **#스파**spa에 더 큰 가치를 두는 것도 그 때문입니다. 경수(센물)가 많다 보니 좋은 물을 '기적'이라고까지 생각했던 것이지요. 반면 우리나라는 물의 질이 좋고 풍부하므로 물 세안을 많이 하고 물을 흔하게 씁니다. 목욕 문화도 정말 대중적으로 발달해 있습니다. 그래서 스파라는 문화가 자리 잡기가 무척 힘들었습니다.

Beauty

03   기초화장품부터 선크림까지

기초화장품은 타이밍이 중요하다

기초화장품은 청결을 위한 세안 화장품과 안티에이징을 위한 화장품, 메이크업(보정 보완)을 위한 화장품으로 크게 구분할 수 있습니다. 여기서 메이크업은 색조화장품을 이야기하는 것이 아닙니다. 그럼 구분해서 정리해보도록 할까요?

1. **토일렛**Toilette

세안용 화장품을 프랑스에서는 이렇게 부릅니다. 클렌징, 토너, 딥클렌징 제품 정도가 여기에 속하겠지요. 씻어내는 마스크류도 포함시키는 것이 좋습니다. 모두 욕실에 두고 사용하는 제품군이지요. 즉 사용하는 시간과 장소 모두 욕실toilette입니다.

오전에 화장 직전, 그러니까 외출 직전에 욕실에서 보습 마스크까지 끝내고 나오면 됩니다. 각질층을 순간적으로 보습시켜 화장을 잘 먹게 하는 좋은 방법입니다. 머드 마스크류는 저녁에 사용하는 것이 좋습니다.

2. 안티에이징(리쥬브네이팅, 리제너레이션)

다양한 세럼, 에센스, 앰플, 나이트용 크림류들이 여기에 속합니다. 바르고 자는 오버나이트over night 마스크류도 여기에 해당됩니다. AHA, BHA, 비타민C, 비타민A 같은 필링 기능, 미백 기능, 재생 기능이 있는 제품은 모두 안티에이징과 리쥬브네이팅을 위한 제품입니다. 모두 나이트용이지요.

그런데 안티에이징을 목적으로 하는 화장품은 무겁지 않고 가벼운 제형이어야 합니다. 밤에는 오히려 화장품 흡수가 더 어렵기 때문입니다. 밤사이 배출을 하는 피부 특성상, 간편하면서도 경피 흡수가 용이하도록 만들어진 단 하나의 제품이면 좋습니다. 오히려 세럼 몇 방울이면 충분한 것이 밤의 피부입니다.

3. 보정·보완, 보호용 제품

대체로 오전에 바르는 제품군이 여기에 속합니다. 우선 오전용 수분 에센스, 세럼, 수분크림, 지질이 풍부한 크림류, CC크림, BB크림, 각종 프라이머 제품들, 메이크업베이스, 선크림 등 스킨 보정 제품군이 모두 여기에 포함됩니다. 컬러로는 흰색(자외선 차단용입니다), 베이지색, 핑크색, 푸른색이 데이타임용으로 적당합니다.

이렇게 화장품을 분류하는 것은 제품을 사용하는 시간을 매우 중요하게 생각해야 한다는 관점 때문입니다. 즉 오전에는 세안 후에 반드시 보습 및 보호를 하고, 색조화장품을 바르기 전에도 철저히 피부를 보호, 보완하라는 의미입니다.

저녁에는 반드시 세안하고, 주 1회 정도의 딥클렌징, 주 1회 정도의 마스크(팩), 그리고 밤사이에 여러 가지 기능을 할 수 있는 가벼운 제형의 리제너레이팅 세럼이나 크림류를 바르거나 재생(필링) 기능이 있는 크림 마스크(오버나이트) 등을 사용하면 됩니다.

화장품을 사용하는 방법도 중요하지만, 사용하는 시간이 더욱 중요하다는 것을 잊어서는 안 됩니다. 아침에 딥클렌징을 하거나, 미백이나 필링 기능이 있는 재생 제품을 바르는 것은 #스킨케어의_반칙이기 때문입니다.

낮과 밤을 구분하는 것은 피부 생리를 이해하는 스킨케어의 기본입니다. 즉 낮에는 보호, 저녁에는 재생, 이 원칙을 준수해야 합니다.

▶ Focus-on ◀

 1일 1팩의 뷰티 트렌드, 시트 마스크

대한민국의 시트 마스크는 이제 전 세계로 뻗어나가 마스크계의 시그니처가 되었습니다. 시트 마스크의 소재는 부직포, 면, 하이드로겔, 바이오 셀룰로오스 등으로 다양한데, 최근에 가장 각광 받는 소재는 셀룰로오스입니다.

사실 시트 마스크의 소재보다 중요한 것은 기본이 되는 '액상 보습제'입니다. 최초의 시트 마스크가 글리세린을 보습제로 사용했다면, 요즈음은 히알루론산, 감마 PGA, 해양 콜라겐, 베타글루칸 등 고급 보습제로 만들어집니다. 대체로 분자가 큰 성분들이어서 겨울에는 보습제로 아주 좋지만, 모공이 열려 있는 여름철에는 조금

부담스러울 수 있습니다. 습도가 매우 중요하기 때문에 한여름 습한 곳, 즉 찜질방 등에서는 사용하지 않는 것이 좋습니다.

겨울철이라면 1일 1팩이 문제될 것이 없습니다만 그것도 피부 상태에 따라 적용해야 합니다. 만약 젊은 피부라면 마스크 후에 세럼, 크림 등을 과도하게 바르는 것은 지나친 케어라 봐야 합니다.

자외선A, B, C의 정체

#SPF에 대한 논란은 여전합니다. SPF Sun Protect Factor에 대한 기준은 모호하고 심지어 실험을 하기도 정말 어려운 부분이지 않을까 생각합니다. SPF 지수를 올리는 것이 경쟁이 되다 보니, SPF 100 제품까지 나왔습니다. 그렇다면 SPF가 무엇인지부터 자세히 알아야 되겠죠? FDA에서는 SPF 30 이상은 표기하지 말라는 가이드라인을 가지고 있습니다. 왜일까요?

SPF는 자외선B에 노출된 피부가 '얼마 만에 번burn이 일어나느냐'를 기준으로 만들어진 지수입니다. 그러므로 번에 대한 위험이 상대적으로 높은 서양인, 즉 백인들을 위해 만들어졌다 해도 과언이 아닙니다. 동양인의 경우 번burn보다는 색소침착pigmentation이 더 많이 생깁니다. 그래서 언제부터인가 SPF와 함께 동양인을 위해 PA(자외선A) 지수를 표기하기 시작했습니다.

정리를 해보면 자외선B는 번Burn을 유발하고, 자외선A는 태닝을 유발하니 이 두 자외선을 모두 차단해야 합니다. 그런데 자외선 자체를 차단하기가 쉽지 않고, 또 완벽하게 차단해도 안 됩니다. 자외선과 가시광선 그리고 적외선에 대해서도 정리가 필요하겠지요?

자외선UV, Ultra Violet이 무엇인지는 영어로 표현하면 더 확실해집니다. '울트라 바이올렛'이란 우리가 무지개를 통해 볼 수 있는 '빨주노초파남보'의 가시광선 중 보라색 바깥쪽에 있는 광선을 의미합니다.

광선의 길이로 보면 보라색이 가장 짧고 빨간색이 가장 깁니다. 보라색보다 짧은 광선이 자외선이고, 빨간 색보다 긴 광선이 치료 목적으로 사용되는 적외선입니다.

이 개념을 사람 몸의 차크라에 대입하면 더 재미있습니다. 사람의 두정부 차크라 색깔은 보라색, 얼굴 차크라는 남색, 목은 파랑색, 가슴은 초록색, 복부는 노란색과 주황색, 그리고 단전 아래쪽은 빨간색입니다. 즉 아래부터 위로 올라가면서 빨주노초파남보 무지개가 펼쳐진 것이 인체라 할 수 있습니다.

자외선에 대한 궁금증을 풀려면 '가시광선이 어디까지 침투될까?'를 먼저 생각해봐야 답을 얻을 수 있습니다. 결론적으로 긴 광선일수록 깊이 침투하지만 그 힘은 약하고, 짧은 광선일수록 깊이 침투하지 못하지만 그 힘은 매우 강합니다.

자외선은 7가지 색깔 중 가장 길이가 짧은 보라색 바깥에 있으므로(그래서 울트라 바이올렛입니다) 피부 밑으로 깊이 침투하기 어렵습니다. 피부의 두께가 워낙 얇으니 거의 침투하지 않는다고 해도 과언이 아닌데, 왜 자외선이 우리의 표피와 진피에 문제를 일으키는 걸까요?

자외선A는 진피까지 침투하여 면역반응을 유도합니다. 우리의 몸이 자외선을 위험한 것으로 간주해 멜라노사이트(멜라닌 생성 세포)가 작동하는 것이지요. 즉 멜라닌이 만들어져 오징어 먹물처럼 피부를 보호하게 되는 것입니다. 일종의 '알람'입니다.

이 경고 신호를 역이용하여 주구장창 태닝을 하고 너무 오래 자외선을 쬐면, 피부는 거칠어지고 피부 표면의 수분을 다 잃게 됩니다. 너무 열이 올라 내부까지도 바싹 마르게 되는 것입니다.

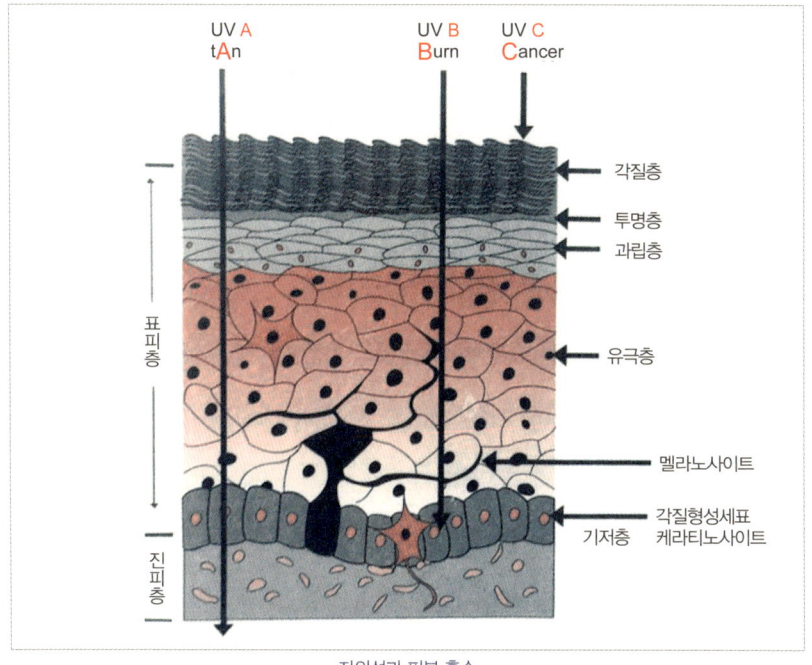

자외선과 피부 흡수

자외선B는 그보다 더 적극적으로 면역반응을 유도합니다. 자외선A보다 길이가 짧기 때문에 좀 더 강력한 알람을 울리는 것입니다. 붉게 반점이 생기고 심한 따가움을 느끼게 됩니다. 자외선B는 72시간 동안 피부에 머물면서 지속적으로 강력한 통증을 일으킵니다.

이때 우리가 할 것은 아무것도 없습니다. 감자팩, 오이팩, 다 소용 없습니다. 다만 수분이 날아가지 않도록 해주는 특수한 보습제인 #애프터_선케어after_suncare 제품을 잘 발라서 조금이라도 수분을 유지하는 것뿐입니다. 이럴 땐 #시어버터shea butter 같은 질 좋은 지질이 가장 좋습니다.

번burn이 일어났다는 것은 자외선에 노출되면 안 되는 피부이니 15분 이상 노출하지 말라는 이야기입니다. 그런데 어디 사람들이 그 '알람'에 신경을 쓰나요? 지속적으로 노출하여 빈번히 번을 유발합니다. 이때는 찌그러들고 붉어지고 수분을 잃은 세포(burn cell이라고 합니다)가 빨리 자살하기만을 기다려야 합니다. 그래야 새로운 세포가 태어날 수 있으니까요. 세포의 #자살apoptosis은 또 하나의 면역반응입니다.

번을 입은 피부는 72시간 정도 염증 반응에 시달리다가 갑자기 껍질이 벗겨지는 상태가 됩니다. 세포의 자살이 이루어진 것입니다. 이때 상황이 종료되는데, 만일 자살하지 못한 세포가 남아 있으면 색소침착이 생기게 되고 심하면 흑색종 같은 암이 발생할 수도 있습니다.

그렇다면 길이가 가장 짧은 자외선C는 어떨까요? 그야말로 시한폭탄입니다. 그래서 지구의 오존층이 막아주어 피부에 해를 입히지 않도록 하는 것입니다. 만일 자외선C에 영향을 받게 되면 피부암은 피할 수 없는 일입니다.

그렇다면 자외선A나 B는 피부암을 유발하지 않을까요? 과유불급, 과하면 모두 피부에 암을 유발할 수 있습니다. 다시 말하면 자외선A, B, C는 우리가 편의상 나누어 놓았을 뿐 세트플레이를 한다고 이해해야 합니다. 서로가 서로를 촉발하면서 다양하게 알람을 울리고, 알람에도 불구하고 지속적으로 자외선을 과하게 쬐면 결국 병증을 유발하는 것입니다.

자외선 차단제는 필수일까?

그렇다면 바닷가에서 수영을 하거나 논이나 밭에서 하루 종일 자외선을 맞아야 하는 상황이 된다면 어떻게 해야 할까요? 그래서 필요한 것이 자외선 차단제, 혹은 자외선 흡수제입니다. 그러므로 생활 광선을 피한다고 집안에서도 자외선 차단제를 바르고 무리하게 피부를 보호하려 애쓸 필요는 없습니다. 생활 광선도 차단해야 한다는 광고는 그저 광고일 뿐입니다. 흔히 사용하는 로션만 써도 그 정도는 차단이 됩니다.

언제부터인가 화장품 회사들이 지수가 높은 자외선 차단제를 내놓으면서 자외선을 차단하지 않으면 인생이 끝나는 것처럼 마케팅을 하고 있습니다. 하지만 자외선 차단을 중요시 하는 미국인들도 필링이나 시술을 했을 때, 혹은 한여름을 제외하고는 선크림을 일상적으로 사용하지 않습니다. 유럽인들은 말할 것도 없습니다. 피부에 따라 꼭 필요하지 않을 수도 있는 화장품이 바로 자외선 차단제입니다. 이상하게도 우리나라에서는 자외선 차단제가 필수품으로 인식되고 있습니다.

밖에서 자외선을 받으며 일을 하는 직업을 가졌거나 바닷가에 가서 일광욕을 해야 하거나 그 밖에 자외선으로부터 피부를 지켜야 할 만큼 큰 이유가 있지 않은 이상, 여성들이라면 일반적인 메이크업만으로도 충분히 일상생활에서의 자외선 차단을 하고 있는 것입니다. 단 각질의 양이 적은 사람, 어린아이, 임신부, 폐경기 여성, 운전이 직업인 분들은 예외입니다.

오히려 자외선 차단제는 남성들에게 더 필요한 제품이라 할 수 있습니다. 화장을 하지 않는 남성들은 자외선으로부터 무방비 상태이기 때문입니다. 물론 피지가 많은 피부라면 피지가 자외선 필터의 역할을 해주니 괜찮습니다. 하지만 여드름이 심한 피부여서 각질을 용해하는 전문 제품을 쓰고 있거나 직업적으로 계속 운동이나 운전을 하는 경우에는 자외선 차단제를 사용해야 합니다.

　스킨과 로션에 자외선 차단제까지 발라야 하니 부담스럽다고 말하는 남성들이 많습니다. 사실 자외선 차단제를 보습 기능이 뛰어난 에센스나 크림 후에 사용할 경우, 차단 기능이 떨어집니다. 그래서 단독으로 사용하는 것이 기능면에서는 더 좋은 방법입니다. 자외선 차단제 자체가 데이크림의 역할도 하므로, 자외선 차단제만 바르고 외출해도 된다고 여성들이 조언해주면 좋겠습니다.

자외선 차단제는 돌가루?

　자외선을 가장 적절히 차단하는 성분은 돌가루입니다. 돌가루라고 표현하는 이유는 모든 가루가 기본적으로 자연에서 왔기 때문입니다.

　진주 파우더를 예로 들어보겠습니다. 진주 파우더는 미백 기능을 한다고 알려진 성분입니다. 그런데 미백이 피부를 하얗게 한다는 의미라면 이는 잘못된 말입니다. 진주 가루처럼 곱게 빻아놓은 가루들은 화장품의 흰색을 내게 하거나, 각질을 대신해 자외선을 난반사시키는 기능을 합니다. 뭐 그렇게 되면 피부가 타지 않을 테니 간접적으로는 미백에 기여한다고도 할 수 있습니다.

　하지만 돌가루 자체가 미백을 한다는 것은 틀린 얘깁니다. 이런 성분들은 주로 백탁 현상을 유발하거나 방어막을 쳐서 자외선을 난반사시킵니다. 주로 자외선A를 차단하는 PA 성분들이 그렇습니다. 두껍게 바르면 바를수록 더 효과가 있습니다. 각질이 두꺼워지는 것과 마찬가지이니 당연한 결과이겠지요.

지독한 악건성 피부를 제외하고는 백탁 현상을 만드는 선크림을 사용하는 것이 안전합니다. 하지만 이런 종류의 선크림에는 성분이 무거운 것들이 많다는 것이 문제입니다. 무거운 성분은 모공을 누르게 되어 결과적으로 모공이 커질 수 있으니 꼼꼼한 클렌징이 필수입니다. 아이들에게 자외선 차단제를 많이 발라주었다면 부드러운 클렌징은 필수입니다.

자외선 차단제의 제형이 무겁고 불편하다는 점 때문에, 화장품 회사들이 앞 다투어 가볍고 흡수가 잘 되는 제형의 제품을 개발하려고 노력합니다. 하지만 안전으로만 본다면 위험한 발상일 수 있습니다. 자외선 차단제에 광범위하게 들어 있는 알루미늄 성분이 피부에 누적되면 위험할 수 있다는 보고가 이미 오래 전에 나왔기 때문입니다. 혈관으로 침투할 경우, 치매와 같은 문제도 일으킬 수 있습니다. 무엇이든 안전한 것이 최선입니다.

Beauty

04 미래의 화장품은 어디로 갈까?

취향의 시대, 화장품의 선택

Taste trumps Trend. Not Trend but Taste.

트렌드를 논하는 시대는 갔습니다. 우리 시대는 본격적인 **#취향의_시대**입니다. 화장품은 그 태생부터 취향과 관계가 깊은 소비 품목입니다. 요즈음의 브랜드 선호도를 보면 더욱 그러합니다. 90년대에는 선택할 수 있는 화장품 브랜드가 많지 않았습니다. 우리가 흔히 알고 있는 빅 브랜드가 열 손가락 안에 들 정도였으니까요.

그 옛날 그 시절에는 고객들에게 "사용하는 화장품이 무엇일까요?"라고 물었을 때 라프레리와 시슬리 브랜드만 말할 정도였습니다. 외국 여행이 쉽지 않던 시절, 면세점에서 사오던 흔한 브랜드가 그 두 개였습니다.

또 다른 브랜드로는 오를란orlane이 있었습니다. 위의 두 브랜드에 비해

인지도는 떨어지지만, 파리 면세점에서 '모나코 공주가 좋아하는 화장품'으로 유명했던 제품입니다. 그때는 판매 사원이 권하고 유명한 사람이 쓴다고 하면 팔리던 시대였습니다.

수없는 브랜드가 공존하는 이 시대, 사람들이 화장품을 선택하는 취향은 무엇일까요? 트렌드는 결국 누군가가 시장을 주도하려고 만들어내는 흐름일 뿐입니다. 마케팅적 접근으로 매년 새로운 콘셉트의 화장품이 나오고 화려한 광고와 홍보로 소비자를 현혹하던 시대가 과거였다면, 지금의 화장품 시장은 개인의 취향이 더욱 강화된 SNS 홍보 시대의 화장품이라고 규정짓는 것이 맞을 듯합니다. 스몰 브랜드도 얼마든지 시장을 점유할 수 있는 시대인 것입니다.

개인의 취향이 존중되는 시대라는 것은 영향력이 있는 개인이 그 영향력으로 자신의 경험을 SNS에 올리고 또 그 **#영향력**을 이용한 세일즈와 홍보가 메이커의 홍보나 광고보다 중요한 시대라는 의미가 될 것입니다. 취향의 시대란 누군가의 사용 후기에 영향을 받아 나에게 어울리는 것을 선택하고, 영향력이 있는 사람이 세일즈를 하는 시대를 말합니다.

더모코스메틱과 코슈메디컬

'화장품 과학'이라는 말이 언제부턴가 트렌드가 되기 시작했습니다. 피부 과학, 화장품 과학, 이런 말들을 들으면 화장품을 선택할 때 조금 더 마음이 가게 마련이지요. 그래서 탄생한 화장품 트렌드가 **#더모코스메틱**입니다.

더모코스메틱은 더마톨로지(피부 과학)와 코스메틱(화장품)의 합성어입니다. 제가 정의를 내려 보겠습니다. 더모코스메틱이란 기존의 화장품보다 피부 과학적인 기능이 더 있어서 피부에 영향을 미칠 수 있는 화장품을 의미합니다. 미용의학적 접근이 된 화장품을 코슈메디컬(메디코스메틱)이라고 한다면 더모코스메틱은 좀 더 광의의 기능적 화장품이 되겠습니다.

더모코스메틱의 개념은 한동안 화장품 과학이라는 트렌드와 맞물려 화장품 역사의 한 페이지를 써왔습니다. 유효 성분을 깊숙이 더 효과적으로 피부에 전달할 수 있다는 의미인데, 그 진의와 상관없이 노화에 대한 두려움과 아름다움에 대한 욕구 그리고 예방의학의 시대적 상황과 맞물려 마케팅에 성공했다고 보입니다. 특히 영업의 활성화를 위하여 수많은 제약회사들이 앞 다투어 더모코스메틱 브랜드를 출시하고 있습니다. 마치 화장품을 의약품처럼 의지하게 되는 결과를 양산하고 있는 중입니다.

오일프리에서 워터프리로

화장품 트렌드의 변화에서 주목할 만한 것은 **#오일프리**oil_free에서 **#워터프리**water_free로의 변화입니다. 여기엔 매우 중요한 시사점이 있습니다. 피부 과학에 대한 상식과 함께 소비자가 똑똑해지고, 판매 채널이 다변화되면서 설득의 논리가 강해지기 시작했다는 증거입니다.

'기름진 것이 싫고 촉촉한 것이 좋다'는 이유로 수분크림이 유행하던 시절의 화장품은 워터water에 집중했습니다. 이제는 피부가 물을 한 방울도 흡수할 수 없다는 사실에 근거해 워터프리water free 화장품 이론이 나오기 시작했습니다. 사실 화장품은 물이 90퍼센트 이상이며 그 물이 단 한 방울도 피부에 들어가지 않는다는 점에서 볼 때 과장 광고나 홍보가 많았던 것이 사실입니다.

만일 물이 차지하는 비중이 줄어든다면 기능성 성분을 더 많이 담을 수 있고 그만큼 기능적인 화장품이 되는 것은 맞습니다. 기능성 성분을 10% 이상 담으려면 '워터인오일w/o, water in oil' 타입이어야 가능합니다. 물 비율이 높더라도 그 물이 액션action을 하기 위해 어떤 정보를 담고 있는 어떤 물인지가 중요한 시대입니다.

그렇다면 미래의 화장품 트렌드는 어떻게 변해갈까요? 이제 막 시작된 유전자 맞춤형 화장품으로 그 시대를 열어갈 것으로 보입니다. 게놈의 시대로부터 시작된 #유전자_맞춤_시대가 열렸습니다. 결국 취향이란 내게 딱 맞는 것을 찾고자 하는 사람들의 마음입니다. 그런 점에서 화장품처럼 매일 사용하고 피부에 직접 닿는 제품이야말로 나에게 가장 적합한 것을 골라야 할 것이라는 생각에 접근하기 쉽습니다. 물론 음식은 말할 것도 없습니다. 살면서 내게 맞는 음식만 먹을 수 있다면 가장 좋은 일일 것입니다.

슈퍼푸드를 먹고, 슈퍼코스메틱을 바르고

#항산화라는 개념이 화장품에 도입되면서, 먹을 수 있는 모든 성분이 화장품에 담기기 시작합니다. 아사이베리 등 슈퍼푸드나 표고버섯 같은 성분이 화장품에 들어가기 시작한 것은 이미 오래 전입니다. 사람들은 #슈퍼푸드를 먹고 #슈퍼코스메틱을 바릅니다. 그리고 그것이 본인의 유전자에 맞거나 체질에 맞는지를 알고자 합니다.

항노화 클리닉 역시 부유층 중심으로 빠르게 퍼지고 있습니다. 이미 유럽에서는 혈액검사를 통해 체질을 이해하고 그에 맞는 클리니컬 케어를 하는 에스테틱이 메디컬 스파와 함께 #통합_미용의학으로 발전하고 있습니다. #클리니스파clinispa라는 이름으로 성행 중입니다.

그럼 유전자 맞춤형이란 어떤 의미일까요? 피부의 세포 조직을 살짝 떼어 미래에 나에게 닥칠 피부 문제를 분석합니다. 미래에 닥칠 산화와 주름, 색소침착, 여드름 등의 유전 정보를 분석하여 그에 맞는 화장품을 예방 차원에서 쓰도록 권하는 것입니다.

이런 유전자 테스트의 특성상 음식의 경우 4상 체질이나 8체질, 인도 아유르베다의 체질 등을 적용합니다. 체질별 음식을 정확하게 제안함으로써 소수의 특별한 라이프스타일을 즐기는 그룹의 취향을 저격하는 시대입니다.

연령대로 보면 40대 이후부터 관심을 갖게 됩니다. 한번쯤 나를 삶의 주인으로 두고 여러 가지 생각을 하게 되는 나이입니다. 50대가 되면 건강 이외에 별 다른 관심이 없어집니다.

암 환자가 전 국민의 35% 정도라고 합니다. 이미 암은 우리 삶에 깊숙이 들어와, 함께 살아가야 할 질병이 되었습니다. 암에 한 번이라도 걸렸던 사람은 대부분 라이프스타일을 바꾸게 됩니다. 먹는 것, 입는 것, 바르는 것에 많은 지출을 하게 되지요. 엥겔지수가 상대적으로 높아짐은 물론 질 높은 삶에 대한 가치관이 바뀌게 됩니다. 나에게 맞는 것을 찾게 되는 것입니다.

암과 같은 질병은 인생의 스캔들입니다. 스캔들이라는 말의 어원은 '돌부리에 걸려 넘어지다'입니다. 인생을 살면서 돌부리에 걸려 넘어지는 여러 가지 상황이 있지만 건강의 문제를 겪었다면 사람의 가치관이 바뀌게 됩니다. 유전자 맞춤 화장품이 과연 어떤 세상을 열어줄지 기대 반 의심 반인 이 시대에 '화장품은 의약품이 아니다'라는 본질적인 문제를 간과하지 않았으면 하는 바람입니다.

이 명제에서 출발할 때 반드시 생각해봐야 할 것이 있습니다. 화장품 자체에 대한 규제는 심한 반면, 그 주변 요소들은 규제에서 벗어나 있다는 것입니다. 메이커 자체의 임상, 기관에 의뢰한 임상, 광고나 홍보가 아닌 교육으로 풀어내는 화장품 과학의 메커니즘을 검증할 방법이 없기 때문입니다.

자, 이제 스스로에게 이런 질문을 한 번 던져봐야 합니다. '아사이베리에 들어 있는 안토시아닌은 음식으로 섭취했을 때 항산화 기능을 하는데, 화장품에 넣으면 피부에도 똑같은 기능을 수행할까?'

그렇게 믿고 싶은 것입니다. 그런데 묘한 것이 그렇게 믿으면 그런 효과를 냅니다. 그것이 #플라시보placebo 효과입니다.

저라면 이렇게 답변하겠습니다. 안토시아닌 같은 항산화 성분이 들어 있는 화장품이 일반적인 화장품보다는 항산화 기능이 더 있을 것입니다. 그렇지 않다면 원가를 높이면서 좋은 성분을 넣고 R&D에 투자하는 이유가 별로 없을 것입니다. 그렇게 믿으며 사용하는 편이 결과도 좋습니다.

미래의 화장품은 안전할까?

'화장품 광고나 홍보를 그대로 믿어야 하는가?'에 대한 생각은 해볼 필요가 있습니다. '화장품이 무슨 기적을 일으켜? 다 그저 하는 말일 뿐이야.' 이런 의심은 늘 해보셨겠지요? 과연 그럴까요? 그럴 수도, 그렇지 않을 수도 있습니다.

역사와 전통이 있는 제조사에서 만들었다면 안심하고 사용해도 되는 품목이지만, 그 기능이나 효과는 큰 기대를 하지 않아도 된다고 결론을 내리면 될까요? 하지만 피부에 광범위하게 도포하는 화장품의 안전만큼은 누구도 알 수 없는 문제입니다.

광고나 홍보만 보고 있으면 화장품 하나로 기적을 일으킬 것 같습니다. 불과 십년 전만 해도 화장품이 피부에 침투할 수 없으니 큰 걱정을 하지 않았습니다(실제로 처음 『뷰티바이블』을 쓸 때만 해도 그랬습니다). 지금 현 시점에서 여성의 라이프스타일 키워드 중 가장 안전해야 할 품목을 고르라고 하면 생리대, 티슈(물휴지와 비데용 휴지 포함)와 함께 당연히 화장품일 것입니다. 화장품과 친하다는 이유로 여성은 언제나 중금속이나 여러 가지 화학물질로부터 자유로울 수 없습니다.

평균 수명 연장과 화장품의 안전성

화장품 회사의 마케팅과 홍보가 안전성에 맞춰져 있다는 증거는 여러 곳에서 볼 수 있습니다. '유기농 원료를 사용했네, 천연 성분이 들어 있네, 유해 성분이 안 들어갔네'라는 식의 홍보는 식상할 정도로 많이 접했습니다. 심지어 화장품 제조 판매 기준이 까다롭기로 유명한 유럽연합의 경우, 광우병 파동 후 BSP The Protocol on Bio-Safety에 대한 자료 이외에도 금지 성분을 속속 추가하고 있습니다.

화장품 성분 중 중금속 함량 허용 기준을 이해하는 것이 우선일 것입니다. 피부 안전을 위해 하나의 화장품에 중금속이 얼마 이하로 들어가 있어야 한다는 의미입니다. 『과자 혁명』이라는 책에서 보았듯이 과자 한 봉지를 먹을 때 제한하고 있는 색소나 불량 성분의 양을 표시하는 것과 같은데, 문제는 우리가 한 번에 여러 종류의 화장품을 사용하고 중금속은 피부에 여과 없이 침투한다는 사실입니다.

중금속, 호르몬, 아로마 같은 성분들은 여과 없이 피부에 그대로 침투됩니다. 거기다 평균 수명 증가로 화장품을 바르는 총 기간이 늘어나게 되어 안전성은 그 어디에서도 보장하고 있지 않습니다.

스킨케어 제품부터 메이크업 제품까지 화장품을 많이 사용할수록, 우리 몸에 많은 양의 중금속이 쌓이게 될 것이 확실합니다. 여성들 사이에서 미니멀한 화장품 사용에 대한 운동이 확산되어야 할 것입니다. 먹는 음식부터 바르는 화장품까지 중금속의 총량, 환경호르몬의 총량에 대해 고민해야 할 가장 큰 이유는 우리 인간의 수명이 아주 길어졌기 때문입니다.

수명은 길어지고 화장을 하는 세월은 더 길어지고 있습니다. 특히 우리나라 여성들의 경우 스킨케어부터 클렌징, 색조화장품까지 평균적으로 하루에 20가지 이상의 화장품을 피부에 바르고 있다는 리서치 결과를 본 적이 있습니다.

개인적으로 좀 위험하다고 생각하는 부분은 파운데이션, BB, 프라이머 모두 에센스 타입으로 수분을 공급한다고 홍보하고 있는 것입니다. 에센스는 흡수 기전이 있는데, 흡수하면 안 되는 색조화장품을 수분 공급이라며 에센스 타입으로 만드는 것은 무척 걱정되는 일입니다. 립스틱이나 립글로스 등 입술에 바라는 화장품의 경우, 거의 하루 종일 먹고 있다고 해도 과언이 아니므로 더 위험할 수 있습니다. 팩트, 쿠션, 선크림 등은 흡수·밀착 기전을 강화해 각질층을 잠식하고 있는 화장품입니다. 정말로 클렌징이 중요한 시대입니다.

나노 화장품에 대한 생각

10억분의 1로 쪼개진 나노 입자 화장품에 대한 홍보나 광고를 보면서 무서운 생각이 들지 않을 수 없습니다. 리포좀이 처음 나왔을 때, 획기적인 피부 전달 능력에 열광했지만 얼마 전에는 리포좀의 찌꺼기 처리 문제가 제기되기도 했습니다.

나노 화장품의 입자는 세포 사이를 자유롭게 이동하고 세포에 쉽게 흡수된다고 합니다. 화장품에 대한 검증 단계가 어느 정도여야 할지 다시 생각해봐야 합니다. 화장품은 의약품이 아니므로 검증이 더 어렵고 결과도 입증되기 어렵습니다.

수년 전 일본의 화장품 관계자가 저에게 의미심장한 질문을 던진 적이 있습니다. "나노 화장품에 대해 어떤 생각을 가지고 계십니까?" 저는 그때나 지금이나 "안전이 걱정입니다"라고 대답합니다. 제 대답을 듣고 그가 웃으며 "전문가 맞으십니다"라고 했던 기억이 납니다. 우리는 말 없이도 서로의 생각에 공감했습니다.

화장품은 너무나 친숙한 존재이기에, 기술력에 대한 입증이나 반대로 안전성에 대한 입증에 대해 둔감한 편입니다. 소비자가 믿고 싶은 대로 믿는 것입니다. 요즈음 유행하고 있는 화장품 성분 검증 어플이 검증해낼 수 없는 불편한 진실이 얼마든지 있습니다. 아예 성분 자체를 명기하지 않는 것입니다. 이 부분이 가장 두렵습니다.

모든 검증은 팔리고 나서, 혹은 문제가 되고 나서 이루어집니다. 이 모든 판단을 소비자가 해야 한다는 점에서 소비자는 더 똑똑해져야 하고 피부의 본질을 이해하고 있어야 합니다. 피부는 200년 전이나 지금이나, 그리고 200년 후에도 언제나 같은 피부일 뿐입니다.

> Focus-on

 내 몸속 환경호르몬의 총량, #바디버든

약 10년 전 방영된 충격적인 방송을 기억합니다. 환경호르몬에 대한 다큐였는데 환경호르몬 때문에 양성을 가진 아이가 태어나는 문제를 다루었습니다. 환경호르몬은 도처에서 사람의 유전자에 영향을 미칩니다. 딸인 줄 알고 아이를 7세까지 키웠는데, 갑자기 남자아이의 성기가 생겨났다는 것입니다. 상상할 수도 없는 돌연변이 현상입니다.

내가 잘 아는 젊은 부부도 같은 경험을 했습니다. 생후 10개월 아기가 장 폐쇄로 병원에 입원했는데, 염색체 검사를 해보니 딸인 줄 알았던 아이가 아들이었던 충격적인 소식을 접하게 됩니다. 결국 아기는 돌을 넘기지 못하고 세상을 떠났지만 그 충격은 이루 말할 수 없었습니다. 임신과 출산을 담당하는 여성이 환경호르몬에 심각하게 노출되면 3대에 거쳐 문제를 일으킬 수 있다는 점을 인식한다면, 우리가 하루하루를 건강하게 살아야 할 이유를 알 수 있습니다.

이 글을 쓰는 동안 무시무시한 생리대 사건이 터졌습니다. 사춘기 이후 여성은 매달 꼬박꼬박 일주일간 생리대를 사용합니다. 단지 몸에 접촉하는 것만으로도 환경호르몬의 심각한 문제를 겪는다고 생각해보세요. 얼굴과 피부에 직접 바르는 값싼 화장품의 오남용이 생리대와는 비교불가의 재앙을 가져올 것이라는 사실을 미루어 짐작할 수 있습니다.

'바디버든'은 우리 몸에 쌓이는 환경호르몬의 총량을 말합니다. 모든 종류의 화장품을 비롯해 피부에 닿는 속옷, 생필품, 음식과 물로부터 발생합니다. 매일 매일의 건강한 라이프스타일을 통해 바디버든의 총량을 낮추도록 노력해야 합니다.

저는 임신 초기부터 태아의 건강을 위해 녹즙을 먹었습니다. 당시에 사용한 것은 커다란 쇳덩이의 A녹즙기였는데, 지금 생각해보면 얼마나 무지했는지 모릅니다. 아홉 달을 하루도 빠짐없이 녹즙을 갈아먹었는데, 나중에 이 녹즙기에서 중금속이 나온다는 기사를 접했습니다. 후회해도 늦은 상황이었습니다. 다행히 아들은 건강했지만 목욕만 하면 붉은 반점이 올라오거나 피부에 발진이 잘 생기고, 특히 여드름이 쉼없이 올라오는 피부였습니다. 당시에는 몰랐지만, 중금속이 원인이었을 수도 있다고 생각됩니다.

아들에게 여러 가지 건강식품을 먹여본 결과 **#클로렐라**가 효과가 있었습니다. 마침 수년 전 클로렐라로 아토피를 치료하는 실험도 있었고 먹이사슬의 최히위에 있는 완전 영양체인 클롤렐라와 #스피룰리나가 체내 환경을 정상으로 만드는 효과가 있고 중금속을 배출시킨다는 보고가 있었기 때문입니다. 클로렐라를 먹었던 몇 년간은 여러 가지 피부 문제가 완화되는 효과를 직접 체험했습니다. 결국 피부는 내면의 건강을 표출하는 기관임을 확인하게 된 것이지요.

알 수 없는 이유로 피부에 여러 가지 문제가 생길 때 환경호르몬에 대해 생각해야 합니다. 중금속의 오염은 피부에 큰 영향을 줍니다. 특히 카드뮴이나 알루미늄 같은 성분은 알러지 등 피부 문제를 일으킵니다. 내 몸안의 환경호르몬 총량을 줄이기 위해서는, 신빙성이 없는 이러저러한 해독 방법을 실행하기에 앞서 화장품이든 식품이든 다이어트를 해야 한다는 결론에 도달하게 됩니다.

사람의 몸이 가지고 있는 '항상성의 유지'라는 신의 선물을 잘 지키기 위해서 되도록 많은 것을 하기보다는 적절한 것을 해야 합니다. 그럼에도 불구하고 중금속이나 환경호르몬으로부터 자유로울 수 없는 현대인들이 명심해야 할 것이 있습니다. 좋은 것을 적절하게 사용하는 것, 입는 것과 먹는 것, 바르는 것에 최대한 인색할 것입니다.

화장품은 태어나서 죽을 때까지 사용하는 생필품이 되었습니다. 중금속은 여과 없이 우리 몸에 침투해 여간해서는 배출되지 않는 물질입니다. 균형 잡힌 미네랄과 좋은 물의 섭취, 완전 영양소를 잘 섭취하는 것만이 정답입니다. 냉장고에서 가공식품을 치우고, 전자레인지의 사용을 자제하고, 플라스틱의 사용을 줄이는 것만이 방법입니다.

아름다움을 추구하는 데에는 철학이 있어야 합니다. 왜 날씬하고 싶은지, 왜 예뻐지고 싶은지, 삶의 정확한 목표가 있을 때 아름다움의 추구가 변질되지 않고 그 빛을 발하는 것이지요. 우리의 몸을 신전 같이 아껴야 하는 이유는 대를 이어 건강한 유전자가 상속되기 때문입니다. 건강과 아름다움의 추구가 일반적인 스노비즘으로 전락하지 않으려면, 언제나 본질에 접근하는 나름의 철학을 가지고 있어야 하지 않을까요?

건강한 몸과 정신, 그리고 내면으로부터 배어나오는 좋은 습관으로 만들어진 아름다움이 진정 가치 있는 아름다움일 것입니다.

Beauty

05 홈에스테틱&홈스파, 뷰티는 이제 개인의 몫

4차 산업혁명 시대의 뷰티

사무실이 사라지고 조직이 사라지고 개인이 협업하며 일하는 시대입니다. 모든 판매는 온라인에서 이루어지고 가상공간이 현실이 되고 있습니다. 유튜브 인플루언서들은 일반인들이 집에서 홈에스테틱을 즐길 수 있도록 코칭해줍니다. 이런 시대에 홈스킨케어와 홈스파를 결코 무시할 수는 없습니다. 화장품과 함께 괄목상대할 발전을 이루고 있는 분야는 개인용 의료기와 개인용 뷰티 디바이스입니다.

4차 산업혁명 시대를 맞이하는 뷰티 시장은 너무나 **빠르게** 발전하고 있습니다. 웨어러블 디바이스는 생체 리듬을 읽고 운동 등의 라이프스타일을 스스로 관리할 수 있도록 해줍니다. 사물인터넷IOT은 스마트폰과 피부 상태를 연결해줍니다.

발전은 무궁무진할 것입니다. 과거에는 '사람 대 사람'으로 했던 상담도 바뀔 것입니다. 빅데이터와 통계를 이용해 웬만한 것들은 상담 없이도 내 상태를 판단할 수 있습니다. 헬스케어 시장은 이미 개인화되어 무섭게 바뀌고 있습니다. 다양한 스마트폰 어플로 화장한 듯 사진도 찍고, 헤어스타일을 미리 보고 고르거나 성형한 모습을 시뮬레이션할 수도 있습니다.

뷰티 디바이스의 시대

개인용 디바이스 시장은 가장 기대되는 분야입니다. 시간이 없는 현대의 일상, 다양한 개인의 취향, 넓어진 뷰티의 범위를 바탕으로 라이프스타일 안에 확고히 자리 잡을 것입니다. 결국 장소와 장비, 사람과 시간의 싸움인데, 소비자 입장에서 보면 가장 간편하게 기능적인 뷰티 관리를 할 수 있는 방법입니다

뷰티 디바이스 시장의 속성은 피부나 근육, 근막의 **#운동성**(키네틱)에 있습니다. 전문 테라피스트에게 뷰티테라피를 받는 것은 그 무엇과도 바꿀 수 없는 가치이지만, 시간과 돈이 문제인지라 그것을 집에서 가능하게 하는 홈에스테틱 뷰티 디바이스는 점점 스마트하게 발전할 것입니다.

기존에는 전문 스파나 병·의원에서 받아야 했던 초음파, 고주파, 저주파, 천공법, 중주파, 진동기기, 미세전류 등의 전문 기기들이 소형화되고 사물인터넷과 연결되면서 이제는 집에서도 손쉽게 피부를 진단하고 그에 맞는 디바이스를 사용할 수 있게 되었습니다. 이는 이미 오래 전부터 예견된 것으로, 과학 기술과 뷰티의 환상적인 협업이 만들어낸 결과입니다. 사람의 손으로 할 수 없는 초강력 진동이나 전류를 이용하는 기기들이 소

형화되어 언제 어디서나 사용 가능해졌다는 점은 뷰티테라피의 혁신이라고 할 수 있습니다.

미세전류

사람의 몸에는 약 8헤르츠 정도의 생체전류가 흐르는데, 노화가 진행되면서 그 전류가 약해집니다. 또 사람에 따라 부분적으로 전류가 다르게 흐릅니다. 생체전류를 활성화하는 것이 결국 노화를 지연시키는 일일 수 있습니다.

사람의 장기, 근육, 혈관, 림프, 모든 부위에 생체전류가 흐르고 있습니다. 장기의 크고 작음과 강하고 약함 등 사람의 체질을 구분하는 기준도 바로 이 생체전류 에너지입니다. 4상 체질이나 차크라의 구분도 모두 장기의 에너지로 한 것입니다.

미세전류는 피부를 통해 자극을 줄 수 있는 전기 에너지 중 사람의 생체전류와 가장 비슷한 값을 가집니다. 저자극이면서도 활력을 줄 수 있는 비교적 안전한 방법의 에너지 전송입니다. 주로 순간적인 리프팅 목적으로 사용합니다.

저주파, 중주파

저주파는 1~1,000헤르츠, 중주파는 1,000~10,000헤르츠를 사용합니다. 저주파는 피부에 패드를 붙이고 자극하는데 피부 자극은 가장 세고 깊이는 얕습니다. 근육통이나 근육 노폐물 대사에 좋은 결과를 줄 수 있습니다. 30분 이상 하면 지방 분해에도 좋은 효과를 기대할 수 있지만 피부 자극이 강하기 때문에 30분 이상 지속하기는 어렵습니다

중주파를 마사지와 비유한다면 피부를 비틀어주는 페트리사쥬(밀가루 반죽하기와 비슷합니다)의 원리와 비슷합니다. 즉 근육의 기시(시작 부분)와 정지(끝부분)에서 정확하게 시작하고, 중간에 4,000헤르츠의 간섭을 이용해 마치 비틀어주듯 짜주는 것입니다. 주파수가 높은 자극은 자극이 깊기 때문에 피부 자극보다는 깊은 근육의 비틀림이 느껴집니다.

업소용 장비라면 전문가가 사용하므로 지방 분해에 효과적인 방법이라 할 수 있습니다. 저주파든 중주파든 지방 분해를 위한 근육 운동을 목적으로 개인용 디바이스를 사용하는 것은 좀 무리가 있지만, 부종을 개선시키는 데는 효과적입니다.

고주파RF(심부열)

고주파는 RF(라디오 주파수)를 사용합니다. 전자의 이동이 빨라 전류가 전달되는 느낌보다는 따뜻한 느낌을 주며, 심부열을 빨리 올려 진피를 멜팅melting(녹이는 효과)시킵니다. 대부분의 온열요법으로는 심부까지 열을 전달하기도 어렵지만 전달이 되더라도 시간이 걸리는 데 반해 이 방법은 아주 빠른 시간에 심부열을 올릴 수 있다는 장점이 있습니다. 피부 탄력에는 어느 정도 도움이 됩니다.

진동 에너지

클렌징 목적의 부드러운 솔을 시작으로, 진동기가 디바이스 시장을 잠식한 지 오래입니다. 직관적으로 진동의 에너지는 대단합니다. 진동이 계속되기만 한다면 흔들리는 움직임으로 세포 레벨에서의 지방 분해 효과를 기대할 수 있습니다.

하지만 디바이스로 한 부위를 30분 정도 사용하기는 쉽지 않기 때문에 그보다는 혈액순환이나 림프순환 개선의 효과를 안전하게 볼 수 있다는 것에 더 무게를 두겠습니다. 진동은 부드럽고 약할수록 깊이 전달됩니다. 모든 강한 것은 저항값이 크기 때문입니다. 초당 몇 회의 진동이냐가 중요하지 진동의 파워가 중요한 것이 아닙니다.

역시 초음파에 미치지는 못하지만 모공 속의 불필요한 노폐물을 빼내는 것에는 도움이 됩니다. 다만 솔을 쓰거나 해면 등을 헤드에 장착해 과하게 자극하면 각질이 마모되고 피부에 상처를 줄 수 있습니다. 진동 자체로 딥클렌징이 되기 때문에 각질 마모에 각별히 조심해야 합니다.

초음파 ultra sound

초음파는 원칙적으로 1메가, 3메가의 불가청 소리 영역의 진동 에너지입니다. 의료기의 경우는 세포 레벨까지 진동이 전달되어 세포 재생에 효과가 있지만, 소비자용인 경우는 그 정도의 기능을 수행하기 어렵습니다.

그러나 모공 안에 있는 노폐물을 밖으로 배출시키는 데는 큰 도움이 됩니다. 모공이 크거나 여드름이 있는 피부에 효과가 있습니다. 즉 피부를 마모시키지 않으면서 맑은 피부를 재생시키는 딥클렌징에 효과적인 방법입니다. 림프 방향으로 관리하면 부종을 제거하는 데도 효과적입니다. 초음파를 의료용으로 사용하면 지방 분해와 세포 재생에 효과가 뛰어나고, 개인용 디바이스로 사용할 때는 모공 세척과 딥클렌징을 통한 안색 정화 효과가 탁월합니다.

> **Focus-on**

갈바닉galvanic과 이온토포레시스iontophoresis

갈바닉이라는 명칭으로 많이 알려져 있는 디바이스는 주로 직류를 이용한 장치를 말합니다. 즉 사용자의 피부와 디바이스가 접촉하여 전류를 이동시키는 방법입니다. 갈바니라는 의사가 개발하여 '갈바닉'이라는 이름이 붙었습니다.

갈바닉 기기는 '딥클렌징용이냐, 앰플의 침투용이냐'에 따라 구분되는데, 시중에 판매되는 뷰티 디바이스는 주로 이온토포레시스iontophoresis로 사용하는 세럼을 피부에 침투시키려는 목적을 갖고 있습니다. 이온토포레시스란 같은 극끼리 밀어내는 전기적 성질을 이용해 이온성 약물의 피부 투과를 증가시키는 방법을 말합니다. 원칙적으로는 사용하는 세럼이나 에센스의 극성이 중요하므로 이온화되어 있어야 합니다.

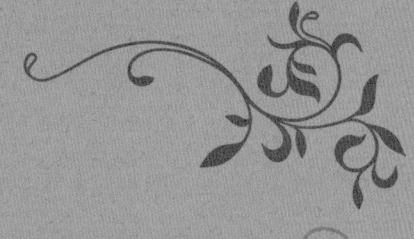

CHAPTER

4

필링부터 왁싱까지, 스킨케어의 모든 것

우리나라에서는 '관리 받는다'는 것이 사치로 여겨지고 있는 것 같습니다. 왜 그럴까 곰곰이 생각하다 보니, 우리나라 여성들이 스킨케어의 기본을 무시하고 있기 때문이란 생각에 이르렀습니다. 저는 오랫동안 에스테틱·스파를 운영해왔지만 고객들에게 스킨케어를 너무 자주 받지 말라고 얘기합니다.

그런데 프랑스 고객들한테는 희한하게도 그런 말을 할 필요가 없었습니다. 본인들이 알아서 2주에 한 번 정도 방문하는 것이었습니다. 그렇다면 프랑스에서는 '스킨케어를 2주에 한 번 받을 것'이라고 교과서에 쓰여 있을까요? 그건 아닐 것입니다. 프랑스 여성들은 전반적으로 화장품 사치가 많은데도 불구하고(아니 호기심이 많다고 표현하겠습니다) 스킨케어에 대한 기본적인 원칙을 무시하지 않더라는 것입니다.

물론 프랑스 사람들이라고 다 똑같지는 않을 것입니다. 하지

introduction

만 제가 관리하던 프랑스 여성들은 외교관 부인이나 고위 공직자 혹은 해외 파견 나온 남편을 둔 꽤 잘 살고 삶의 질이 높은 층들이었기에 기본적인 자기관리 능력과 여유가 있다고 봅니다.

그들에게 스킨케어는 사치가 아니라 기본기에 해당하는 일입니다. 어딜 가도 화장품 전문점perfumery이 있고, 향수나 클렌징류에 대한 다양한 선호도를 가지고 있으며, #세포라 같은 세계적 유통 구조를 가지고 있는 나라이기에 그들의 스킨케어나 메이크업, 향수에 대한 호감도나 선호도는 말할 필요가 없겠지요.

그럼에도 불구하고 유럽 여성들이 과한 화장이나 과한 스킨케어를 하지 않는 것이 참 이상하지 않은지요? 어릴 때부터 학교에서 배우는 다양한 보건 상식이 그런 라이프스타일에 영향을 미치지 않았는지 생각해봅니다.

Beauty

01 필링은 재생이다

딥클렌징, 각질 제거, 필링의 의미를 찾아서

스킨케어 용어가 통일감이 없고 각양각색의 표현을 하고 있어 소비자 입장에서는 화장품 선택이나 홈스파, 홈에스테틱에 있어 어려움이 있을 것 같습니다. 사실은 말에 모든 의미가 담겨 있습니다. 외국어 자체를 그대로 이해하면 그다지 어려운 것은 아닙니다만 그래도 정리는 좀 필요할 듯합니다.

우선 '딥클렌징'이라는 표현의 의미를 알아보겠습니다. '딥^{deep}'이라는 말이 들어 있으니 일단 뭔가를 깊이 청소한다는 의미일 것이고, 그렇다면 깊은 청소가 필요한 곳은 모공밖에 없겠지요. 그렇습니다. 딥클렌징의 어원은 기본적으로 모공을 청소한다는 의미에서 왔습니다. 지금처럼 다양한 제품이 없을 때는 고전적인 방법의 오일 클렌징이 대표적인 딥클렌징이었을 것입니다. 모공을 열어 같은 성질의 것을 끌어내는 오일투오일oil to oil 이론에 의거해서 모공을 청소할 수 있습니다.

오일의 장점은 피부의 산도ph를 손상시키거나 각질층을 깎아내지 않고 딥클렌징을 할 수 있다는 것이고, 단점은 노화 각질은 제거할 수 없다는 점이지요. 노화 각질을 제거하는 것은 엄밀히 말해서 딥클렌징이 아니라 '박리exfoliation'나 '연마scrub'에 가깝습니다.

노화 각질을 제거함으로써 얻어지는 효과는 피부 보습 상태가 좋아지고 안색이 밝아지는 것입니다. 반면 모공 관리를 하기는 어렵다는 문제가 있지요. 정리하자면 딥클렌징이란 모공 청소라는 의미가 있고, 그 다음이 노화 각질층을 정리해서 맑은 피부를 유지하는 것입니다.

딥클렌징을 하다 보면 처음에는 피부가 맨들맨들하고 광이 나서 참 좋습니다. 하지만 이것이 습관이 되면 어느 날 갑자기 피부에 트러블이 생기고 예민하게 바뀝니다. 그러면 사람들은 이렇게 말합니다. "갑자기 피부가 왜 이러지? 갑자기 내 피부가 예민해졌어." 사실 하루하루의 에스테틱 습관이 현재의 피부를 만들었다고 생각하면 됩니다. 오래된 냉장고가 소리가 심하게 나다가 고장이 나는 것과 같은 이치입니다. 소리가 나기 시작할 때 멈춰야 합니다. 즉 피부가 따갑기 시작하면 멈췄어야 합니다.

모든 현상에는 이유가 있습니다. 특히 피부의 변화는 그렇습니다.

에스테틱의 꽃, 필링

전문 에스테틱에서 하는 #필링에 대해 알아보겠습니다. 에스테틱의 가장 중요한 가치는 필링에 있다고 할 수 있습니다. 필링이라는 말을 한번 생각해볼까요? 뭔가를 벗겨낸다는 의미이지요. 그렇다면 반드시 재생이라는 단계가 따라와야 할 것입니다. 그래서 필링은 곧 재생입니다. 재생 역시 반드시 필링이 동반되어야 생각할 수 있는 단어입니다. 필링 성분이 재생 성분이요, 재생 성분이 필링 성분입니다.

그러므로 재생이 잘되고 있는 젊고 아름다운 피부에 과한 필링을 한다면, 재생의 기능을 잃게 될 수도 있습니다. 되도록 30세 이전에는 과한 필링을 삼가는 것이 좋습니다. 가장 약한 화장품으로 피부에 친화력을 길러주는 것이 좋겠지요. 20대의 경우, 여드름 피부가 아니라면 필링을 할 필요가 없습니다. 또한 재생 주기가 원활치 않은 연령대의 피부에 과한 필링을 적용할 경우 치명적인 염증 후 색소침착PIH, Post Inflammatory Hyper-pigmentation을 유발할 수 있습니다.

필링의 의미는 노화 각질은 물론 그 밑의 각질층까지 제거하여 보호막을 없앰으로써 빠르게 표피의 재생을 촉진하는 것입니다. 즉 에스테틱에서 가장 침습적일 수 있는 케어입니다. 침습적이라는 것은 케어에 고통이 따른다는 의미와 반복될수록 더 강해져야만 효과가 있다는 의미를 내포합니다. 모든 케어는 가장 약한 것부터 점진적으로 들어가야 합니다. 피부는 점점 강한 자극을 원하기 때문이지요.

고전적 필링에서 AHA 필링까지

가장 고전적인 방법의 필링은 우리가 흔히 알고 있는 #약초필이나 #해초필입니다. 이 두 가지 방법은 가루처럼 보이는 아주 미세한 침을 손으로 꾹꾹 눌러 박은 뒤, 자연스러운 효소 작용을 통하여 2~3일 후 각질이 떨어지게 만드는 것입니다.

각질을 박리하려면 우선 각질이 쪼개져야 하는데, 물리적인 방법으로는 좀 더 깊이 자극 없이 한다는 것에 무리가 있습니다. 약초나 해초의 바늘 같은 것들이 피부 깊숙이 박혀 자연적으로 분해할 수 있도록 하는 방법은 가장 깊이 필링을 할 수 있는 방법이지만 통증이 따릅니다. 피부에 침이 박히기 때문에 당연히 그렇습니다. 약 3일 정도 통증과 열이 동반되다가 효소 반응에 의하여 각질이 분리됩니다.

90년대에 #AHA라는 물질이 발견되고 에스테틱의 판도가 바뀌었다고 해도 과언이 아닙니다. 우리가 화학적인 필링이라고 말하는 AHA는 피부에서 화학 반응을 유도하여 각질층을 얇게 만드는 방법입니다. 마치 화장지에 물을 부어 젖은 종이를 떼어내는 것처럼 강력한 보습을 통한 필링인데, 피부가 예민해질 수 있다는 단점이 있습니다. AHA(알파 하이드록시산) 필링은 트리트먼트의 #시간과 #산도가 매우 중요합니다.

AHA는 미세하게 진피층 상단의 섬유를 자극하는 효과가 있어서 일시적으로라도 약간의 탄력이 생기는데 반복적으로 하다 보면 이것도 내성이 생기게 마련입니다. AHA를 전문가의 조언 없이 무분별하게 사용하면 겉보기엔 피부가 맨들거리고 광이 나지만 피부가 얇고 건조하여 건강해 보이지 않는다는 단점이 있습니다. 사우나를 많이 다니는 건성피부 여성들에게서 자주 관찰됩니다.

요즈음엔 홈스파로 AHA를 무제한적으로 사용하는데, 좋은 방법은 아니라고 생각됩니다. 3~4주 사용했다면 반드시 2~3개월 중단했다가 다시 시작해야 합니다.

이 밖에 빛의 파장이 아주 짧은 #레이저나 #바늘요법MTS 역시 기저층을 자극하여 반응하게 하는 필링 방법입니다. 기저층에 화상을 입히거나 자극을 하면 재생이 극대화되면서 빠른 세포 재생 주기를 갖게 되기 때문입니다. 자극이 강하면 강할수록 재생이 극대화되지만, 역시 자주 하면 내성이 생깁니다.

평균 수명이 길어졌습니다. 스킨케어의 총 기간이 엄청나게 늘어난 것입니다. 홈스파로 강한 자극을 너무 일찍 시작하여 피부가 전혀 반응을 보이지 않거나 두꺼워져 버리는 경우가 생기는 것입니다. 그래서 뷰티테라피에서 가장 중요한 것이 **#강도**와 **#빈도**입니다. 적절한 기준에 대해 제대로 코치해주는 테라피스트를 주치의처럼 두어야 하는 이유입니다.

Beauty

02 비치 바디를 위한 태닝 관리

멜라닌, 오징어 먹물로 이해하라

멜라닌세포는 크기가 아주 큽니다. 수지상(손 모양)으로 생긴 멜라닌세포는 표피층을 거의 다 커버할 정도로 뻗어 있습니다. 그 이유가 뭘까요? 보호와 면역을 담당하는 세포이기 때문입니다.

사람이 가지고 있는 멜라닌은 오징어의 그것과 똑같습니다. 오징어 먹물 파스타는 맛있게 먹으면서도 피부에 보이는 멜라닌은 거부합니다. 물론 멜라닌이 침착된 피부는 아름답지 못하지만, 멜라닌이 피부의 건강 상태를 나타내고 있다고 생각하면 무척 고마운 친구입니다. 아무리 전문가라도 색소침착을 보면서 멜라닌이 어디쯤 분포되어 있는지는 알 수 없습니다. 다만 치료 기간이나 과정 중에 짐작할 뿐입니다.

그럼 기미는 무엇이고 색소침착이 무엇인지 용어부터 정리해보도록 하겠습니다. 보통 기미라는 말을 사용하는데, 기미는 일본식 표현이므로 색소침착melasma, pigmentation이라고 부르는 것이 좋겠습니다. 피부에 검은 무리가 생기는 것을 의미하지요. 임신성 색소침착, 일반 색소침착, 염증 후 색소침착 등으로 증상이나 원인에 따라 나눠질 수 있습니다.

핵심은 멜라닌이 피부층 어딘가에 침착된 것으로 중요한 피부 병변의 하나입니다. 임상적으로 보았을 때는 피부의 산도ph 및 보습도와 밀접한 관계가 있지만, 더 중요한 것은 '왜 색소가 침착되었느냐'입니다. 멜라닌의 생성 메커니즘을 생각해보면 답은 쉬워집니다.

오징어는 위험에 처했을 때 먹물을 내뿜습니다. 적으로부터 자신의 몸을 가리기 위해서입니다. 이 먹물은 면역물질입니다. 사람도 똑같습니다. 멜라닌은 무조건 '보호'를 의미합니다. 보호 본능에 의한 멜라닌의 방출을 이해한다면 결국 색소침착은 피부의 어떤 부분에 문제가 있다는 것을 보여주기 위한 일종의 면역반응임을 알 수 있습니다.

자외선을 받으면 뇌하수체로부터 MSH라는 #멜라닌자극_호르몬이 나옵니다. 이 호르몬이 혈액을 타고 돌다가 멜라닌세포에 영향을 주어 멜라닌이 생성됩니다. 당연히 자외선으로부터 피부를 보호하기 위해 생성되는 것입니다. 자외선을 받으면 다갈색으로 예쁘게 태닝되는 피부는 면역활동을 잘하는 것이고, 번burn이 일어난다면 위험한 상태이며 절대적으로 태닝을 삼가야 합니다.

멜라닌은 자외선A에 의해 발생됩니다. 기저층의 멜라닌세포에서 멜라노좀이 나오면서 표피 전체에 멜라노좀을 뿌립니다. 이때 기저층부터 유극층, 과립층, 각질층까지 골고루 뿌려지게 되는데, 멜라닌은 세포의 주변에 우산처럼 포진해서 세포를 보호합니다. 이렇게 보호하는 상태가 피부 바깥에서는 갈색으로 보이는 것입니다. 하지만 세포의 수분 상태가 좋지 않거나 병변이 일어나면 그 세포는 각질화 과정을 거치지 못하고 그대로 갈변 상태로 있게 됩니다. 일종의 표식인데, 그래도 얕은 표피층의 멜라닌 침착은 충분히 좋아질 수 있습니다.

멜라노좀이 발생하는 데 필요한 효소는 #티로시나아제입니다. 티로시나아제는 갈변하는 모든 과일이나 채소에서도 볼 수 있지요. 역시 표식을 해주는 것입니다. 공기와 맞닿아 산화되었다는 표시입니다. 이 갈변과 함께 동시에 진행되는 것이 건조증입니다.

채소나 과일의 단면이 갈변하고 시든 것을 보면, 색소침착이 된 부분이 수분을 완전히 상실했을 것이라는 상상을 하실 수 있어야 합니다. 그 부분을 잘라내지 않으면 다시 살릴 수가 없는 채소나 과일처럼, 우리의 피부도 재생을 위해서는 그 색소침착 된 부분이 위로 올라와 떨어져 나가야만 하는 것이 당연하겠지요?

멜라닌이 일을 하는 곳이 또 한 군데 있습니다. 바로 근육입니다. 멜라닌은 운동신경 전달 물질이기도 하기 때문에 근육에 뭔가 문제가 생기면 멜라닌이 살포시 가서 또 표시를 합니다. 근육의 기시와 정지 부위에 잘 생기고 얼룩덜룩해집니다. 이런 경우는 근육을 잘 사용하면 달라지기도 합니다. 그래서 체형을 볼 때도 피부를 관찰해야 하는 것입니다.

요가나 필라테스 같이 개인 맞춤 스트레칭과 강화 운동으로 많이 좋아질 수 있습니다. 뭉친 곳은 풀어주고, 늘어져 있는 근육은 강화를 통해 고쳐나가는 것입니다. 수동적인 마사지도 좋지만 적극적인 근육 근막 리셋은 스스로 하는 것이 가장 좋습니다.

태닝의 철학과 선크림에 대한 생각

유럽인들의 태양 사랑은 유난합니다. 인종적으로 번burn을 잘 입지 않는 피부 덕이기도 하겠지만 궂은 날씨가 많기 때문입니다. 파리의 룩셈부르크 공원은 태닝족의 천국으로 유명합니다. 태양이 좋은 날이면 어른 아이 할 것 없이 전 세대가 공원에 나와 태양을 만끽합니다. 심지어 상의를 완전히 탈의하고 태닝을 하는 여성들도 보입니다.

태닝을 하는 목적과 철학이 다르다는 것이 중요합니다. 유럽인들이 비타민D 합성과 건강한 피부를 위해 태닝을 한다면, 우리나라 여성들은 섹시하게 보이기 위해서 합니다. 그에 따르는 부작용이 더 많을 수밖에 없겠지요.

TV에서는 자외선이 피부에 나쁘다고 하면서 비타민D는 알약으로 먹거나 주사를 맞으라 하니 아이로니컬합니다. 태양은 우리에게 적당한 영양을 주고 적당한 시기가 되면 노화를 재촉하는 주범이기는 합니다만, 무엇이든 적절한 시기에 필요한 만큼을 사용하고 자연스럽게 살다가 가야 한다는 인생의 이치를 이해한다면 그렇게 두려워할 일도 아닙니다.

비타민D의 경우 햇빛만 잘 쬐면 합성이 되는데, 굳이 별도로 주사를 맞고 보조제를 먹어야 하는 현실이 씁쓸합니다. 언제부턴가 선크림이 필수 화장품이 되어버리고, 잠깐이라도 외출할라치면 선크림을 발라야 한다는 강박에 시달리는 현대인들, 과연 그것을 조장하고 판매를 해야 하는지에 대해 많은 생각을 하게 됩니다.

뷰티 전문가로서 선크림에 대한 생각은 이렇습니다. 한여름 바닷가나 일조량이 많은 봄가을 한낮에 외부에서 오래 있어야 할 때를 제외하고는 일반적인 데이크림이나 프라이머리 제품, 파우더 등이면 충분하다는 것입니다.

피부를 다루고 있는 저도 한여름을 제외하고는 선크림을 바르지 않습니다. 어느 정도는 자외선을 받아들여야 한다는 것을 잘 알고 있기 때문이기도 하고, 일상에서 충분한 자외선을 받고 있지 못하기 때문이기도 합니다. 무엇보다도 일상적인 데일리 케어에서 화장품 다이어트를 해야 한다면 제일 먼저 버려야 할 것이 선크림이란 게 제 생각입니다.

선크림은 철저히 개인의 라이프스타일을 고려해서 선택하는 것이 맞습니다. 그럼에도 노화의 주범이라고 알려져 있는 자외선은 과유불급이므로 특히나 잘 받아들이는 지혜가 필요합니다. 뿐만 아니라 사는 지역과 나이와 피부 상태에 따라 즐겨야 하는 총량과 방식이 있습니다. 노화를 막을 방법은 없으니, 노화와 연결해 자외선을 차단하지 못해 안달할 필요는 없습니다.

외근이 많거나, 농촌 혹은 바닷가에서 일을 해야 하는 사람이거나, 골프를 자주 즐기거나, 야외 스포츠를 해야 하는 경우를 제외하고는 오히려 자외선을 하루 30분 이상 쬐어야 #세로토닌도 공급되고 노화에 잘 대처하는 것입니다. 콜라겐과 엘라스틴을 보존하는 것도 중요하지만 호르몬을 보존하는 것이 더 중요합니다.

프랑스 여성들의 태닝 욕구는 이만저만이 아닙니다. 일단 민족적으로 좀 살펴보면 코카서스 인종(백인)과 라틴족(유럽, 특히 프랑스와 이탈리아 등)의 피부는 멜라닌의 관점에서 아주 차이가 큽니다. 백인들은 일단 멜라닌의 성질이 다릅니다. 붉은 멜라닌(페오멜라닌)이지요. 이 붉은 멜라닌은 건강하고 완전한 흑색 멜라닌에 비해 면역 능력이 부족합니다. 그래서 동양과 라틴족에 비해 번burn이 잘 일어나고 세포의 핵을 보호하는 능력도 떨어집니다. 멜라닌은 세포 내에서 핵을 둘러싸고 파라솔처럼 보호하는 역할을 합니다.

동양인의 피부도 다 같은 것이 아닙니다. 같은 동양인이어도 일본이나 우리나라 사람들의 피부는 번burn이 잘 일어납니다. 동양인이지만 상대적으로 멜라닌의 양이 적은 편이기 때문입니다. 결국 보호를 담당하는 멜라닌의 총량이 중요합니다.

라틴족은 피부에 자외선을 잘 받아들입니다. 백인과는 달리, 번burn이 잘 일어나지 않는 피부입니다. 그럼에도 불구하고 번이나 색소침착을 막기 위해 여름 휴가철을 앞두고 철저한 준비를 합니다. 즉 기본기를 철저히 하는 것이지요.

다갈색으로 태닝이 잘되게 하기 위해서 준비해야 할 것은 무엇일까요?

태닝을 위한 준비, 전신 엑스폴리에이팅

바캉스vacances는 불어로 '텅 비었다'는 의미를 가진 단어입니다. 바캉스 시즌이 되면 프랑스 사람들은 다들 휴양지로 떠나고, 문화의 도시 파리는 해외 관광객들로 채워집니다.

프랑스 사람들은 태닝을 위해 바다로 섬으로 떠납니다. 바캉스 시즌이 되면 에스테틱·스파는 대목입니다. 모든 스파는 대대적 공사를 해야 하는 고객들로 붐비는데 정말 말 그대로 대대적인 공사입니다. 프랑스인들이 많이 살고 있는 서래마을에서 오랫동안 스파를 운영했던 터라, 저는 바캉스 시즌 전 스파의 상황을 누구보다 잘 알고 있습니다.

우선 전신 각질 제거로 태닝을 준비하고 왁싱으로 **#비치 바디**를 준비합니다. 왁싱을 시작하는 나이는 약 13세 정도입니다. 프랑스 에스테틱의 가장 일상적인 프로그램이 왁싱인데, 전신 왁싱을 하려면 시간도 많이 걸리고 비용도 만만치 않게 들어갑니다.

전신 엑스폴리에이팅 비용은 약 15만 원 정도로, 곱디고운 솔트와 오일을 혼합하여 전신을 순환시키며 각질을 제거합니다. 전신 태닝을 하기 위해서입니다. 즉 노화 각질을 정리해서 태닝 후에 색소침착을 최소화하고 건강하게 비치바디를 유지하도록 하는 것이 태닝의 준비입니다.

건조한 피부는 식물성 오일로 잘 포장해서 수분을 유지하도록 하고, 태닝 후에는 애프터 선케어 제품으로 보습을 유지하고 태닝 효과가 오래 가도록 합니다. 여러 인종이 혼합되어 있는 유럽은 피부 컬러마다 다른 각양각색의 선^{sun} 제품들이 진열대에 자리 잡고 있습니다.

면역 상태가 좋고 피부에 수분이 많으며 특히 각질층이 건강하다면 자외선 때문에 너무 스트레스를 받을 필요가 없습니다. 그런데 때를 많이 미는 우리나라 여성들의 경우, 동양인임에도 불구하고 백인처럼 번^{burn}에 시달리는 경우가 많습니다.

태생적으로 라틴 계열 사람들보다는 번의 위험이 조금 더 있기도 하고 워낙 백옥 피부를 사랑하기도 하며 스킨케어도 아주 꼼꼼하게 하는 편이라 자외선으로부터 피부가 그리 편안할 수는 없습니다.

정리하면 이렇습니다. 휴양지나 바닷가로 휴가를 떠나기 전에는 반드시 전신 각질 제거를 합니다. 번이 잘 일어난다면 휴가를 떠나기 전 인공 선탠을 2~3회 정도 해서 피부를 준비시킵니다. 바닷가에 나가기 30분 전부터 번을 예방하기 위한 선크림을 충분한 시간을 두고 노출 부위에 꼼꼼히 바릅니다. 번이 잘 일어나지 않는 피부는 태닝오일을 듬뿍 발라도 좋습니다. 기초적인 예방이 가능합니다. 선크림도 오일도 바르지 않는 것은 위험합니다.

태닝오일의 진실

바닷가나 수영장에 가면 여성들이 열심히 태닝오일을 바르는 모습을 자주 봅니다. 태닝오일은 태닝을 유발하는 오일이 아닙니다. 최소한의 번burn을 예방하고 태닝이 점진적으로 되도록 도와주는 제품입니다. 즉 오일의 막을 씌워 자외선을 흡수하는 것이라 생각하면 됩니다.

태닝오일의 주성분은 아보카도 오일로, 피부 보호 기능이 아주 뛰어난 단백질 덩어리입니다. SPF 약 3~4 정도의 태닝오일로 한 시간 정도는 번을 예방할 수 있습니다. 즉 한 시간 간격으로 덧발라주어야 번이 없는 태닝이 가능하다는 뜻입니다. 그러나 이것도 자외선에 민감한 피부는 절대 안심할 수 없습니다. 파우더가 많이 들어 있는 차단제를 어깨나 목, 허벅지에 잘 바르고 그 위에 태닝오일을 덧바르는 것이 팁입니다.

> **Focus-on**
>
> **백반증과 자외선 치료**
>
> 친하게 지내던 화장품 회사 대표님을 몇 년 만에 만났는데 얼굴에 전에 없던 심한 백반증이 보였습니다. 어찌나 마음이 좋지 않았는지 모릅니다. 그 대표님은 2년 정도 백반증에 시달리다가 결국 많이 쉬고 내려놓는 방법을 선택했다고 했습니다. 다행히 최근 좋아진 모습을 보여주어 무척 안심이 되었습니다.

예전에는 학교 다닐 때 선천적으로 백반증을 앓고 있는 친구들이 학교에 한 명 정도 있었다면, 요즈음은 예전과 다르게 후천적으로 백반증에 시달리는 분들이 많이 보입니다. 원발성, 즉 선천적인 경우에는 대체로 머리카락에 멜라닌이 없어 머리칼이나 눈썹이 흰 경우가 많습니다. 전 인구의 1% 정도가 백반증을 선천적으로 가지고 태어난다고 합니다.

후천적으로는 아토피처럼 이유 없이 나타나지만 사실은 면역 장애이고 스트레스가 큰 원인일 수밖에 없습니다. 특별한 약이 없으니 자외선 치료가 답이지만, 치료 효과가 50% 정도밖에 되지 않습니다. 피부 질환이면서 치유가 쉽지 않은 면역 관련 질병이지요. 극도의 지속적인 스트레스 후에 나타나는 백반증의 경우, 쉬고 노는 것이 약이라고 할 만큼 별다른 치료 방법이 없다고 알려져 있습니다. 스트레스의 원인을 제거하고 몸의 호르몬이 정상이 된다면 좋아질 수 있습니다.

이렇게 생각하면 됩니다. 1차 면역기관이자 우리 몸에서 가장 큰 기관인 피부에 멜라닌의 부분적 손실이 있다는 것(백반증)은 건강에 큰 문제가 있으니 쉬라는 얘기입니다. 그 어떤 치료보다 더 중요한 것은 푹 쉬고 잘 먹고 스트레스를 해소하는 것입니다. 안타깝지만 약에 의지할 수 없는 증상이 백반증입니다.

Beauty

03 왁싱, 미백, 여드름 관리

왁싱의 시대적 해석

털도 각질만큼이나 중요한 면역체계의 방어 역할을 수행하고 있습니다. 사람보다 동물에게 털이 많고, 흑인보다 백인의 털이 길고, 동양인보다 서양인에게 털이 많은 이유가 다 있는 것입니다.

백인은 흑인과 비교할 수 없을 정도로 면역체계(피부)가 열등합니다. 멜라닌의 총량이 다르기 때문이지요. 그래서 피부암 환자도 많습니다. 멜라닌이 적은 백인들은 자외선을 난반사시키기 위해 유색 인종에 비해 상대적으로 팔, 다리, 얼굴에 털이 길게 나 있습니다. 모든 것은 자연의 섭리입니다.

중요한 림프절 부위에 털이 많고 구멍이 뚫려 있는 부위에는 항상 털이 있는 이유도 바로 면역 때문입니다. 면역만을 생각한다면 털을 밀거나 뽑는 행위는 자연을 거스르는 일입니다. 그러나 원시시대에는 꼭 필요했던 털이 옷을 껴입는 현대인들에겐 불필요하게 되었고, 미용 목적의 왁싱이 위생 목적으로도 매우 중요한 시대가 되었습니다.

워낙 털이 많은 외국인들, 그중에서도 프랑스 여성들은 몸을 내놓아야 하는 계절이 오면 대대적으로 전신 왁싱을 합니다. 털이 워낙 콤플렉스인 사람들입니다. 프랑스인 친구들에게 동양인에게 가장 부러운 것 두 가지가 뭐냐고 물으면, 털 없는 피부와 검고 곧은 머리카락이라고 합니다. 몸의 털은 아주 억센 편이면서, 머리카락은 워낙 가늘고 숱이 없어서 머리를 한 번 감으며 빗고 정리하는 데 너무 많은 시간을 할애해야 하니 털에 콤플렉스를 가질 만합니다.

워낙 왁싱이 뷰티테라피의 핵심에 있기 때문에 돈 주고 테라피를 못 받는 여성들은 개인용 면도기를 사용하는데, 종류도 기능도 참 다양합니다. 샤워 중에 사용할 수 있는 디바이스부터 모근은 건드리지 않고 털만 잘라내는 화학적인 크림까지 판매되고 있습니다. 하지만 뷰티 목적이라면 당연히 전문 에스테틱에서 왁싱을 하는 것이 가장 안전하고, 털 제거와 각질 제거라는 일석이조의 효과를 기대할 수 있지요.

부분만 왁싱을 적용하거나, 왁스의 온도가 맞지 않거나, 두세 번 같은 부위를 반복 왁싱한 후에 자외선에 강력히 노출된다면, 염증 후 색소침착의 위험이 있습니다. 자외선에 노출되기 일주일 전에 왁싱하는 것을 권하며, 왁싱 직후에는 피부를 잘 보호하여 염증 후 색소침착이 오지 않도록 주의해야 합니다. 왁싱 후 2~3일 이내에 태닝을 하면 색소침착의 위험이 아주 높습니다.

잊지 말아야 할 것은 어떤 부위의 왁싱이든, 시각적으로 아름답고 매끈하기 위한 목적에서 비롯되었다는 것입니다. 브라질리언 왁싱조차도 그렇습니다. 보이지 않는 곳이라면 굳이 왁싱을 할 필요가 없지 않을까 생각했었는데 최근에는 위생을 위한 왁싱이 화두입니다.

다만 속옷을 입지 않던 원시시대에는 보호나 면역을 담당하던 모발이, 속옷을 껴입고 스키니한 옷들을 즐겨 입는 현대로 와서는 기능적으로나 위생적으로 꼭 필요치 않은 존재가 된 것입니다. 왁싱은 결국 인간이 수치심을 느끼게 되면서 기능적으로 발전하게 된 영역입니다만, 의식주의 변화로 필요성이 커졌고 개인의 자유로운 삶이 존중되는 라이프스타일로 변화되면서 이 시대의 중요한 뷰티테라피 영역으로 자리 잡았습니다. 최근에는 왁서waxer라는 새로운 이름의 직업이 생길 정도입니다.

하얀 피부에 대한 로망, 미백 관리

피부관리와 재생에는 중요한 네 가지 요소가 있습니다. 바로 보호(멜라닌), 산소 공급(내피세포), 영양(케라틴세포), 자극 활성(섬유아세포)입니다. 멜라닌은 피부를 보호하기 위해서 나옵니다. 혈관으로부터 #내피세포를 통하여 영양을 잘 공급받으면 케라틴세포(각질세포)가 건강하게 태어납니다. 섬유아세포가 활성화되면 피부 탄력의 메쉬 조직인 콜라겐과 엘라스틴이 건강하게 태어납니다. 이 네 가지 요소는 피부 건강에 필수적입니다. 이 중 하나라도 제 역할을 못하면 최적의 환경에서 세포의 대사가 이루어지지 않습니다.

동양인의 미백 사랑은 백인들에 대한 열등의식임이 분명합니다. 아이로니컬하게도 서양인들은 동양인들의 이런 생각을 이아헤 하면서, 농양인의 멜라닌을 무척 부러워합니다. 많은 서양인들을 대상으로 스킨케어를 해왔던 저는 그 상황을 정확히 알고 있습니다. 스킨케어를 마치고 난 프랑스인 고객에게 "와우, 안색이 정말 환하고 밝아졌네요"라고 하니, "그건 우리에게 칭찬이 아니에요"라고 말했던 기억이 납니다. 고르지 못한 피부톤과 많은 털이 고민인 그들은 평생 다갈색으로 태닝하는 것이 목표인데, 환해졌다고 하니 칭찬으로 들리지 않는 것이지요.

서양 사람들은 멜라닌 자체가 많지 않아 머리카락도 건강하지 못합니다. 머리카락의 건강에는 멜라닌이 중요한 역할을 합니다. 금발이나 밝은 갈색 머리에서는 굵고 윤기 나는 모발(흔히 삼단 같은 머릿결이라고 하지요)을 찾아볼 수 없습니다.

수입 목적으로 프랑스 출장을 갔을 때, 유명 헤어 제품을 만드는 회사의 대표를 만났습니다. 그는 제 머리카락을 신기한 듯 바라보다가 정중하게 "머리카락을 한 번 만져 봐도 되겠습니까?"라고 요청했습니다. 긴 생머리 상태였던 저의 머릿결을 만져보더니 그는 엄청난 찬사를 퍼부었습니다. 그 회사는 모발 컬러와 상태에 따라 20여 가지의 샴푸와 트리트먼트 제품을 생산하고 있었습니다.

당시엔 너무나 다양한 제품 라인을 갖춘 것이 우리 실정에 맞지 않아 수입을 포기했던 기억이 납니다. 그리고 십년 후쯤, 우리나라에 두피 제품 시장이 활성화되면서 수입이 되었던 브랜드입니다. 이 모든 문제가 멜라닌과 무관하지 않습니다. 머리카락이 검고 건강하다면 그것은 하늘의 축복입니다.

프랑스인들에게 스킨케어의 제일 목적은 '모공 관리'와 '블랙헤드 제거'입니다. 그 집착이 대단합니다. 스킨케어를 받고 싶다고 말하지 않고 '모공 청소pore cleansing를 원한다'라고 말할 정도입니다. 만약 스킨케어 후에 블랙헤드가 제거되지 않았다면 대단한 클레임 사유가 됩니다. 이 또한 문화적 차이인데 지금도 잊을 수 없는 에피소드가 하나 있습니다. 바로 외국 대사 부인의 클레임이었습니다.

제가 없는 사이에 관리를 받고 돌아간 그녀로부터 전화가 왔습니다. "당신네 숍에 완전히 실망입니다. 모공의 블랙헤드가 하나도 안 빠졌어요." 그들은 스킨케어를 자주 받지 않기 때문에 블랙헤드 관리가 잘 안 되면 당연히 화를 냅니다. 스파도 스킨케어도 문화가 있다는 것을 깨닫는 계기였습니다.

문화적 차이는 또 있습니다. 프랑스 여성들은 색소침착에 대해 한국 여성들처럼 민감하지 않습니다. 주근깨 등 색소침착의 문제가 많지만 그보다 태닝이 더 중요하기 때문이지요. 그보다는 얼굴의 털이 고민인 사람들이라 페이스 왁싱face waxing이 매우 중요합니다.

색소침착은 동양권의 여성들에게는 미용의 문제이지만, 서양 여성들에게는 번burn이 일어난 후 피부암에 대한 우려로 인식해야 합니다. 물론 프랑스인과 같은 라틴 계열 민족에게는 흑색종이 큰 문제가 되지 않지만, 일부 백인들에게는 심각한 문제입니다.

색소침착을 피할 길이 없는 것은 아닙니다. 자신의 피부를 잘 알고 색소침착을 일으킬 수 있는 환경을 최소화하면 됩니다. 보습도가 높은 물광 피부는 색소침착이 없습니다. 보습이 잘 되어 있고 노화 각질이 없다면 좋은 환경입니다.

이미 형성된 색소를 강력한 레이저나 필링 등으로 자극한다면 결과는 복불복입니다. 저는 개인적으로 '안단테 안단테'의 피부 철학을 권합니다.

특히 이미 문제가 생긴 피부는 더욱더 살살 다루어야 합니다. 가벼운 화학 필(글리콜릭산류)로 정기적으로 정확하게 피부를 자극하는 것이 강력한 한 방보다 훨씬 안전합니다.

앞서 호르몬 부분에서 언급했듯이, 임신성 기미는 멜라닌의 양이 워낙 많은 시기에 생긴 것이므로 트리트먼트에도 오랜 시간이 걸립니다. 저의 임상 경험으로 보자면, 임신성 기미를 10년 가지고 있었다면 최소 1년 이상의 꾸준한 '안단테 안단테' 재생 관리가 필요합니다. 꾸준하게 각질 형성 과정(턴오버)을 촉진시키면서 케라틴세포가 건강하게 태어나고 유지되게 해야 합니다. 진했던 기미가 점점 흐려질 수는 있지만 완전히 좋아지는 경우는 흔치 않습니다.

코메도, 여드름, 모공 관리

코메도(코메돈)는 다양한 모습으로 급작스럽게 나타나 당황하게 됩니다. 말 그대로 모공의 반란입니다. 임상적으로 말하자면 지성피부는 피부 트러블이 모공으로 오고, 건성피부는 가려움증으로 시작해 자연적으로 온 얼굴이 뒤집어지는 필링으로 끝이 납니다.

모공의 트러블이나 코메도가 있는 피부에 글리콜릭산 필링 같은 화학 필링을 권하는 이유도 일단 여드름의 끝을 열고, 모공의 문제를 직접적으로 해결해 재생을 촉진하기 위함입니다. 물론 여드름에는 BHA(살리실산) 필링을 더 권합니다. 살리실산은 지용성이어서 여드름을 더 잘 열어주고 AHA보다 깊이 필링이 되어 색소침착에도 더 효과적인 화학 필링입니다.

코메도와 여드름의 차이는 무엇일까요? 코메도는 흔히 여드름 씨라고 말하는데 염증성으로 크게 번지지 않은 좁쌀 여드름으로 보면 됩니다. 여드름은 여드름균$^{propio\ acne}$을 말합니다. 여드름균은 산소의 유무에 관계없이 번식하고 피지를 분해합니다. 지방은 글리세롤과 자유지방산으로 분해되고, 여드름균은 글리세롤인 당만 먹기 때문에 산화된 지방산인 자유지방산이 모공 벽을 상하게 하고 결절과 낭종을 만듭니다.

모공 속에도 피부층이 있기 때문에 각질화 과정이 일어나고 노화 각질은 버려집니다. 그런데 그 각질화 과정보다 3~4배 빠른 효소 반응이 일어나는 경우, 안 그래도 모공에서 빠져나오기 힘든 노화 각질이 모공을 막고 커지게 만드는 모공 비후 현상을 발생시킵니다.

코메도나 여드름은 여드름의 끝부분이 열려 스스로 나오도록 해야 하는데, 철저하게 전문가의 처치 영역입니다. 집에서 스스로 하는 필링 자체가 잠재된 여드름을 더 심하게 만들 수도 있습니다. 여드름을 잡을 자신이 없다면 함부로 필링을 해서는 안 됩니다. 여드름 제거 공식은 헤드를 열고, 자극 없이 적출하고, 소독하고, 재생을 위해 보호하는 것입니다.

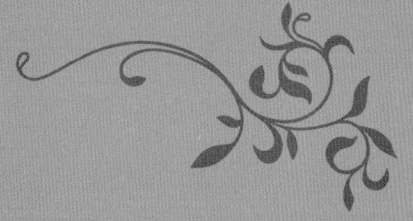

CHAPTER

5

아름다움과 치유를 동시에, 뷰티테라피

국제적 기준에서 뷰티테라피의 영역은 얼굴과 몸 관리face&body care, 왁싱waxing, 각종 테라피, 메이크업, 네일과 페디큐어 등으로 분류됩니다. 헤어 미용을 제외하고 모두 뷰티테라피라는 기능의 영역에 포함됩니다. 국제 기능올림픽에서 그렇게 경기를 치르고 있으니 큰 변화가 없는 한, 뷰티테라피는 이렇게 정의될 것입니다.

처음 테라피를 받는 고객이라면 많이 혼란스러울 수 있습니다. 그다지 친절한 설명이 제공되는 것도 아니고, 친절한 설명이 필요할 때 가격 저항부터 생기니 스파의 문을 열고 들어가기가 쉽지 않지요. 스파의 문턱을 낮추는 일은 테라피 가격을 낮추는 데서 시작되지 않습니다. 스파가 무엇이고 테라피는 무엇이며 추구하는 것은 무엇인지 전반적인 이해를 최우선적으로 제공해야 합니다.

대부분의 스파 메뉴판에는 가격만 적혀 있는데, 그 전에 메뉴판의 프로그램에 대한 자세한 설명이 필요합니다. 그래서 이번 장에서는 뷰티테라피는 무엇이고, 각종 테라피엔 어떤 의미가 있으며, 왜 가격이 저렴해지면 안 되는지, 가성비라는 것이 과연 존

introduction

재하는지에 대해 철저하게 소비자 입장에서 이해할 수 있도록 꾸며보겠습니다.

나이가 들어가면, 여성뿐만 아니라 남성들조차도 거울을 보면서 드는 생각이 있지요. '나도 늙나 보다, 뭔가 해야겠다'라는 것입니다. 그 뭔가를 해야 할 때 전문가로부터 정확한 조언을 듣기를 원하지만 누구를 찾아야 할지, 무엇을 해야 할지 모르는 것이 사실입니다.

홍보나 광고를 보고, 혹은 친구의 소개로 찾게 되는 곳이 스파, 피부과, 성형외과입니다. 우선 이 세 가지를 기능적으로 분류해보겠습니다. 피부나 외모를 관리하는 것이 사치라고 생각하던 시대는 이미 지났습니다. 아름다운 피부, 몸매, 모발 등은 모두 내면의 건강에서 나오는 것임을 경험자들은 알고 있지요.

외부로 표현되는 모든 증상은 건강과 직결되어 있습니다. 이런 인식이 바탕이 되어야 스킨케어가 어떠한 스노비즘도 없이 오직 자신이 책임져야 하는 '자기관리'라는 사실을 이해할 수 있습니다.

Beauty

01 스파와 에스테틱, 혹은 기적과 미학

스파할래요 Shall we spa?

스파의 어원은 벨기에의 지명입니다. 기적의 치유를 하는 샘물이 있는 곳이지요. 즉 스파는 기적을 체험할 수 있는 곳을 의미합니다. 기적의 치유, 전인적인(홀리스틱) 치유가 가능한 곳이 스파입니다. 스파의 문을 열고 들어서는 순간, 따뜻함과 편안함, 쉼의 의미를 느낄 수 있습니다.

어떤 명사가 동사로 사용될 때, 시장이 만들어지고 새로운 문화가 생긴다고 합니다. '스파'라는 단어가 그렇습니다. 지명에서 시작된 이 단어가 '스파할래요 Shall we spa?'처럼 동사로 쓰이면서 스파는 문화가 되었습니다. 선택이 아닌, 건강과 뷰티의 중심에 스파가 있습니다. 술을 마시거나 혹은 다른 쾌락 문화에 빠지는 대신 내 몸을 사랑하고 아끼는 차원에서 스파를 경험해보는 것은 어떨까요?

2000년대에 들어 스킨케어를 하는 모든 곳이 스파라는 명사를 사용합니다. 그런데 스파는 이제 명사로도 동사로도 쓰이는 말이 되었습니다. 마치 구글이라는 포털사이트가 '구글링'이라는 동사로 사용되듯이 말입니다. 선진국 국민의 30% 이상이 스파를 이용한다는 통계가 나올 정도로 현대인들에겐 치유가 절실한지도 모르겠습니다.

스파는 충분한 시간과 여유를 가지고 접근해야 하는 곳입니다. 우리는 몸이 힘들고 피부가 칙칙할 때 우선적으로 누군가의 도움을 받기를 원합니다. 운동도 하나의 대안이지만, 본인의 노력이 90퍼센트 이상 필요한 것이 운동이라면 스파의 모든 테라피는 내 노력보다는 전문가의 노력이 더 많이 요구됩니다. 즉 스파에서는 여러 전문가 집단의 고급화 되고 차별화 된 서비스를 받을 수 있습니다.

스파는 문화입니다. 누구에게나 문화는 중요합니다. 문화의 가치는 경험한 만큼 발현됩니다. 경험하지 않은 문화, 즉 머리로 아는 문화는 문화가 아닙니다.

스파를 경험하기 위해 이해해야 하는 단어들이 있습니다. 우선 #에스테틱입니다. 에스테틱이라는 말은 #미학을 의미합니다. 프랑스를 비롯한 유럽에서 많이 사용했고 지금도 사용하고 있습니다. 정확히 이야기하자면 에스테틱은 모든 뷰티테라피와 헬스 테라피의 바탕에 깔린 철학을 의미합니다.

프랑스 사람들의 미학에 대한 욕구는 어마어마합니다. 흔히 미학은 모든 학문의 우위에 있다고 합니다. 아름다움의 가치가 그만큼 중요하다는 말이겠지요. 요리에도 미학이 적용되고 패션에도 미학이 적용됩니다. 순수 학문에만 미학이 적용되는 것이 아닙니다. 그러므로 뷰티를 에스테틱이라 부른 프랑스인들의 사고에는 '뷰티가 갖는 몸과 마음의 전인적인 힐링'에 대한 가치가 전제되어 있다고 봅니다.

뷰티가 사치일까?

프랑스에서는 피부 미용, 스킨케어, 뷰티테라피를 '에스테틱'이라 부릅니다. 화장품과 스킨케어 시장을 주도해온 프랑스가 왜 유독 스킨케어에 에스테틱이라는 말을 사용해왔는지를 이해해야 합니다. 아름다움에 대한 추구를 평가절하하지 않겠다는 의지입니다. 그리고 에스테틱을 직업으로 가진 사람을 '에스테티션'이라고 칭해 왔습니다. 독보적이고 완벽한 가치를 갖는 직업입니다.

단순히 마사지를 하고 제품을 사용해서 스킨케어를 하는 사람들이 아니라 사람의 육체와 영혼을 어루만져 미학의 극치를 실현한다는 의미인 만큼, 이 서비스를 받는 사람들의 아름다움에 대한 가치까지 통합하는 단어이지요. 결코 돈이 있고 여유가 있는 사람만이 혜택을 받는 스노비즘이 아닙니다.

사람들은 자신만의 삶의 가치를 추구합니다. 아름다움과 건강에 대한 가치를 최우선으로 생각하는 사람들의 미학적 추구를 누구도 평가절하할 수 없습니다.

돈이 있든 없든 상관없습니다. 명품의 가치는 비싼 가격에서 오는 것이 아니라 그 명품을 만든 장인과 브랜드, 그리고 그것을 가치 있게 여기는 소비자들이 다 함께 지켜나가는 문화의 자존심입니다. 자신의 외모를 미학적으로 만들겠다는 에스테틱이 어원을 이해하면, 심신의 안정과 건강이 빛나고 아름다운 피부로 발현되는 과정이 비로소 보일 것입니다. 이 또한 프랑스인들의 아름다움에 대한 자존심입니다.

이러한 에스테틱을 업으로 하는 곳을 프랑스에서는 '뷰티살롱'이라 했습니다. 살롱Salon의 의미를 살펴보면 프랑스의 문화를 엿볼 수 있습니다. 같은 취향과 취미를 갖는 사람들이 모여 문화적 교제를 하는 곳을 살롱이라 했습니다. 살롱 문화를 이해하지 못하면 프랑스 귀족 문화를 이해할 수 없지요. 그런 이유에서 뷰티를 살롱 문화와 연결하는 뷰티살롱이 탄생하게 된 것입니다.

뷰티살롱이란 뷰티에 대한 관심과 취향이 같은 사람이 교제하는 곳이라 할 수 있습니다. 요즈음으로 치면, SNS 상의 개인 방송이나 어플이 될 것입니다. 그룹도 그런 의미가 있겠지요. 미용은 이러한 살롱 문화를 이룰 수밖에 없는 분야입니다. 누구나 예뻐지고 싶고 건강하고 싶고 날씬해지기를 원하기 때문이지요.

한 가지 관심사가 이렇게 확장성을 갖기도 힘들지 않겠는지요. 연예인의 헤어스타일, 화장법, 스타일링 등이 초유의 관심사가 되는 이유도 아름다움에 대한 욕구 때문입니다. 사회적으로 신분을 상승시키기는 정말 어렵지만, 건강과 뷰티는 노력 여하에 따라 얼마든지 가질 수 있는 가치이기 때문입니다.

스파 테라피는 치유이자 힐링

유럽의 스파는 변하고 있습니다. 고풍스러운 옛 성을 스파로 개조하여 #클리니스파라 이름 짓고 진단부터 처방까지 모든 것이 이루어지고 있습니다. 보통 반나절짜리 프로그램 3일 정도를 이용하는 데 약 2,000유로 정도를 지불하고 안티에이징을 위한 의료적, 비의료적, 그리고 서양적, 동양적 치료와 테라피를 받게 됩니다.

의사는 혈액검사 등으로 산화도나 질병 유무를 검사하고 그 결과를 바탕으로 통합의학으로 접근하는 전인적인 케어를 진행하는 것입니다. 의사와 물리치료사, 뷰티테라피스트, 기공치료사, 운동치료사, 한의사까지 총 동원되어 맞춤형 뷰티·의료 서비스가 펼쳐집니다.

미래에는 이런 모습일 거라고 제가 상상했던 스파가 이미 유럽에서 현실이 되고 있습니다. 우리나라도 물 맑고 경치 좋은 곳에 이런 의료시설들이 이미 들어서고 있습니다. 뷰티가 함께하는 **#휴양의학**입니다.

환자가 아닌 고객으로서 자신의 건강을 미리 진단하고 예방의학을 이용해 웰에이징을 실천하는 것입니다. 여기에 유전자 검사가 동시에 진행되어 노화나 질병에 미리 대처합니다. 병을 예방하고 그에 맞는 개인 맞춤형 의료 코디네이팅이 적용되는 시대입니다. 이제 스파가 마사지 받는 곳이라는 인식에서 벗어나 질 좋고 다양한 라이프스타일 서비스를 받을 수 있는 시대, 뷰티와 건강이 하나인 시대에 우리가 살고 있는 것입니다.

에스테틱이나 뷰티살롱이라 불리는 현대의 스파에서는 무슨 일이 일어나고 있을까요? 테라피는 대체 무엇이길래 온갖 것들에 테라피란 이름을 붙일까요? 이제 그 테라피의 세계로 들어가 보겠습니다. 테라피는 치료·치유의 의미를 내포하는, 그래서 스파에 가장 잘 어울리는 말입니다. 즉 스파에서 이루어지는 모든 행위가 테라피입니다.

테라피는 기능으로 이해하면 될 것 같습니다. 마사지를 비롯하여 운동 테라피, 뷰티테라피, 푸드 테라피, 피지오 테라피 등 다양한 콘셉의 테라피가 한 곳에 모여 있다면 좋겠지요. 바로 스파가 그런 곳입니다. 말만 갖다 붙이는 것이 아니라 진정성 있게 테라피가 이루어져야 합니다. 지금부터 소비자들이 많이 경험하고 있는 테라피 위주로 소개해보겠습니다.

Beauty

02 무궁무진한 뷰티테라피의 세계

아로마 테라피: 치유, 디톡스, 밸런싱

아로마 테라피는 원래 프랑스에서 시작되어 전 세계적으로 그 맥을 이어왔습니다. 허브에서 추출한 에센셜 오일을 사용해 발향, 흡입을 포함한 다양한 테라피로 발전을 거듭해온 것입니다. 아로마란 향을 뜻하므로 아로마 테라피는 '향 치료법'으로 이해하시면 되겠습니다. 아로마 오일은 반드시 허브(약용식물)에서 추출해야 합니다. 허브가 가지고 있는 고유의 향이 치료 효능이 있기 때문입니다.

아로마 에센셜 오일을 훈증요법으로 흡입하거나 피부에 적용하여 다양한 치료 효과를 얻게 됩니다. 가장 흔한 방법은 발향요법인데, 아로마 향의 분자가 코를 통해 폐포에 영향을 미치게 되는 것입니다. 발향을 통하여 심신의 안정과 여러 증상이 개선 효과를 누리는 것으로, 이비인후과나 한의원에서 호흡기 치료를 할 때 자주 접하셨을 것입니다.

발향 다음으로 가장 흔한 예가 오일 마사지입니다. 에센셜 오일을 피부에 직접 접촉하면 너무 강해서 위험할 수 있습니다. 자연에서 유래한 것이기는 하나 수많은 화학성분, 특히 페놀phenol 계통의 성분들이 함유되어 있어 피부에 번burn을 일으킬 수 있기 때문이지요. 그래서 오일 마사지를 피부에 적용할 때는 캐리어 오일(순수한 식물성 오일로 정제를 여러 번 잘하는 것은 필수입니다)에 블렌딩해서 사용합니다.

개인적으로 제가 테라피를 할 때 가장 많이 의심하는 재료가 오일입니다. 캐리어 오일뿐만 아니라 아로마 에센셜까지 오일에 있어서만큼은 그 원산지와 정제의 정도, 오염의 정도, 그리고 용기와 용량까지 꼼꼼하게 확인합니다. 오일이 피부로 흡수되기 때문이고, 산화된 오일이 워낙 많기 때문입니다.

아로마 테라피는 테라피라는 이름이 붙을 정도로 치유 효과가 뛰어난데 그것은 허브 에센셜 오일이 갖는 **#양자물리학적 #진동에너지** 덕분입니다. 그 진동의 세기에 따라 필요한 곳에 필요한 치유를 하는 것입니다. 즉 자연의 힘인 것이지요. 심리적 검사 방법이나 체질 등에 맞추어 사용하는 것이 가장 중요합니다. 모든 허브식물에는 고유 정보가 있다고 합니다. 각각의 정보에 따라 필요한 치유를 하는 것입니다. 향이 없으면 허브가 아닙니다. 단지 좋은 식물이라 하여 허브라고 하지는 않습니다. 허브는 그렇게 에센셜 오일의 향으로 자신의 존재감을 드러냅니다.

아로마 테라피의 본고장인 유럽에서는 아로마 에센셜 오일로 **#오링테스트**를 합니다(**#펜듈럼**을 사용하기도 합니다). 특별한 용도를 위한 것이 아니라면, 적정하게 블렌딩이 되어 있는 완제품을 사용하는 것이 좋습니다.

스파에서 아로마 테라피를 받을 때는 좋은 아로마를 사용하는지 점검해야 하고, 적어도 내게 맞는 아로마가 어떤 것인지 알려줄 수 있는 전문가를 만나야 합니다. 잘 쓰면 약이 되고 잘못 쓰면 독이 될 수도 있으므로 무조건 전문 지식을 가지고 있는 #아로테라피스트에게 맡겨야 합니다.

아로마 테라피의 원료와 용법

아로마 에센셜을 추출하는 모든 허브는(허브여야만 향이 있기 때문입니다) 원산지가 가장 중요합니다. 제일 먼저 원산지를 확인하고 그 다음에는 정제가 얼마나 잘 되었는지 확인해야 합니다.

라벤더 오일의 원산지로 가장 적합한 기후와 풍토를 가진 곳은 프랑스입니다. 오일은 그 지역 에너지의 총체입니다. 카모마일은 이탈리아와 독일 제품을 가장 많이 사용합니다. 아로마에 사용되는 허브의 원산지, 제조 회사에 대한 신뢰도를 반드시 따져봐야 합니다.

보통 가격을 보고 품질을 추정하기도 합니다. 아로마 에센셜은 고품질의 제품을 선택하는 것이 매우 중요합니다. 아로마 에센셜 오일이 여과 없이 혈관까지 침투하는 데 약 30분 정도밖에 걸리지 않기 때문이지요. 이런 관점에서 본다면 아무 오일이나 구입해서 마구 사용하는 것이 얼마나 위험한지 알 수 있겠지요?

아로마 테라피의 가격은 전문 브랜드의 고급 아로마 제품을 조화롭게 사용하는가 아닌가에 따라 결정됩니다. 단순하게 아로마 블렌딩 오일로 마사지하는 것은 제대로 된 아로마 테라피 프로그램이라 할 수 없습니다. 7가지 차크라의 상태를 진단하고 적절한 아로마를 선택하여 테라피 할 수 있는 전문가를 만난다면, 진정 홀리스틱(전인적, 몸과 마음을 영혼을 아우르는) 힐링을 체험할 수 있습니다.

일반 소비자가 아로마 에센셜 오일의 정제도를 체크하는 방법을 알려 드리겠습니다. 흰색 종이 위에 오일을 떨어뜨려 번짐이 깨끗한지 보는 것입니다. 얼룩이 지면 정제가 잘 되지 않은 것이지요. 또한 아로마를 떨어뜨릴 때 #드라퍼의 기능을 봅니다. 보통 탑노트가 강한 아로마는 드라퍼의 구멍이 좀 큽니다. 로즈나 재스민 같이 추출이 힘든 값비싼 오일은 아주 천천히 떨어지도록 설계되어 있는 것이 정답입니다.

스파에서는 콜드 래핑이나 기타 래핑용으로 아로마 테라피를 응용하기도 합니다. 부드러운 탄력붕대로 감싸서 피부에 적용하는 방법으로 차게도 따뜻하게도 할 수 있습니다. 수용성으로 농도를 아주 약하게 하여 테라피 할 때, 매질로는 보통 고급 솔트를 사용합니다. 피부 탄력, 림프순환, 정맥순환에 도움이 될 수 있는 오일들로 블렌딩이 되어 있습니다.

아로마 에센셜 오일은 혈관까지 약 30분이면 도달하는 것으로 알려져 있습니다. 소변으로 해당 성분이 검출되는 시간이 그렇습니다. 그렇기 때문에 절대적으로 고품질 오일을 선택해야 합니다. 품질이 떨어진다는 것은 불순물이 많이 섞여 있다는 의미입니다. 아로마 에센셜 오일은 원산지가 중요합니다. 그 이유는 허브가 가지고 있는 고유의 정보 때문입니다. 원산지는 족보에 가까운 것입니다. 아로마 에센셜 오일 단품을 '싱글 오일'이라 하는데 절대로 일반 소비자가 그냥 골라서 사거나 전문가의 조언 없이 막 사용하는 일반 화장품이 아닙니다. 반드시 아로마 전문가를 통하여 구입하고 사용해야 하는 절대적인 프로페셔널 제품입니다.

가정에서는 발향 이외에 아로마 수욕을 하는 방법과 공기 정화 스프레이를 하는 방법이 있습니다. 발향의 경우, 전기 발향기에 온도를 높여(캔들 사용) 은은하게 효과를 보는 방법을 씁니다. 주로 잠자기 전이나 공부할 때 집중력 향상을 위해 사용됩니다. 불면증에는 '마조람'이 아주 좋고 집중력을 높이는 데는 '버가못' 같은 에센셜 오일이 좋습니다. 명상을 할 때는 '샌달우드'나 '시더우드' '파촐리' 같은 나무나 흙냄새가 나는 무거운 향이 좋습니다. 스프레이를 할 때는 '페퍼민트'나 '레몬' '유칼립투스' 같은 향을 사용하면 공기 정화에 특효를 볼 수 있습니다.

입욕을 할 때는 보통 1인용 욕조에(반신욕 기준) 라벤더 8방울 정도를 사용하면 가장 좋습니다. 입욕할 때 라벤더를 권하는 이유는 에션셜이 주는 수딩(진정) 효과도 물론 있지만, 워낙 많은 양을 사용해야 하니 가격적으로도 저렴하기 때문입니다.

아로마 에센셜 오일은 지용성이기 때문에 물에 녹지 않아, 천연 솔트나 알코올에 섞어서 사용해야 합니다. 우유나 보드카도 좋고, 알코올에 녹으니 청주나 포도주도 괜찮습니다. 솔트에 블렌딩할 때는 솔트 두 큰 술에 아로마 8방울 정도가 적당합니다. 하지만 되도록이면 수욕의 기능과 효과에 맞게 블렌딩된 완제품을 사용할 것을 권합니다.

아로마 테라피의 용법

1. 발향
2. 공기정화용 스프레이
3. 입욕법(수욕)
4. 블렌딩 오일을 이용한 마사지 테라피
5. 각종 래핑

자연의 선물, 딸라소 테라피: 항산화, 디톡스, 슬리밍

어릴 적 엄마는 여름이면 항상 해수욕장에 데려갔습니다. 엄마는 오랫동안 라디오 방송의 건강 관련 프로그램 PD와 작가로 일하셨는데, 건강에 관련해서는 박사라고 할 만큼 많은 지식을 가지고 계셨습니다. 여름이면 일 년치 건강관리를 바닷가에서 해야 한다며 검게 그을린 피부가 1년을 건강하게 보내는 방법이라고 하셨지요.

지금 생각해보면 피부 보호 기능을 하는 멜라닌에 대해 잘 알고 계셨던 것 같습니다. 아무튼 엄마 덕분에 어린 시절은 큰 질병 없이 건강하게 지낼 수 있었다고 생각합니다.

고대로부터 미지근한 해수에 몸을 담그는 치료법이 있었습니다. 생각해보면 모든 것은 자연에 해답이 있습니다. 물에 녹아 있는 상태의 해수 염분은 미네랄이 피부에 침투할 수 있도록 갈바닉(이온 침투) 효과를 발휘하고, 말려서 소금이 되었을 때는 그 자체가 약이 됩니다. 예로부터 소금은 돈이었습니다. 귀한 것이었지요. 만일 염분이 없다면 딸라소 테라피는 의미가 없습니다.

#해양요법이라고 번역되는 딸라소 테라피는 원래 프랑스가 본고장입니다. 프랑스 사람들은 미역을 잘 먹지 못합니다. 미역은 그들에게 먹는 음식이 아닙니다. 맛도 맛이지만, 해조류는 아무리 좋은 성분이 많이 들어있다 해도 음식으로 섭취했을 때는 흡수가 되지 않는다고 알려져 있기 때문입니다. 흡수되기에는 분자가 아주 크기 때문이겠지요. 대장에서 식이섬유의 역할만 할 뿐, 미네랄이나 영양 물질의 흡수가 어렵다는 단점이 있습니다.

프랑스 사람들은 이 해조류 성분을 아주 잘게 쪼개서 피부에 적용했을 때 효과를 볼 수 있도록 많은 노력을 기울였습니다. 이러한 재료들은 전 세계로 팔려나가 화장품 성분으로 혹은 테라피 재료로 쓰입니다. 심지어 이런 해조류를 그저 아픈 다리나 팔 등에 붙이고 태양을 받으며 해변에서 해수욕을 하는 것만으로도 치료 효과를 경험할 수 있습니다. 프랑스 해안의 딸라소 테라피 센터에서 흔히 보는 광경입니다.

우리나라는 아이를 출산하면 미역국을 먹습니다. 자궁을 수축시키고 혈류를 개선하며 노폐물을 내보내기 위함입니다. 하지만 프랑스 여인들은 임신기간 몸에 적체된 노폐물을 제거하고 테라피를 받기 위해 해변의 딸라소 테라피 센터로 갑니다. 의사의 처방을 받기도 합니다.

딸라소 테라피의 3대 요소

딸라소 테라피의 기본이 되는 3대 요소는 태양, 해수, 해니(해조류 등)입니다. 자외선의 살균 기능과 비타민D 합성 기능, 해수의 염분과 미네랄, 해조류의 미네랄, 이 모든 것들이 조화롭게 면역을 증진시키고 치유의 기적을 이루어내지요.

그런데 바닷가에서 해독을 할 수 없는 상황을 고려해서, 해양 성분을 재료로 해수탕과 팩을 만들어 전신을 케어하는 방법이 스파에서 만날 수 있는 딸라소 테라피입니다.

해수의 미네랄은 그 농도가 어마어마하고 해수가 가지고 있는 염분 덕분에 피부에 밀고 들어가는 효과가 있습니다. 일반적으로 미네랄은 강력한 수분 보유력을 가지고 있으나 분자가 커서 흡수가 어렵습니다. 흡수가 어려운 만큼 피부에 남아 수분을 잡고 있는 역할을 합니다. 하지만 딸라소 테라피의 경우, 염분을 적절히 가지고 있어 음이온을 강력히 발생시키고 전기적으로 미네랄을 이온화 합니다. 딸라소 테라피야말로 최고의 보습, 회춘, 디톡스의 대명사입니다.

 프랑스 딸라소 센터에 가면 해조류를 관절에 감고 모래 위에 누워 있는 사람들의 모습을 자주 보게 되는데, 류마티스 관절염 같은 자가면역질환의 대체요법으로 사용됩니다. 딸라소 테라피의 원료는 앞에서 언급한 대로 거의 프랑스에서 공급됩니다.

 여러분이 잘 알고 있는 건강기능식품의 원료인 **#스피룰리나**도 프랑스에서 전 세계로 공급되는 편입니다. 스피룰리나는 바다 플랑크톤의 먹이로 먹이사슬의 가장 하위에 있습니다. 육지의 담수에 서식하는 클로렐라와 함께 완전체의 영양 물질로 이해하시면 될 것 같습니다.

 이 두 가지는 앞서 언급한 바와 같이 몸안의 중금속을 체외 배출하는 기능, 체내의 환경을 안정적으로 만드는 효능이 있는 것으로 알려져 있습니다.

 딸라소 테라피하면 **#머드**도 빼놓을 수 없습니다. 머드라고 해서 다 같은 품질이 아닙니다. 등급이 있습니다. 프랑스에서는 **#브르타뉴** 지방의 머드가 유명합니다. 2,000년 이상 된 퇴적 머드로 **#팡고머드**라고 부르는데 엄청난 미네랄의 보고입니다. 보통 머드는 카올린 성분이 피지를 흡수하므로 지성피부용으로 알고 있으나, 해양 성분의 보고인 팡고머드는 최적의 피부 환경을 만든다는 점에서 건성이나 악건성 피부에도 적용할 수 있습니다.

 홈에스테틱으로는 시중에서 판매하고 있는 **#사해솔트**나 프랑스의 최고급 **#게랑드솔트**, **#아로마솔트**를 사용해서 입욕을 하는 것이 좋습니다. 솔트가 함유되어 있는 각질제거제를 사용하는 것도 좋은 방법입니다. 다만 아주 부드러워야 합니다. 딸라소 성분이 들어 있는 기초화장품은 거의 강력한 보습과 항산화에 도움이 되고, 입욕제나 보디용 제품은 대체로 디톡스와 슬리밍에 도움이 됩니다. 고민하고 생각할 필요 없는 자연의 선물인 만큼 마음껏 즐기셔도 됩니다.

주요 성분인 #알개의 경우, 갈조류의 특징인 평활근(수의근과는 달리 자율신경으로 움직이는 내장근, 림프 등을 말합니다)의 강온작용으로 뛰어난 디톡스 기능을 합니다. 또한 엄청난 미네랄이 중금속을 체외로 배출시켜줍니다.

슬리밍 효과는 해조류가 갖고 있는 **#요오드**의 기능 때문입니다. 요오드는 아드레날린과 비슷하게 작용하여 지방을 분해하는 성분입니다. 특별히 운동을 하지 않아도 지방 분해의 효과가 있습니다. 스파에서의 딸라소 테라피 관리를 통해 실제로 슬리밍 효과가 있다는 것이 입증되었습니다. 마사지로 지방이 분해되는 것은 아닙니다. 일부 도움이 될 수 있습니다만, 마사지는 디톡스와 셀룰라이트 분해에 효과적인 것입니다.

반면에 염분이 들어 있는 딸라소 테라피 제품들은 반드시 그 양을 지켜야 합니다. 염도가 지나치게 높으면 오히려 세포의 탈수를 일으키거나 피부를 건조하게 만들기도 하기 때문입니다. 제품설명서에 적힌 대로 적정한 양을 사용하시면 됩니다.

솔트(소금)는 그 자체가 미네랄 덩어리입니다. 또한 순간적으로 삽투압을 일으켜 표층의 과수분을 체외로 배출시킵니다. 부종 관리에 솔트만큼 좋은 방법은 없겠으나 주의를 요합니다. 정량을 지켜야 하고, 스크럽을 할 때는 솔드의 입자 크기에 신경을 써야 합니다.

민감하고 얇은 피부를 솔트로 문지르면서 각질층에 스크래치를 내는 경우가 허다합니다. 그래서 먹는 소금은 입자가 큰 것을 선호하지만 테라피용으로는 반드시 고운 입자를 사용해야 하고, 그 입자의 크기나 고운 정도에 따라 가격이 정해질 정도입니다. 알칼리 반응으로 피부 침투도 용이하기 때문에 더더욱 정제가 잘되고 고운 솔트를 사용합니다.

대표적인 최상급 솔트는 #게랑드 지역에서 나옵니다. 게랑드솔트에 아로마를 입히기도 하고 컬러를 입혀 테라피용으로 만듭니다. 프랑스는 최고의 쉐프들이 자신의 요리에 게랑드솔트를 사용합니다.

게랑드솔트의 그 부드러운 입자는 상상을 초월합니다. 뷰티테라피가 예술이라고 생각되는 순간은 바로 이런 고급 재료를 사용하여 고객을 케어할 때입니다.

스파에서 딸라소 테라피를 만나실 때는 반드시 전반적인 프로그램의 원칙을 준수하는지 살펴봐야 합니다. 처음부터 끝까지 딸라소 테라피 전문 프로그램으로 관리를 받는다면 절대로 저렴한 비용으로 가능하지 않습니다. 가격이 너무 싸다면 제대로 조율된 디톡싱 테라피를 하는 것이 아니기 때문이지요.

보통 딸라소 테라피 프로그램은 보디 관리라 할지라도 클렌징, 각질 제거가 선행되어야 합니다. 그래야 에센스나 크림, 마스크의 침투력을 극대화하여 슬리밍과 디톡스 효과를 볼 수 있기 때문입니다.

딸라소 테라피의 이모저모

외국에서도 스파 프로그램 중 딸라소 테라피의 가격은 절대적으로 고가입니다. 재료의 선별이 중요하기 때문이지요. 딸라소 테라피나 아로마 테라피처럼 최고급 재료를 사용하는 관리가 저렴할 수는 없습니다. 일반적인 마사지와 다르다는 것을 알고 있어야 합니다. 모든 테라피의 가격은 결국 시간과 그에 따른 특수한 테크닉, 그리고 사용하는 제품의 수준으로 결정됩니다.

1. 입욕제로 사용

최고의 딸라소 테라피는 역시 입욕으로, 제품 회사에서 사용하라는 정량을 사용하는 것이 가장 중요합니다. 보통 1인용 욕조 기준으로 한 큰 술 정도를 사용하라고 하는데, 아로마의 용해제로 솔트를 함께 사용하기도 합니다.

2. 각질제거제로 사용

솔트의 입자가 정말 중요합니다. 입자가 크면 클수록 각질층에 상처를 내기 때문에 부드러운 입자를 사용하고 역시 정량을 지켜야 합니다. 염분이 있으므로 초과 사용 시 오히려 탈수를 일으켜 피부가 건조해질 수 있기 때문입니다.

3. 익스트랙트 앰플로 사용

응축된 딸라소 테라피 성분이 들어 있는 앰플은 주로 바디용으로 사용합니다. 국소적 지방 분해와 드레니지(독소 배출), 피부의 강력한 보습, 안티 셀룰라이트 효과를 볼 수 있습니다.

4. 마스크로 사용

머드 계열(팡고머드 등)에 민트 성분을 추가하거나 순간적으로 거품이 나도록 만들어진 마스크들이 있습니다. 머드는 미네랄의 보고이다 보니 건성, 지성 할 것 없이 모든 피부의 수분 환경을 조절해줍니다. 수많은 마스크 중 내 피부에 딱 맞는 마스크를 찾을 수 없다면 머드 마스크를 사용하면 됩니다. 건성피부는 머드 마스크를 피해야 한다는 이론은 카올린류에 해당하는 것입니다. 딸라소 테라피의 고급 머드 마스크, 특히 팡고 마스크의 경우 건성피부에도 아주 좋습니다.

5. 각종 래핑으로 사용

전신 머드 마스크로부터 부드러운 탄력붕대에 제품을 적셔 사용하는 밴디지 요법까지 전문 스파에서 받을 수 있는 고급 테라피입니다.

6. 페이스용 오일, 마사지용 오일로 사용

해조류의 성분인 알개에서 추출하는 오일은 그 자체로 슬리밍 효과가 탁월하고 부종 및 피부 개선 효과가 좋습니다. 일반 오일과 달리 목적을 위해 사용해야 합니다. 오일이지만 추출물이기 때문에 고기능 에센스라고 이해하시면 됩니다.

사운드(퀀텀) 테라피

비트가 강하지 않은 부드러운 음악을 많이 들으면 예뻐집니다.
개인적으로는 가장 미래지향적이면서도 세포 레벨까지 영향을 줄 수 있는 대단한 테라피라고 믿고 있습니다. 음악에서 음파만 분리해 인체에 적용함으로써, 각 장기에 적절한 에너지를 공명시키는 음파 테라피라고 하면 이해가 쉬울 것입니다. 지금 스파에는 #크리스탈_싱잉볼부터 양자물리학을 적용한 다양한 퀀텀 테라피 기기까지 무궁무진한 미래가 펼쳐져 있습니다. 그냥 소리를 통하여 전달되는 진동만으로도 차크라를 울려 세포를 깨어나게 하는 것입니다.

우리 몸에는 8헤르츠 정도의 생체전기가 흐릅니다. 세포는 끊임없이 전자를 이동하며 움직입니다. 이런 생체전기를 활용해 세포의 공명을 유도하는 사운드 테라피는 질병 치료는 물론이고 신체의 에너지 장에 균형을 맞춰주어 홀리스틱 케어를 가능하게 합니다.

음파 진동은 우리 몸의 세포를 움직여주고 뇌신경 세포를 활성화시킵니다. 우리가 눈으로 볼 수 없는 진동을 세포가 감지하는 것이므로, 그 효과는 부종의 완화나 피부 정화와 안정 등으로 체험할 수 있습니다.

사운드 테라피를 일상에서 적용할 수 있는 방법이 있습니다. 바로 음악입니다. 음악을 많이 들으면 예뻐진다는 것은 어떤 의미일까요? 우선 음악을 장르별로 다 좋아하고 즐겨 들어야 한다는 것을 전제로, 음악이 주는 힐링을 사운드로 이해해볼 필요가 있습니다.

심리적으로 불안하고 스트레스가 많은 학창시절에 즐겨듣는 것은 대부분 비트가 강한 음악인데, 이런 음악은 강한 사운드로 뇌를 자극합니다. 세포가 소리에 반응하는 것은 진동 에너지의 강력한 파워로 스트레스를 이기려는 몸의 반응이라 할 수 있습니다. 사랑에 빠진 사람들은 감미로운 음악으로 감정을 연장하고 싶어 합니다. 슬픈 사연이 있는 사람은 슬픈 가사와 신율에 감정을 이입합니다. 음악은 세포를 진동시키고 우리 몸에 에너지를 공급합니다.

　악기를 예로 들어보겠습니다. 현악기 중에서 저음을 내는 첼로는 차크라 중에서도 1, 2차크라를 자극합니다. 비올라는 3, 4차크라를, 바이올린은 5, 6, 7차크라를 자극하지요. 바리톤의 음색은 중저음이므로 하부 차크라를, 테너는 가슴 부분의 차크라를, 여성 소프라노는 상부 차크라를 자극합니다.

　모든 악기 중에서 차크라를 가장 깊이 자극하는 악기는 오르간입니다. 파이프 오르간의 진동 에너지는 세포와 차크라를 넘어 영혼을 자극하는 사운드입니다. 성당이나 교회에서 피아노 반주보다 파이프 오르간 반주를 선호하는 것도 그런 이유일 것입니다.

　파이프 오르간 연주는 존재를 상징하는 1차크라를 강력히 자극하여 자신에 대한 존재 의식을 북돋워줍니다. 1차크라가 울리면서 온몸의 다른 차크라들을 진동하게 하는 것이지요. 종교가 없는 사람도 성당이나 교회에서 오르간 연주를 들을 때면 온몸의 차크라가 깨어나면서 성스럽고 전인적인 울림을 체험하게 됩니다. 얼굴에는 평안이, 몸에는 균형이 찾아옵니다. 이것이 사운드 테라피의 실체이며 기적입니다. 세포는 끊임없이 공명하기 때문입니다.

　우리 몸의 에너지 장이 가지고 있는 각각의 오라는 컬러나 소리, 그리고 강력한 회오리로 표현되기도 합니다. 만일 이 7가지 차크라가 골고루 깨어 움직인다면 피부나 외모를 넘어선 아름다움을 가질 수 있습니다. 영혼까지 영향을 미치게 되어 자존감이 충만한, 영육을 아우르는 아름다움을 깨어나게 하는 것입니다.

　아름다워지고 싶다면 다양한 악기로 소리를 내는 음악, 낮은 음부터 높은 음까지 골고루 조화롭게 만들어진 음악을 자주 들으며 내 몸의 차크라를 깨워보세요.

빛의 힐링, 컬러 테라피

인생을 라이프스타일이라는 개념으로 본다면, 사람이 가장 쉽고 편하게 건강을 관리할 수 있는 방법이 바로 컬러 테라피라고 할 수 있습니다. 신이 천지를 창조하면서 '빛이 있으라' 하셨고 빛이 우리에게 왔습니다. 만일 빛이 없다면 어둠도 없을 것이니 필요충분조건이라 할 수 있습니다. 컬러 테라피는 동서양을 막론하고 가장 흔히 사용되는 전인적인 테라피입니다. 스파에서 가장 많이 사용하는 컬러 테라피는 인도의 아유르베다에서 말하는 차크라를 케어하는 것입니다. 이번 책에서는 컬러의 심리학적 접근은 제외하도록 하겠습니다.

아유르베다의 차크라

차크라는 우리 몸의 에너지 센터로 볼 수 있습니다. #프라나(절대적 에너지)를 받아들이고 분배하는 역할을 하는 것이지요. 우리 몸의 진동을 조절하고 분배하는 에너지 센터로 이해하시면 됩니다. 차크라는 88,000개 정도가 된다고 하는데 일반적으로 척추를 따라 존재하는 7개의 차크라가 가장 중요한 기능을 수행합니다. 누구나 한번쯤은 들어보았을 차크라는 그 에너지가 두정부에서 항문까지 척추를 따라 방사됩니다. 또 몸통으로 보면 이마, 목, 가슴, 복부 기저부에서 앞쪽으로 방사되는 것입니다.

산스크리트어로 바퀴라는 뜻을 가진 '차크라'는 끊임없이 회전하는데,

일정한 회전 방향이 있습니다. 기저부에서는 남성은 오른쪽, 여성은 왼쪽으로 돕니다. 가슴부에 와서는 여성이 오른쪽, 남성이 왼쪽으로 돈다고 합니다. 즉 인체의 에너지는 모든 방향으로 회전합니다.

중국에서는 #기를 #양과 #음으로 표현합니다. 동양인이라면 철이 들기 시작하면서 누구나 체득하게 되는 것이 이 기의 존재인데, 서양인들은 이를 에너지라고 표현합니다. 스파에서의 컬러 테라피는 1차크라부터 7차크라까지의 기본 에너지를 컬러로, 소리로, 아로마로, 보석으로 치유하는 것을 말합니다.

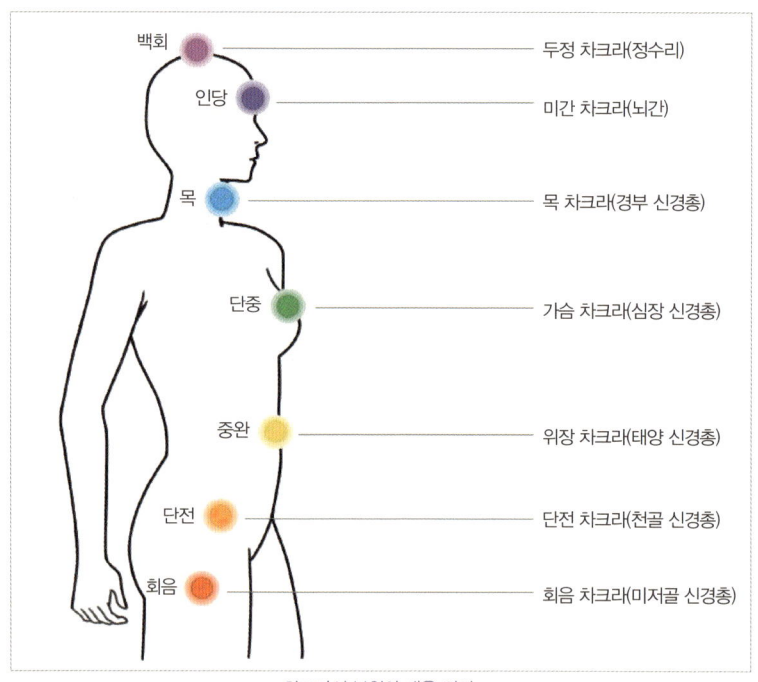

차크라의 부위와 대응 컬러

1차크라 항문과 생식기 사이, 붉은색, 흙에 해당하며 존재의 육체적 의지
2차크라 천골과 연결, 오렌지색, 물에 해당, 존재의 창조적 재생
3차크라 배꼽 바로 위, 노란색과 황금색, 불에 해당, 소화기, 췌장, 림프
4차크라 흉부, 심장, 녹색, 공기에 해당
5차크라 연한 파랑, 목과 목구멍, 청각, 에테르, 갑상선
6차크라 얼굴, 귀, 코, 이마, 제3의 눈, 소뇌, 남색, 감각, 뇌하수체
7차크라 보라색, 흰색과 금색, 대뇌, 송과선, 순수

일상에서 스스로 차크라를 알고 있다면 각자 자신에게 필요한 컬러를 입거나 마시거나 먹으면서 생활 속에서 에너지를 조절할 수 있습니다. 아유르베다의 의학은 기본적으로 생활 속에서 실천할 수 있어야 하는 것인데, 그것은 중국의 한의학도 마찬가지입니다.

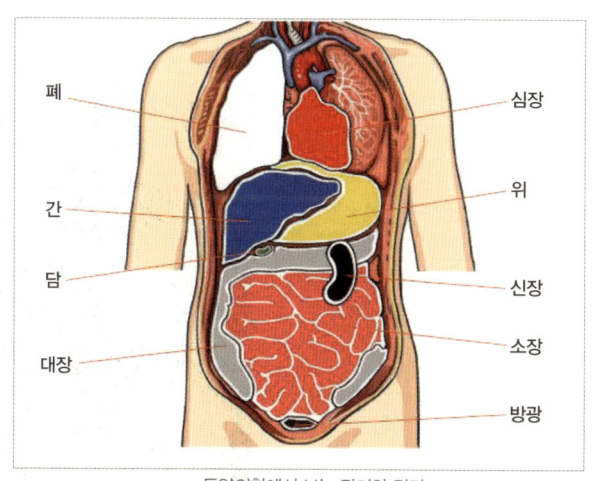

동양의학에서 보는 장기와 컬러

한의학과 컬러

한의학에서도 각 장기의 에너지를 컬러로 표현하고 있습니다. 그래서 어떤 장기의 에너지가 약한 경우 그것을 보호하는 컬러를 입거나 먹거나 하여 보충하는 것입니다.

그림에서 확인하듯이, 차크라와 한의학의 장기 컬러가 상당히 일치하는 것을 볼 수 있습니다. 만일 이 두 가지를 잘 알고 있다면 일상생활에서 에너지를 조절하는 데 큰 도움이 될 것이라 생각합니다. 예를 들어 저는 자궁이나 난소 관련 질병이 있는 고객들에게 일상적으로 붉은색 속옷(팬티)을 입으라고 권합니다. 진동의 에너지를 이해한다면 생활 속에서 이런 실천을 해보는 것이 나쁠 것이 없기 때문입니다.

빛의 파장에 대한 이해

빛을 물리학적으로만 이해한다면, 같은 파장의 빛을 흡수한다고 생각하면 됩니다. 예를 들어 검정색은 빛이 아니므로 빛을 흡수할 수 없습니다. 이와 관련하여 대학원생들에게 과제를 내어준 적이 있는데 놀라운 결과가 나왔습니다.

검은색 비닐에 넣어둔 토마토는 빛을 흡수하지 않아 말랐는데, 붉은색 비닐에 담아둔 토마토는 붉게 잘 익었던 것입니다. 이 한 가지 실험만 봐도, 빛에

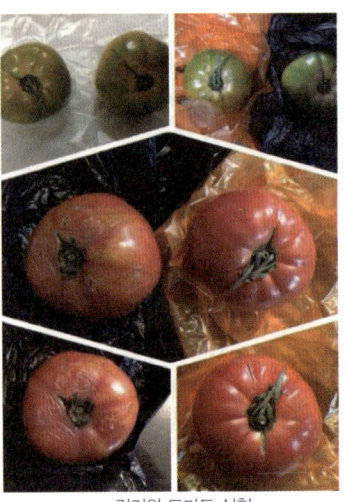

컬러와 토마토 실험

대해 어느 정도 이해가 가능합니다.

  실제로 가시광선, 자외선, 적외선의 파장의 길이를 이해안다면 더 이해가 쉬울 것입니다. 가시광선의 보라색 외측을 #울트라_바이올렛ultra_violet이라 하는 이유도, 적외선을 #인프라레드infrared라고 하는 이유도 이해가 되는 것입니다. 자외선은 파장이 짧아 자극이 큰 반면 소독 효과가 있고, 적외선은 파장이 길어 근육 깊이 침투하는 성질을 가지고 있어 치료의 기능을 합니다.

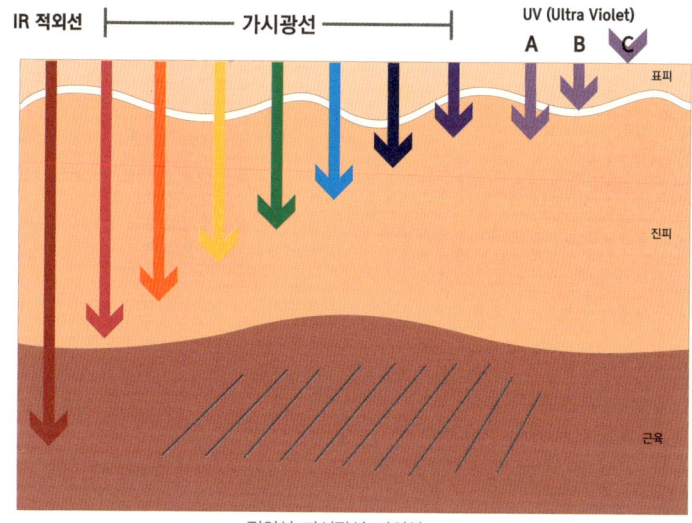

적외선, 가시광선, 자외선

스파에서의 컬러 테라피

  스파에서 사용하는 컬러 테라피 장비는 대체로 고가이며 직접적으로 고객에게 필요한 컬러를 소사照射하는 방식으로 테라피합니다. 스킨케어에 쓰이는 장비는 레드 램프(안티에이징)와 블루 램프(여드름, 진정)입니다. 단순히 램프를 사용하여 빛을 조사하는 것만으로도 진피의 콜라겐을 증가시키거나 표층에서의 진정 기능을 수행합니다.

각종 보석을 사용하는 #보석_테라피도 에너지 컬러 테라피의 영역입니다. 자유자재로 조명의 컬러를 바꿀 수 있는 스마트 조명등을 이용해 필요한 컬러를 몸으로 침투시키는 테라피도 물리학적 컬러 테라피입니다.

체질을 감별하여 그에 맞는 컬러 테라피를 하거나, 컬러 보틀이나 카드를 통한 심리 상담을 진행하여 그에 맞는 컬러를 대입하여 테라피 하는 맞춤 관리도 컬러 테라피스트들을 통해 전문적으로 보급되고 있습니다.

생활 속의 컬러 테라피

생활 속의 치유 방법은 또 있습니다. 강사나 가수 등 직업적으로 목을 많이 사용하는 사람은 푸른색 유리컵에 물을 담아 2~3시간 햇빛에 두었다가 마시는 것이 좋습니다. 물이 파란색 파장(목 차크라)을 흡수하여 에너지가 강해지는 점을 활용할 수 있고, 간을 해독하니 피로감도 해소할 수 있습니다. 누구나 쉽게 실천할 수 있다는 것도 장점입니다. 4상 체질에서는 약한 장기의 컬러를 보완하는 색상의 옷을 입는 것을 권장합니다. 그 컬러의 파장을 흡수하게 하기 위해서이죠.

생활에서 손쉽게 응용할 수 있는 컬러 테라피는 그 밖에도 많이 있습니다. 다리가 붓고 늘 통증이 있다면 순환이 좋지 않고 독소가 있는 것이므로, 역시 짙은 푸른색이나 주황색 옷을 입거나 그런 음식을 섭취하는 것입니다.

과일도 색이 진할수록 항산화와 치유 기능이 강합니다. 노랗고 붉은 과일은 신맛이 적고 단맛이 강하며 소화에 도움이 됩니다. 푸른 과일은 신맛이 강하거나 떫은맛이 있습니다. 잘 알고 계시듯이 멜라닌 성분인 오징어 먹물 역시 약용 효과가 뛰어납니다. 생활 속의 컬러 테라피, 당장 실천해보시기 바랍니다.

Beauty

03 홀리스틱 케어의 시대

몸의 힐링, 정신의 힐링

다른 어떤 내용보다도 다양한 테라피를 설명하는 부분에서 저 스스로 힐링이 되고 있음을 느낍니다. 어제는 아주 소중한 후배를 만났습니다. 몸과 마음의 고통으로 힘들어하는 그녀에게 맛있는 음식을 사주고 제가 잘할 수 있는 일, 즉 테라피를 선물로 주었습니다. 그러면서 저는 '몸이 힐링되었을 때 정신도 힐링되기를 바란다'라고 말했지요. 식사 후 테라피를 받고 나온 그녀가 제게 감동적인 눈빛으로 이렇게 말했습니다. "선배님, 정말 힐링이 되었어요." 정말 힐링이 된 듯 분위기가 달라진 그녀의 모습에 제 자신이 힐링되는 느낌을 강력히 받았습니다. 이것은 분명 신이 주신 선물입니다. 테라피스트인 우리의 손과 영혼으로 누군가의 몸과 마음을 어루만질 수 있는 강력한 달란트를 주신 하나님께 감사드립니다.

홀리스틱 케어란 몸과 마음, 그리고 정신을 어루만진다는 뜻입니다. 몸, 마음, 정신의 건강이 조화로울 때 비로소 완벽한 건강 상태라 할 수 있습니다. 허기란 것 하나만 보아도 그렇습니다. 실제로 혈당이 떨어지고 위가 비어서 느끼는 식욕과 단순히 뇌가 느끼는 가짜 식욕이 있습니다. 이 두 가지가 다 식욕을 일으키게 되는 것을 보면 몸이란 마음과 정신의 혼합체라는 것을 새삼 깨닫게 됩니다.

동서양의 통합, 뷰티테라피

과거 서양의학의 모든 방편은 증상을 약이나 주사로 다스리는 것이었다면, 동양의학은 마음과 정신을 다 만져주어 결과적으로 전인적인 케어를 하는 쪽에 가깝습니다. 스킨케어가 서양적인 것이라면 오장육부의 건강 상태를 반영하는 것이 피부라고 보는 동양의학적 관점이 훨씬 광의적입니다. 그래서 이제는 동·서양의 접근을 통합하는 뷰티테라피라는 말을 사용합니다. 즉 뷰티도 테라피(치유)로 이해되는 시대입니다.

이 세상의 모든 치유 행위 중에서 몸과 마음이 동시에 치유되는 테라피가 과연 얼마나 있을까요? 감동이라는 단어가 왜 터치touch일까요? 결국 사람과 사람 사이의 터치(물리적인 행위)가 화학적인 변화를 일으키고 정신까지 힐링시키는 것입니다. 누군가에 의해 힐링이 된다면, 그 전인적인 효과는 마사지 테라피를 따라갈 것이 없다고 생각합니다.

세상의 가치가 물질적인 것에서 정신적인 것으로 옮겨가고 있습니다. 모든 것은 맥락을 같이합니다. 요가나 #레이키 같은 치료가 서양에서 붐을 일으키고 있다는 사실은 동양적 가치가 선순환하고 있음을 의미합니다.

홀리스틱 테라피는 분명 물리적인 테라피로 시작하여 정신적인 힐링으로 끝나는 가치이며, 스파의 모든 테라피는 바로 이 점에서 놀라운 가치를 갖습니다.

기능적인 미용의학이 발달하면 할수록 뷰티테라피는 더욱더 중요해집니다. 물론 이 책에서는 미용의학도 다룰 것입니다. 결코 무시할 수 없는 뷰티 트렌드이기 때문이지요. 뷰티 매니지먼트를 위한 선택과 습관은 이제 소비자의 몫입니다.

CHAPTER
6

아름다운 체형은
건강한 라이프스타일로부터

introduction

　아파 봐야 인생을 참되게 산다는 말이 있습니다. '건강을 잃으면 다 잃는 것'이라는 사람들의 말을 실감하는 순간이 있었다면, 다 잃을 뻔 했지만 다 얻은 것입니다. 그렇게 아파보았다는 것은 죽음 가까이 다가가 보았다는 의미입니다.

　스파에서 만나는 고객들은 저마다 스토리가 있습니다. 처음 만나는 테라피스트에게 자신의 인생을 얘기하는 분들이 많습니다. 그래서 테라피스트는 몸과 마음을 치유하는 직업인 것은 틀림없습니다. 고객들은 너무나 쉽게 의사도 아닌 테라피스트에게 건강 문제를 털어놓고 의논합니다.

　『림프의 기적』을 출간한 후, 전국 각지에서 건강 문의를 해오는 분들이 많았고, 심지어 책을 사서 읽고 저를 찾아오는 분들도 있었습니다. 20대와 30대, 40대를 거쳐 50대를 살아보니 그렇습니다. 1순위가 바뀝니다. 에너지가 쇠약하니 성공이고 뭐고 몸이 움직이지 않습니다. 그러다 보니 건강 말고 다른 무엇이 소중하겠습니까?

　제가 생각하는 건강에 대해 얘기해보도록 하겠습니다. 우선 건강하다는 말은 몸과 마음 그리고 정신의 상태가 균형 있게 유지되는 것이라 생각합니다. 몸이 건강하지 않으면 마음이 평화로울 수 없고 정신이 온전히 안정적일 수 없습니다. 죽음에 대한 공포, 통증에 대한 두려움, 불확실한 미래에 대한 불안감으로 금방 균형이 깨지고 맙니다. 이 세 가지의 균형을 잘 유지하고 아름다운 몸, 건강한 삶을 살려면 대체 무엇을 해야 할까요?

Beauty

01 라이프스타일의 균형이 답이다

획일적 건강관리에 대한 오해

모든 사람이 같은 에너지를 갖고 있지는 않습니다. 하물며 우리 몸의 장기들도 각각의 에너지가 다릅니다. 심장이 갖는 에너지와 신장이 갖는 에너지 그리고 폐가 갖는 에너지가 다 다릅니다. 수분이라는 한 가지만 놓고 보더라도 피부 각 층마다 목적과 기능에 따라 수분의 양이 다릅니다. 수분과 밀접한 관계가 있는 온도도 마찬가지입니다. 다 제각각입니다. 이 모든 요건이 다 다른데 누구에게나 맞는 획일적인 건강관리 법이 있을 리가 없습니다. 음식, 운동, 영양제까지 모두 개개인의 신체 능력 레벨에 맞추어 진행해야 합니다.

건강한 식단을 유지하며 좋은 음식을 섭취하는 라이프스타일은 어떤 의미를 가질까요? 가족이어도 왜 선호하는 음식이 다를까요? 누구는 민가루 음식이 소화가 잘되고 누구는 그렇지 않고, 매운 음식을 먹으면 땀을 흘리거나 위가 불편한 사람이 있고, 짠 음식을 먹어도 전혀 붓지 않는 사람이 있는데 그건 왜일까요?

우리가 접하는 좋고 나쁜 것에 대한 정보들이 모두에게 해당되는 보편 타당한 것은 아닙니다. 그저 평균값일 뿐이라고 이해하는 것이 좋습니다. 우리가 흔히 '알러지'라고 말하는 증상은 질병이라고 보기 어렵습니다. 누구에게는 건강에 좋은 음식이 누구에게는 심각한 알러지를 유발하기 때문입니다. 평생 복숭아를 못 먹고 사과를 못 먹는 사람도 있습니다.

나를 위한, 나에게 맞는 건강관리

그렇다면 균형 있는 건강관리는 어떤 것일까요? 건강관리란 자신의 신체조건, 체력, 체질, 체형을 되도록 정확하게 아는 것에서 시작됩니다. 매우 흥미롭게도 체질에 따라 체형이 결정되고, 체형을 보면 체질이 예상되기 때문에 이 두 가지만 잘 알고 있어도 건강관리에 큰 도움이 됩니다. 앞으로는 예방의학의 시대가 될 것입니다. 단순히 병을 진단하는 것을 넘어, 취향을 저격하는 맞춤 건강관리를 위하여 다양한 과학적인 방법이 동원될 것입니다.

예를 들어 다리에 모태 근육이 많은 사람은 다리가 부실한 체형에 비해 훨씬 체력이 좋고 건강합니다. 다리에 큰 근육이 발달한 사람과 그렇지 않은 사람의 운동량이나 방법은 달라져야 합니다. 근육이 단단한 사람은 강화 운동보다는 스트레칭 위주의 운동을 하고, 이완은 잘 되는데 근육이 없고 힘이 없다면 천천히 강화 운동을 해야 합니다. 심장이 약한 사람이 심박수를 갑자기 올리는 심한 운동을 하는 것도 치명적일 수 있습니다. 조금만 움직여도 지치는 사람에게 줄넘기 100번을 하라 한다면 그것도 문제가 될 수 있습니다.

예를 들어 매운 음식만 먹으면 한공이 커지고 온몸에 땀이 나는 사람이 있습니다. 아무리 매운 음식이 좋아도 먹지 않는 것이 좋습니다. 너무 땀을 흘려 체온이 내려가기 때문이지요. 아이로니컬하게도 매운 음식을 먹고 몸이 더워지는 게 아니라 땀을 많이 흘림으로써 차가워지는 것입니다.

좋아하는 음식과 자신과 맞는 음식은 다르다는 것을 알아야 합니다. 매운 음식, 짠 음식을 좋아한다고 해서 그 음식이 맞는 체질이 아니라는 것입니다. 이 선호도의 문제, 취향의 문제는 호르몬과 관계가 있고 뇌와도 밀접한 관계가 있습니다. 신경계를 관할하는 뇌의 상태와 음식의 선호도 간에 깊은 관계가 있다고 하는 것은 건강 상태를 점검하는 데도 매우 중요한 조건이 될 수 있습니다. 특히 음식은 기억과 관계가 깊습니다. 어릴 적 엄마가 해주신 음식, 추억이 있는 음식, 먹어본 음식에 대해 선호도를 갖는 것은 너무나 당연합니다.

이번 장에서는 라이프스타일을 통틀어 균형 있는 건강관리를 하고 아름다운 체형을 유지하기 위해 알아야 할 내용들로 채워보겠습니다.

Beauty

02 림프의 기적

물은 내 몸의 정보다

건강이 좋지 않으면 피부는 제일 먼저 어떤 신호를 보낼까요? **#부종**입니다. 늘 얼굴이 부어 있고 푸석푸석합니다. 손발이 부어 있고 관절을 구부릴 때 뻐근하고 통증이 있습니다. 실제로 몸이 무겁다고 느낍니다. 림프로 흘러가서 체외로 배출되어야 할 체액이 고여 있으니 물의 무게로 느낄 수밖에 없습니다. 부종은 우리 몸의 체액, 바탕질의 상태와 관련이 깊습니다. 림프가 처리하지 못하는 단백질은 우리 몸속에서 염증 등 여러 가지 문제를 일으킵니다.

우리 몸의 70퍼센트가 물로 되어 있다는 명제는 많은 것을 의미합니다. 어쩌면 우리는 영원히 이 물에 대한 숙제를 풀며 살아가야 할지도 모릅니다. 몸속 세포 안의 물과 세포 바깥의 물, 혈관을 흐르는 물, 림프를 흐르는 물, 모두 같은 물인데 있는 곳에 따라 구성비가 다르고 각각 다른 이름을 갖고 있습니다. 우리 몸의 표면을 싸고 있는 피부를 벗기고 나면 온통 물이라고 해도 과언이 아닙니다. 특히 뇌의 75~80퍼센트가 물로 이루어져 있습니다. 물론 근육도 물이고 뼈도 물입니다.

물 박사라고 하는 분들의 책은 모두 읽어보았고, 미네랄 환원수와 이온 전환수, 해양심층수, 산소수, 탄산수 등 물에 대한 탐구를 많이 했습니다. 물만 많이 마셨을 뿐인데 건강이 좋아지고 젊어졌다고 하는 기사를 많이 접하면서도 너무나 흔한 이야기이기 때문에 무시하고 지나쳤다면, 지금부터라도 물에 대한 인식을 새롭게 할 필요가 있습니다.

우리 몸에 대한 새로운 접근, 물

개인적으로 물에 관심을 갖기 시작한 것은 2000년도 초반입니다. 특별히 해양심층수에 관심을 갖게 되었는데, 당시는 스파의 개념이 막 도입되던 시기였습니다. 림프 테라피 교육을 하다 보니 자연히 물에 대해 관심을 갖게 되었고 특히 기적의 물, 치유의 물에 대한 관심이 지대할 수밖에 없었습니다. 치유의 힘을 가진 물은 어떤 의미가 있는 것인지, 물이 담고 있는 정보가 과연 존재하는지, 태생적 에너지는 무엇인지 알아보기 시작했습니다.

당시에는 TV에서도 물에 대한 다양한 정보가 쏟아지기 시작할 즈음이었습니다. #미네랄_환원수에 대해 특별한 관심을 가지고 여러 가지 임상실험도 해보았습니다. 예를 들어 당뇨가 심한 엄마를 대상으로 경도 500 이상의 물을 마시게 하고, 1분 후 혈낭 체크를 하고 30분 후 다시 혈낭을 제크하는 실험이었습니다.

저는 마그네슘 환원수의 기적 같은 치유의 힘을 직접 체험한 후, 세포생리학이나 림프 등, 제가 강의하는 내용에서 물의 비중을 높였습니다. 지금까지도 저의 피부 생리 강의에는 물이 차지하는 비중이 높습니다. 물과 미네랄을 이해하지 않고서는 체액, 세포액, 림프를 말할 수 없습니다. 이 물이 어떤 형태로 존재해야 건강을 유지할 수 있는가에 대해 생각하지 않을 수 없는 것입니다.

사람의 몸을 다루는 테라피스트가 가장 먼저 마주해야 하는 질문이 있습니다. 우리 몸은 고체일까요, 액체일까요? 테라피스트가 고객의 몸을 고체로 생각한다면 진정한 고객 맞춤 테라피가 나올 수 없습니다.

저는 인체를 풍선에 비유합니다. 풍선을 불어 물을 가득 집어넣은 상태가 바로 우리의 몸입니다. 뼈를 싸고 있는 골막, 근육을 싸고 있는 근막, 그리고 진피를 싸고 있는 피부, 모두 풍선에 비유할 수 있습니다. 이러한 막들이 없다면 액체인 우리는 기립할 수도, 일정한 부피를 유지할 수도 없습니다.

더 깊이 들어가 보면 단백질이 있습니다. 우리 몸은 전반적으로 단백질의 대사로 유지됩니다. 단백질의 최저 단위인 아미노산은 세 겹의 물 구조에 싸여 있다고 합니다(『생명의 물 우리 몸을 살린다』 김현원 저). 이 세 겹의 물이 회전을 하며 단백질 분자를 지켜내고 있다는 사실을 알게 되면, 결국 체액의 상태와 구조를 잘 유지해야 한다는 사실을 받아들이게 됩니다.

세포막으로 둘러싸인 세포 역시 치밀한 구조의 물로 채워져 있습니다. 세포 안팎으로 물이 있어 세포가 그 부피를 잘 유지하도록 보호해줍니다. 단백질 분자를 세 겹으로 싸고 있는 것도 물이고, 혈관과 림프 안에 흐르는 것도 물입니다. 각각 혈액과 림프액이라 부르지요. 진피에 있는 물은 체액, 세포외액이라고 부릅니다.

이러한 물의 구조가 치밀하고 튼튼하면 세포가 보호되고, 물의 구조가 흐트러지면 활성화가 유발됩니다. 무엇인가가 비정상적으로 활성화된다는 것은 결코 좋은 일이 아닙니다. 암세포가 급작스럽게 활성화되거나 심각한 증상들이 나올 수 있지요. 성인이 되면 물이 단단하게 세포를 감싸서 잘 지켜주는 것이 중요합니다. 그래서 우리는 바탕질이라고 하는 세포외액을 잘 지켜내야 합니다.

세포외액은 미네랄의 균형 유지에 도움을 줍니다. 나트륨과 칼륨이 적당하게 펌핑 작용을 하면서 약 알칼리 상태를 유지하는 데 도움을 줍니다. 우리가 먹는 음식, 마시는 물이 정말 중요한 이유는 혈액을 통해 운반되어 바탕질로 들어가는 영양분의 상태가 세포를 보호하는 데 도움이 되기도 하고, 그 반대가 되기도 하기 때문입니다.

결국 세포의 죽음은 탈수

1998년 세포막에는 **#아쿠아포린**이라는 물의 채널이 있음이 밝혀졌습니다. 염분에 의한 삼투압으로 수분이 조절되는 세포막의 기능 이외에 수분의 통로가 있음이 알려진 것입니다. 세포는 아쿠아포린을 통하여 그 부피를 유지하려고 노력하는 것입니다.

세포는 한 번 수분을 잃고 쪼그라들면 다시 물을 삼키지 않습니다. **#삼투압**의 원리 때문입니다. 바탕질(체액, 매트릭스)에 나트륨이 높아지면 안 된다고 하는 이유도 거기에 있습니다. 짜게 먹고 나면 어김없이 붓는 것은 세포가 자신을 방어하기 위하여 물을 내뱉고 쪼그라들기 때문입니다. 탈수된 세포는 급격한 노화를 겪으면서 스스로 자살합니다. 가끔 자살을 못하고 쪼그라든 세포가 남아 있기도 합니다. 모양이 이상한 세포가 되는 것인데, 이 세포가 활성화(부정적 의미입니다) 되지 않도록 돕는 것이 체액의 상태입니다.

#세포_자살apoptosis은 미토콘드리아의 지령으로 단기간(72시간)에 질서 있게 진행된다고 합니다. 일종의 면역적 자멸입니다. 그러므로 세포가 삼투를 일으키지 못하도록 하는 체액(진피 매트릭스)의 물의 상태가 중요하지 않을까요? 세포의 삼투는 오직 나트륨에 의해 일어난다고는 하지만, 그 밖의 여러 요인으로 매트릭스의 물을 삼킬 수 없는 세포가 스스로 자멸하는 것입니다. 단백질 분자 하나(아미노산)도 겹겹이 싸고 있는 것이 물입니다. 온통 물이라고 할 수 있는 인체에서 물이 최적의 상태여야 함은 당연한 일입니다.

화병의 꽃을 예로 들어 설명해보겠습니다. 분명 화병에 물이 있는데도 꽃이 시들어갑니다. 화병의 물은 상태가 좋지 않고 꽃은 물을 먹지 않습니다. 그러다 화병의 물을 갈아주면 시들었던 꽃이 조금 살아납니다. 우리 몸의 세포도 똑같이 반응합니다. 그래서 화병의 물인 체액을 말끔한 상태로 유지하는 것이 세포의 생명 유지에 중요한 것입니다.

체액의 상태기 좋지 않은 것은 금방 피부로 나타납니다. 푸석거리거나 붓게 되는 것입니다. 림프를 이해하는 데 있어 부종은 매우 중요한 증상입니다. 아무리 좋은 화장품을 발라도 좋아지지 않습니다. 뷰티테라피의 장점은 단순한 스킨케어가 아닙니다. 전반적인 부종을 케어하고, 세포가 최적의 상태를 유지할 수 있는 체액으로 전환시켜준다는 점에서 위대한 것입니다.

세포내액의 총량과 세포외액(체액)의 총량, 그 비율이 2:1일 때 부종이 없는 최적의 상태가 됩니다. 물론 이 상태를 위해서는 미네랄의 비율이 중요하지만 일반적으로 물이라고 표현해도 큰 무리는 없습니다. 만일 스파에서 관리를 받고도 얼굴의 부기가 빠지지 않는다면 뭔가 테라피가 부족했거나 건강에 문제가 있는 것입니다.

뷰티테라피에 있어서 매뉴얼 테크닉(자극)의 역할은 반드시 림프 지향이어야 하는 이유가 여기에 있습니다. 물리적 관리를 맡고 있는 테라피스트라면 자극이 강하고 빠른 테크닉이 야기하는 부종에 대해 반드시 인식하고 있어야 합니다.

림프가 받아들이는 체액에서 노폐물(주로 단백질 대사물질입니다)은 총량의 10% 정도입니다. 바로 이 10% 때문에 부종이 오기도 하고 배수(드레니지)가 잘 되기도 합니다. 물론 부종은 체액에서의 대사 때문에만 발생하지 않습니다. 근육, 근막 체계의 문제와도 무관하지 않습니다.

어떤 물이 좋은 물일까?

물은 오각형 혹은 육각형의 구조로만 존재합니다. 물의 온도에 따라 구조가 달라지는데, 온도가 낮을수록 육각형 구조를 유지합니다. 물이 세포를 보호한다는 관점에서 물의 구조는 매우 중요한데, 우리가 흔히 보는 물의 결정체 사진에서 그 구조를 짐작할 수 있습니다.

물에는 결합수bound water와 자유수free water가 있는데, 결합수는 주로 세포 안에 있는 물의 형태이고 자유수는 세포 바깥에 있는 물의 형태로 이해히면 됩니다. 유동적으로 존재하는가, 아니면 결합하여 생리활동을 돕는 물의 형태인가의 차이로 구분됩니다. 물론 서로 전환되는 것으로 알려져 있습니다. 사람의 몸을 다루는 일을 하다 보니, 물에 대한 연구가 더 많이 이루어져야 한다고 생각하게 되었습니다.

자유수, 즉 세포 바깥에 존재하는 체액 내에서 물이 어떻게 움직이는지 생각해보겠습니다. 체액이 졸sol 상태이냐, 겔gel 상태이냐에 따라 물의 흐름이 달라질 것입니다. 테라피에서는 물 분자의 결합인 클러스터를 작게 만들기 위해 흔들고 주무르는blend 방법을 씁니다. 만약 과학적으로 증명할 수만 있다면(테라피 전후 체내 수분의 단층촬영이 가능하기만 하다면) 겔gel 상태였던 체액이 졸sol 상태로 바뀌면서 흐름이 좋아지는 것을 확인할 수 있을 것입니다. 빨리 그날이 오기를 바랍니다.

산화된 물에는 단연 단백질이 가장 많이 존재합니다. 산화가 빠르고 변질되기 쉬운 세포 속 단백질을 처리하는 것이 바로 림프입니다. 그래서 림프는 매일 기적을 일으키는 것입니다. 셀 수 없는 환경호르몬의 영향으로 물이 공격을 받으면 단백질 구조가 변질되거나 세포가 탈수되고 산화하게 됩니다. 이 과정에서 체내 산도가 약알칼리를 유지하지 못하면, 단순히 부종으로 부피적인 변화만 하는 것이 아니라 산화에 이르게 되는 것입니다.

치밀한 물의 구조는 세포의 지나친 활성을 막고 안정적 보호 기능을 수행합니다. 물의 구조를 치밀하게 만드는 미네랄은 나트륨이고, 반대로 느슨하게 만드는 이온은 칼륨입니다. 우리 몸속의 체액은 나트륨과 칼륨의 펌핑 작용으로 적절한 균형을 유지합니다. 그 균형과 물의 구조가 깨지면 건강에 문제가 생기게 되는 것이지요.

그렇다면 좋은 물은 어떤 물일까요? 우선은 체내에서도 끊임없이 회전하는 물 분자 집합의 크기가 작은 물, 즉 클러스터가 작은 물이 좋은 물입니다. 물은 분자 하나로 존재하는 것이 아니라 클러스터 형태로 존재합니다. 클러스터가 작은 물은 흡수가 잘 되고 에너지가 강합니다.

그러면 에너지가 강한 물은 어떤 물일까요? 체내 흡수가 잘 되고 각 장기나 세포에 적절한 헤르츠hertz로 에너지를 전달하는 물입니다. 그런데 클러스터는 물을 흔들면 작아집니다. 그렇다면 이렇게 유추할 수 있지 않을까요? 조깅 등의 유산소 운동을 하면 우리 몸의 물 분자가 작아지고 동시에 에너지가 강해지는 효과를 볼 수 있다고.

지구상에 좋다는 지역에는 대부분 기적의 샘물이 있거나 지역 특산의 생수가 있습니다. 화산 지역의 생수나 빙하수를 마시고 그 물로 목욕을 하면 웬만한 사람들은 그 안에 깃든 에너지를 느낄 수 있습니다. 물이 에너지를 가지고 있다는 것은 정보를 담고 있다는 의미이기도 합니다. 물에 담긴 정보를 촬영한 사진들을 보면 놀랍습니다. 사랑한다고 애정을 쏟은 물과 미워하는 마음을 투사한 물의 구조가 달라진 사진을 담은 책도 있습니다. 수분이 많은 과일이나 갓 지은 밥을 가지고도 얼마든지 실험이 가능합니다. 물은 진동하고 회전하며 끊임없이 움직이는 물질입니다. 그러니 생명입니다.

물을 바꾸면 몸이 바뀐다

마시는 물이든 씻는 물이든, 좋은 물을 가까이 해야 하는 이유는 앞에서 다 이해가 되었을 것이라 생각합니다. 물에는 정보와 에너지가 담겨 있고, 사람이 물이다 보니 인체를 다루는 테라피스트가 물에 대해 어떤 접근을 해야 하는가에 대해 결언을 해보겠습니다.

사람의 몸은 소중하게 다루어야 합니다. 피부가 조금만 찢어져도 반드시 꿰매야 하는 이유는 피부 안의 물을 보존해야 하기 때문입니다. 좋은 물을 마시는 것을 제외하고, 가장 직접적으로 우리 몸안에 있는 물의 정보를 바꾸고 에너지를 바꾸는 것이 테라피입니다. 드레니지의 미학을 만날 수 있는 것이 테라피라면, 과연 테라피가 선택의 문제인가 자문하게 됩니다. 홀리스틱 테라피를 물의 관점에서 정의한다면 '선한 의지를 가진 테라피스트의 손에 의해 고객의 물의 정보가 바뀌어 전인적인 변화를 겪게 되는 물리·화학적 경험'입니다.

인체를 바라보는 생각의 전환을 기대해봅니다.

Beauty

03 체형은 교정이 가능할까?

체형은 내가 살아온 역사

체형 교정이나 관리에 대한 의심이 팽배한 이유는 단 한 가지입니다. 해보지도 않고 결론을 내리는 것입니다. '난 원래 허벅지가 굵어, 난 원래 종아리에 알이 있어, 난 허리가 없어.' 체형은 부모로부터 받은 유전적인 원인과 잘못된 자세, 속옷, 운동 등의 문제로 시간이 흐르면서 끝없이 망가집니다. 단순히 다이어트를 한다고 해서 달라지는 것이 아닙니다. 본인의 체형적인 문제를 잘 파악하고, 운동과 관리로 꾸준히 라이프스타일을 변화시킨다면 분명히 달라질 수 있습니다.

체질과 체형은 좀 다른 문제인데, 우선 체질부터 알아보도록 하겠습니다. 조선시대 이제마 선생의 4상 체질과 히포크라테스의 4체형을 잘 조합하면 다양한 사람들의 유형을 정리할 수 있습니다. 체질은 장기의 에너지를 중심으로 나누는 것이라 할 수 있습니다. 4상 체질이 그렇습니다. 테양, 태음, 소양, 소음으로 나뉘는 4상 체질은 라이프스타일을 개선할 수 있는 척도가 됩니다.

근자에는 오행의 원리를 적용해 4상 체질을 8체질로 나누거나 각각을 1, 2로 구분하기도 합니다. 구분 자체가 중요한 것이 아니라 체질을 통하여 체형과 속성을 이해하고 스스로 맞춤 관리를 할 수 있다는 점이 핵심입니다.

사람의 #꼴을 분류하는 것은 선대의 유전적 정보를 이해하고 뼈의 생김이나 근육의 양과 질, 순환의 문제, 장기의 문제를 꿰고 있어야 가능합니다. 분류가 더 자세해진다는 것은 변수가 그만큼 많다는 것입니다. 동서양 구분 없이 활동 역역이 넓어짐에 따라 동양인이 서양에서 살게 되거나 서양인이 동양에서 살게 되고 기후 풍토 등의 영향을 받아 많이 섞이게 되었다는 점이 큰 이유가 될 수 있습니다.

미디어가 없고 교통수단이 발달하지 않았던 과거와는 사뭇 다른 양상입니다. 지금은 마음만 먹으면 지구 반대편으로 가는 것이 일도 아닌 시절이라 모든 것이 섞이게 되는 것이지요. 또 한 가지 중요한 것은 눈으로 보는 것입니다. 눈으로 보는 모든 것은 이미지로 저장되어 중요한 역할을 합니다. 내가 동양인이어도 항상 서양인의 체형을 보고 생활한다면 모든 것이 저장되어 결국 닮아가는 것입니다. 진화하고 달라질 수밖에 없는 세상입니다.

이제마의 4상 체질을 기본 틀로 두고 부모의 체질과 체형 그리고 본인이 살아온 환경을 대입하는 것이 체형을 파악하는 데 많은 도움이 됩니다.

간혹 4상 체질이 잘 맞지 않는다는 말을 하는 분들이 많습니다. 세상의 모든 사람을 4가지로 나눠 설명하는데, 100% 들어맞지 않는 것이 당연합

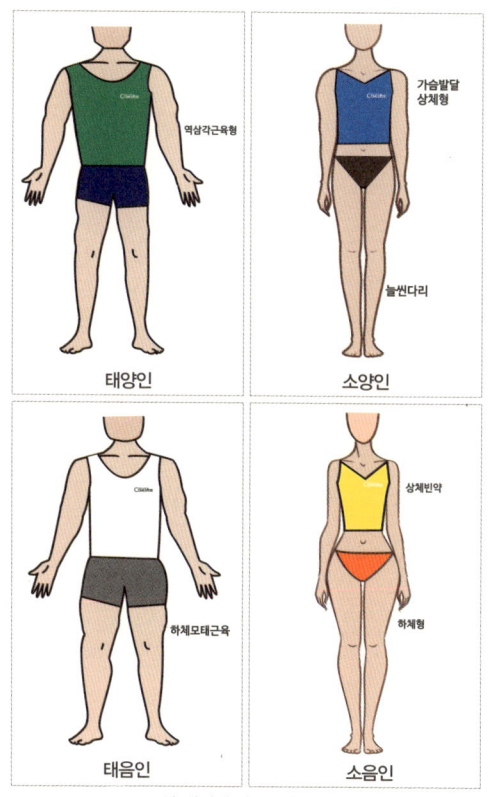

4상 체질에 따른 체형 분류

니다. 위에 열거한 여러 가지 이유로 사람의 체질과 체형이 결정되는데, '체질'이 태어날 때부터 결정되어 변하지 않는다면 '체형'은 본인의 노력 여하에 따라 바꿀 수 있습니다. 고객을 테라피 하면서 체형이 바뀌는 기적을 많이 경험한 사람으로서 자신 있게 얘기할 수 있습니다.

우선 척추만 세워도 체형은 달라집니다.

생각해보면 동양은 장기의 에너지가 체질과 체형을 결정한다고 보는 경향이 있습니다. 반면 서양에서는 체형이 #순환에 의해 결정되거나 구조적 문제에 의해 변한다고 봅니다. 그 배경에는 #중력gravity이라는 변치 않는 진리가 자리하고 있습니다. 체형 관리에 있어서는 동양과 서양의 두 가지 접근 모두 중요하기 때문에 크로스 접근을 하는 것이 바람직합니다.

내가 4상 체질의 공식에 들어맞지 않는다고 해서 그 접근이 틀린 것은 아닙니다. 다만 모든 사람에겐 부모가 있고 부모 양쪽에서 유전자를 물려받는다는 사실을 생각해야 합니다. 두꺼운 다리와 날씬한 다리 중, 우성은 두꺼운 다리입니다. 땅에 발을 디디고 살아야 하니 당연히 그렇겠지요. 그래서 어느 한 공식에 대입하기 어려운 것이 체형입니다. 어떤 경우는 3대까지 거슬러 올라가 체형을 보아야 합니다. 조부모의 체형을 파악해야 나의 건강과 체형이 이해될 수 있습니다.

변수는 또 있습니다. 내가 살고 있는 곳의 토양과 기후, 그리고 내가 눈으로 보는 시각적인 기억들입니다. 만약 내가 어린 시절 미국에서 살았다면 한국적인 것과 전혀 다른 것들에 영향을 받게 됩니다. 당대가 아니어도 그다음 세대에서 반드시 그 영향이 발현됩니다. 시각으로 들어오는 모든 정보는 결국 뇌신경 세포를 자극하고 명령을 내리게 되기 때문입니다. 호르몬도 영향을 받습니다. 그렇기 때문에 스스로에게 '나는 아름답고 매력 있다'라는 자존감 연습을 해야 하는 것입니다. 그 연습이 습관이 되고, 습관이 결국 사람을 만드는 것이기 때문이지요.

테라피적으로 체형은 교정이 가능합니다. 우선 구조적 자세를 고쳐야 하고 손으로 주무르고 교정하는 작업이 필요합니다. 우리가 근막을 재배치reset하는 데 최소 6개월 정도가 걸립니다. 최소한 이 기간 동안에 자신의 체형 문제를 정확히 인지하고 구조적으로 변화시키기 위한 스스로의 노력이 필요합니다. 자세를 바로잡고 필요한 근육을 사용하고 단련하는 것은 스스로가 할 몫이고, 그것을 코칭하고 바로잡아주는 일은 테라피스트의 몫입니다. 가장 중요한 것은 '왜 나의 체형이 이렇게 변해가는가'를 아는 것입니다. 그것을 알고 난 후엔 스스로 반드시 고치려는 노력을 해야 하고, 이때 가장 적절한 전문가를 만나야 합니다.

근막은 체형을 보정하고 순환을 개선하기 위해 반드시 알아야 하는 부분입니다. 체질은 장기의 에너지이기 때문에 바꿀 수 없고(물론 수술로 장기를 절제하거나 나이가 들어 모든 장기가 쇠약해지면 얘기는 달라집니다), 체형은 노력 여하에 따라 충분히 바꿀 수 있다는 점에서 이번 책에서는 체형만 다루려고 합니다.

해독의 길, 림프와 체형의 관계

앞에서 언급했듯이 체질과 달리 체형은 바꿀 수 있습니다.

내 체형에 맞는 운동과 테라피를 적용하고, 라이프스타일을 바꾼다면 말입니다. 테라피의 꽃이라 할 수 있는 림프순환과 혈액순환과 함께라면 얼마든지 가능합니다.

림프의 중요성에 대해서는 아무리 강조해도 지나치지 않습니다. 건강하게 잘 사는 방법은 잘 비우는 것입니다. 우리는 매일 때가 되면 음식을 먹고 하루 2리터 이상의 물을 마셔야 합니다. 세포에 영양을 주기 위한 것입니다. 영양을 받아들인 세포는 대사활동을 통해 독소와 노폐물을 만들어냅니다. 그러면 반드시 시간 내에 비워내고 버려야 합니다. 제 시간에 비워내고 버리지 못하면 나타나는 흔한 증상이 부종입니다.

프랑스 고객들이 스파에 오면 항상 **#림프_드레니지**를 원합니다. 너도 나도 **#셀룰라이트**와 림프를 얘기하는 모습이 매우 인상적이었습니다. 서양에서는 테라피에 있어 가장 중요하게 다루는 것이 림프입니다. 동양의학(한의학)에서는 림프조차도 장기(비장)로 다루고 있는 것에 비해, 서양은 전체적인 순환의 관점에서 림프를 강조합니다. 저는 그 이유를 체형에서 찾았습니다.

서양인은 동양인에 비해 팔다리가 길고 입식 생활을 해왔습니다. 동양, 특히 우리나라는 좌식 생활 위주입니다. 부처님도 가부좌를 틀고 앉아 있습니다. 예수님이 가부좌를 틀고 앉아 있는 그림은 본 적이 없을 것입니다. 한의학의 중심은 장기이고, 아유르베다에서도 몸통이 중요합니다. 서양 사람들이 순환의 문제에 집중했다면 동양 사람들은 장기의 에너지를 중요시 합니다. 정리하자면 서양 의학은 혈액과 림프의 순환을, 한의학은 **#장상학설**처럼 장기를 중요시 한다는 점에서 차이가 있습니다.

현대로 오면서 사람들의 활동 시간이 길어졌습니다. 아침부터 밤까지 서서 혹은 앉아서 생활합니다. 전기가 발명되었고 낮이 길어지고 활동량이 많아졌으니 당연히 중력에 반하여 살아가는 시간이 그만큼 길어진 것입니다. **#중력**gravity은 서양의 테라피에서 핵심적인 포인트입니다. 중력 때문에 발생하는 다양한 체형 문제와 순환의 문제는 마사지 테라피에 있어서도 매우 중요한 쟁점이 됩니다.

동양의 마사지와 서양의 마사지는 사뭇 다릅니다. 동양의 마사지가 부분 중심이라면 서양의 마사지는 보다 확장된 개념입니다. 동서양이 섞이고 라이프스타일이 달라지고 자는 시간보다 깨어 있는 시간이 많은 현대인들이 여러 가지 구조적, 기능적 질병을 갖는 것은 어쩌면 당연한 일인지도 모릅니다.

순환의 문제, 혹은 호르몬의 문제로 보는 체형은 어떻게 나눠질까요? 우선 두 가지로 나눠볼 수 있습니다. 여성형 하체 체형인 **#지노이드**Gynoid와 남성형 체형인 **#안드로이드**android입니다. 지노이드 체형은 에스트로겐 분비가 많아 둔부에 지방이 쌓이고 특히 셀룰라이트가 많이 생길 수 있는 생리 환경을 갖습니다. 대체로 종아리는 날씬하고 **#저장지방**(근막과 근육에 갇힌 승마 부위의 여성형 지방)이 많이 쌓여 아름다운 힙 라인을 형성합니다. 림프학적으로 하체에 수분 정체가 생길 수 있어 주의를 요하고 임신과 출산을 겪으며 더 악화될 수 있습니다.

지노이드 체형이면서 골반이 큰 경우는 림프 이동에는 큰 문제가 없습니다. 반면, 지노이드 체형이면서 골반이 작다면 허벅지에 셀룰라이트가 많이 생기고 종아리도 영향을 받아 굵어지기 쉬운 것이 특징입니다. 이 체형은 골반의 미학적(구조적) 크기와 모양이 중요합니다. 어쩌면 여성으로서는 축복받은 체형입니다.

골반의 미학

골반의 크기는 체형학적으로 아주 중요합니다. 골반이 크면서 허벅지에 근육이 없는 지방형인 경우, 림프의 문제보다는 지방의 문제가 많습니다. 반면 골반이 작으면서 허벅지에 근육이 많은 경우는 근육의 펌핑으로 림프액이 올라오지만 림프절에서 해독을 해결하지 못해 부종과 셀룰라이트의 문제를 겪게 된다는 것을 오랜 임상으로 알게 되었습니다.

이런 체형의 경우, 호르몬과 함께 부모님이 물려주신 체형이 한몫을 합니다. 하지의 림프는 엉덩이 외측은 앞으로 돌아 서혜부 림프절 외측으로 빠지고, 허벅지 안쪽의 림프절은 엉덩이 안쪽에서 오는 림프를 해결하며, 서혜부 중앙에 위치한 림프절은 하지 앞면에서 올라오는 림프를 해결하기 때문에 골반의 크기와 허벅지의 크기가 매우 중요한 것입니다.

대체로 이런 체형은 흉곽이 작고 허리가 가늘어 상체와 하체의 사이즈에 큰 차이가 있습니다. 복식 호흡이 어려워 흉식 호흡을 하게 되므로 특히 임신기간에 장기의 압박을 받아 매우 고통스러울 수 있습니다. 서양 여성의 체형에서 많이 발견되는데, 최근 라이프스타일이 서구화되고 체격이 커지면서 우리나라의 젊은 여성들에게도 많이 보이는 체형입니다.

하체가 상대적으로 무겁다 보니 행동이 빠르지 못하고 성격이 느긋하고, 수분 정체로 하체가 차가워져 손발이 차고 남모르는 냉증에 시달릴 수 있습니다. 임신 전에 몸을 관리해야 하는 대표적인 체형입니다.

여성의 골반은 그 위치와 모양이 매우 중요합니다. 골반 뼈는 고정되어 있지 않아 여러 가지 변수로 인해 변형되고 틀어집니다. 골반 안에는 매우 중요한 여성 장기들이 있는데 각자 제 위치를 잘 지키고 있어야 합니다. 그런데 다리를 꼬고 앉는 습관은 골반이 틀어지게 만들어 자궁, 방광, 난소 등에도 나쁜 영향을 미치고 순환도 어렵게 만듭니다.

골반이 틀어진 회전형의 체형은 방광의 문제를 자주 겪게 되고 여성 장기에 영향을 받아 하복부가 차가워질 수 있습니다. 그래도 다리를 꼬고 앉아야 한다면 좌우를 번갈아가며 꼬도록 합니다. 임신으로 인해 골반이 뒤로 빠지면 요통은 물론이고 자궁의 위치가 뒤로 가게 되어 여러 가지 질병에 노출될 수 있습니다.

하이힐을 오래 신는 것도 같은 문제를 가져옵니다. 가부좌를 틀고 앉아

좌골(엉덩이뼈) 전체가 땅에 안정적으로 닿도록 좌우로 무게를 바꾸면서 골반을 조정할 필요가 있습니다. 가끔 요가에서 하는 고양이 자세로 장기의 위치를 정렬하면 더 좋습니다. 모든 혈액이 모이는 자궁의 위치가 정중앙에 잘 자리하고 있어야 건강한 여성이 되고 따뜻한 하체를 유지할 수 있습니다.

안드로이드 체형

남성 호르몬에서 유래한 안드로이드 체형은 상체에 열이 많이 몰립니다. 상체가 큰 것이 특징인 안드로이드는 하체가 차고 상체는 뜨거운 상태가 되어 한의학적 건강관리 코드인 **#수승화강** 원칙에 위배되는 체형입니다. 안드로이드이면서 림파틱(림프순환 저하) 체형일 경우는 상체도 수분 정체가 되어 차가울 수 있으므로 더 안 좋은 체형이라 할 수 있습니다.

상체가 큰 체형은 동양의 관점에서는 양인陽人으로 성격이 급하고 행동이 빠른 유형의 사람들이 많습니다. 그런데 나이가 들수록 이런 경향이 더 심해질 수 있습니다. 여성에게서 안드로겐 호르몬의 비중이 더 많아지면서 점점 다리가 얇아지고 상체가 커지면서 얼굴도 커지는 것입니다. 평소에 반신욕이나 요가 등으로 상·하체 균형을 맞추고 복부 이하의 하지를 따뜻하게 해주는 것이 중요합니다. 보통 노년층에서 많이 보이는 체형입니다.

이런 체형은 다리의 근력을 키우고 하지 쪽으로 열을 많이 발생시킬 수 있도록 꾸준히 노력해야 합니다. 림파틱 체형의 경우에는 팔에 탄력이 없고 림프순환이 잘 되지 않아 날갯살이 생기기 쉽습니다. 또 쇄골이 드러나지 않아 상체가 아름답지 못하므로 팔 쪽의 림프가 잘 흐를 수 있도록 척추를 바로 세우고 스트레칭을 생활화 하는 것이 중요합니다. 배가 나오기 쉬우므로 복근 강화에도 신경 써야 합니다. 평상시 걸을 때도 복근에 힘을 주는 자세가 필요합니다.

즉 하체는 근력 운동, 상체는 스트레칭입니다.

히포크라테스의 4가지 체형 분류

히포크라테스는 체형을 4가지로 분류했습니다. 역시나 이 분류에서도 림프 순환이 차지하는 비중이 아주 큽니다. 버리고 해독하는 림프의 순환이 좋지 못하면 체형뿐 아니라 성격에까지 영향을 미치게 됩니다.

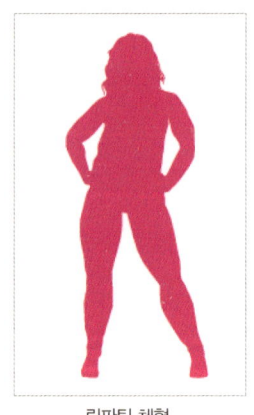

림파틱 체형

림파틱 체형

전신적으로 림프 해독이 되지 않는 **#림프순환_저하형**인 경우 서서히 형성되는 체형입니다. 피부에 탄력이 없고 근육이 잘 생기지 않으며 흐물흐물한 것이 특징입니다. 이런 체형은 게으르다는 소리를 잘 듣게 되고 자주 우울감을 느낍니다. 팔다리가 굵고 탄력이 없으며 쉽게 지치는 것이 특징이지요.

몸에 수분 정체가 심하니 체온이 낮고 면역력이 떨어집니다. 사람은 체형에 따라 성격이 형성되는 것이 맞습니다. 아무래도 몸이 먼저인 것입니다. 몸이 보내는 여러 가지 신호를 잘 느끼지 못하는 체형이라 우유부단하게 느껴집니다. 운동이 과하면 부종이 생기고, 근육을 만들기 어려우며, 지구력이 떨어지므로 라이프스타일 조절이 필요합니다.

항상 피곤하다고 하는 사람들이 이 체질입니다. 비만 체질이 되기 쉽고 혈액순환은 당연히 좋지 않습니다. 태생적으로 림프의 흐름이 원활하지 못한 경우가 많고 몸이 가지고 있는 물의 정보도 건강하지 못합니다. 푸른색과 주황색을 권하며 모든 빛을 흡수하는 흰색도 도움이 됩니다. 이런 사람들에겐 경락과 같은 압력이 센 관리는 금물입니다. 탄수화물 위주의 식사를 피하고 혈액 정화를 위해 채식을 하는 것이 좋습니다. 운동은 서서히 점진적으로 늘려나갑니다.

림프 순환 테라피를 최우선적으로 해야 하는 체형이라 할 수 있습니다. 림프순환에는 아주 찬 것도 아주 뜨거운 것도 좋지 않습니다. 따뜻한 정도의 온열감이 있는 테라피와 부드러운 스웨디시 마사지, 림프 배액 촉진 테라피를 권합니다. 다양한 림프 펌핑을 하면 아주 좋습니다.

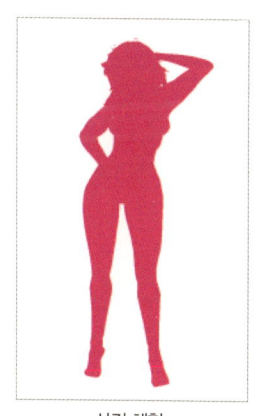

상긴 체형

상긴 체형

상긴sanguine은 혈액을 의미하는 라틴어입니다. 상긴 체형은 혈액순환, 특히 심장으로 들어가는 정맥 순환의 흐름이 좋지 않습니다. 건강해 보이지만 독소가 잘 해결되지 않아 하체가 굵어지는 경향이 있습니다. 만일 상긴 체형이면서 오래 서 있거나 앉아 있는 직업을 가진 경우라면 점점 하체가 붓고 힘들어집니다. 정맥 순환이 중력에 반하게 될 경우에 하체가 괴로워지는 것은 모든 체형의 공통점입니다만, 특히 다리가 긴 서양형의 체형(상긴 체형)일수록 더욱더 고통스럽습니다.

걸 그룹들의 경우 상긴 체형이 많습니다. 보통 다리가 길면 심장으로 올라가는 순환이 더디고, 하이힐 같은 신발의 영향으로 정맥 순환의 펌프가 수축되어 종아리가 단단하고 부종이 심해집니다. 오후가 되면 다리가 붓고 당기고 단단해지는 사람들이 여기에 속합니다.

상긴 체형을 가진 사람은 림파틱 체형으로 전환될 확률이 아주 높습니다. 정맥과 림프는 언제나 같이 이동하면서 교류하기 때문입니다. 체형은 한번 바뀌면 잘 돌아오지 않기 때문에 사춘기 이전에 자신의 체형이나 체질을 잘 판독하는 것이 중요합니다.

흉곽이 작고 늑골이 잘 벌어지지 않는 경우는 복식 호흡을 생활화하고 과식하지 않는 것이 좋습니다. 혈액순환을 방해하는 스타일의 옷도 지양해야 합니다. 이 체형은 신발이 무척 중요합니다. 종아리에서 펌핑이 되어야 심장 쪽으로 피가 원활하게 흐르기 때문에 운동화를 신고 족저근막을 잘 움직일 수 있게 걸음걸이를 조절해야 합니다.

지속적으로 하이힐을 신을 경우 아킬레스건이 짧아져서 이완이 힘들어집니다. 손을 앞으로 뻗고 다리를 살짝 어깨 넓이로 벌린 상태에서 그대로 앉을 때 몸이 뒤로 넘어간다면 이미 늦은 것입니다.

다리를 앞으로 쭉 뻗고 앉은 상태에서 다리 뒷면이 모두 땅에 닿게 하고 발을 앞으로 늘였을 때 무릎 뒤쪽이 들린다면 허벅지 뒷면과 종아리 뒷면 아킬레스건을 늘리는 스트레칭을 생활화해야 합니다. 종아리와 발이 제2의 심장이라는 사실을 명심하고 다리가 붓지 않도록 하체 스트레칭을 생활화하길 바랍니다. 오렌지색과 푸른색이 도움이 됩니다.

1. 복부를 따뜻하게 합니다.
2. 하체 스트레칭을 생활화합니다.
3. 하이힐에서 내려와야 합니다.

하체는 차갑게 해서 정맥을 순환시키고 복부는 따뜻하게 하는 테라피가 좋습니다. 마사지 압력은 점진적으로 높여갑니다. 부종이 있는 경우는 부종부터 해결해야 합니다. 다음이 셀룰라이트, 그다음이 슬리밍 관리입니다. 상·하체를 분리해서 테라피를 적용할 것을 권합니다.

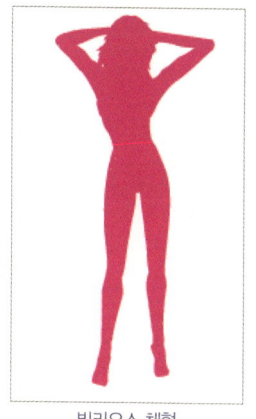
빌리오스 체형

빌리오스 체형

빌리오스 체형은 근육이 제법 있고 건강해 보이는 체형입니다. 하지만 나이가 들면서 간의 기능이 떨어지고 건강을 잃을 수 있습니다. 전반적으로 근육이 많고, 건장하고 다부진 체형이면서 균형이 잘 잡혀 있습니다. 급진적으로 살이 찔 수 있는 담습옹조痰濕壅阻 형으로 간 기능이 원활치 않아 지방 대사에 문제가 생기기 쉽습니다.

폭식을 하는 경향이 있어 식욕을 조절할 필요가 있습니다. 전체적으로 푸른색을 접할 수 있도록 푸른 컬러의 벽지나 롤스크린을 사용하는 것이 좋습니다. 피부는 피지가 많고 여드름이 생길 수 있으며, 성격은 확실하고 약간 급한 면이 있습니다. 초록색을 사용하면 심신이 편안해집니다.

1. 근력 강화 운동보다는 스트레칭을 많이 하는 것이 좋습니다.
2. 육식보다는 야채 위주의 식습관을 권합니다.
3. 느긋한 마음을 가지려고 노력합니다.
4. 근육을 이완할 수 있는 딥티슈 테라피가 좋습니다.
5. 뜨거운 곳에 오래 들어가 있는 것보다는 핫스톤 테라피 같은 직접적인 근육 이완 테라피를 권합니다.

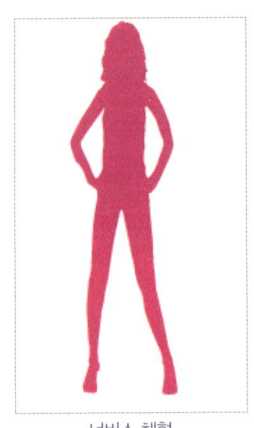

너버스 체형

너버스(신경계 지배형) 체형

성격이 예민하며, 아드레날린 호르몬의 영향을 받아 살이 찌지 않으며 어깨가 좁고 가슴이 덜 발달한 경우가 많습니다. 한국인 여성의 경우 너버스 체형이면서도 하체는 부종형인 복합적인 경우가 보이는데, 관리가 어렵고 결과가 잘 안 나옵니다.

위장 질환을 많이 호소하기 때문에 노란색 컬러를 이용해 안정감을 주고, 심신을 릴랙스시키는 관리가 필요합니다. 또한 초록색, 분홍색을 이용해 심신 안정과 힐링을 제공하면 도움이 됩니다. 스파에서 만나는 가장 예민한 고객으로, 테라피스트들이 신경을 많이 써야 합니다.

1. 운동 시간은 길지 않게 하고 명상을 많이 하는 것이 좋습니다.
2. 교감신경이 활성화되어 있으므로 느린 음악과 산책이 도움이 됩니다.
3. 소화력이 좋지 않아 천천히 먹고 소식해야 합니다.

4. 부교감신경을 활성화시키고 안정감을 주는 부드럽고 따뜻한 테라피를 권합니다.

5. 신경 안정에 도움이 되는 퀀텀 사운드 테라피가 아주 좋습니다.

Beauty

04 미운 살, 셀룰라이트와 이별하는 법

여성들의 평생 전쟁

  프랑스 고객들을 많이 접해서 셀룰라이트에 대한 연구를 풍요롭게 할 수 있었습니다. 프랑스 여성들은 지역 특성상 마시는 물에 석회질도 많고 체질적으로 수분 정체가 되어 하체 승마형 체형(승마 바지 모양의 체형)을 대물림합니다. 고질적인 셀룰라이트에 대한 그들의 고민은 상상을 초월할 정도로 심각하고 절실합니다.

  셀룰라이트로 명명된 이 증상이 세상에 알려진 것은 그리 오래된 일이 아닙니다. 대학 1학년 때쯤인가(1983년), 모 해외 유명 화장품 브랜드에 대한 한 줄 기사를 접했습니다. 제품이 출시되자마자 유럽에서는 품절이 되고, 일본과 우리나라에서도 초기 수입 물량이 동이 나서 재수입을 기다린다는 내용이었습니다. 그 기사에서 셀룰라이트라는 단어를 처음 접하

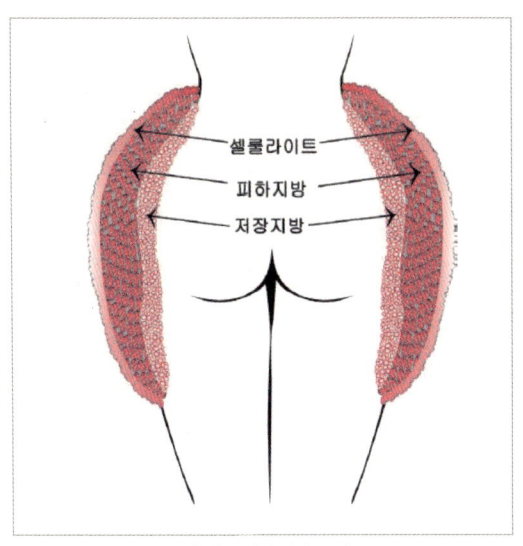

승마 부위의 지방 구성

게 되었지요. 당시 어린 나이였지만 셀룰라이트라는 말이 궁금했습니다. 물론 인터넷도 없던 시절이니 무슨 자료가 있을 리가 없었습니다. 그저 서양 여성의 중요 부위에 노폐물처럼 붙어 있는 오렌지 스킨의 원인 물질이라는 것 정도만 알고 넘어갔습니다.

셀룰라이트는 프랑스어이므로 원래 발음은 '셀룰리트'입니다. 셀룰라이트는 우리 인체가 물과 단백질로 구성되어 있는 한 절대 없어지지 않을 골칫거리인 동시에 우리 몸의 순환을 방해하는 노폐물입니다. 그러니 많은 사람들이 이를 없앨 방법을 찾기 위해 수없이 고민했을 것입니다. 셀룰라이트라고 명명되기 전에는 #까삐똥capitons이라고 불렀습니다. 젤리 상태의 노폐물 덩어리가 피부를 치고 올라온 모양이 방석 누빈 것처럼 보였기 때문이지요. 오렌지 스킨도 같은 말입니다.

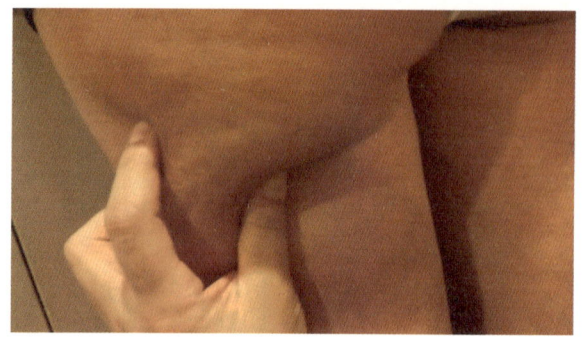
셀룰라이트

프랑스에는 안티 까삐똥 anti-capitons이라는 제품이 많은데, 노폐물을 제거해 매끈한 피부를 만드는 제품을 말합니다. 이렇게 죽은 세포와 노폐물 단백질들이 뭉쳐 있는 진피층은 순환되지 않는 상태가 됩니다. 어찌 보면 이 셀룰라이트도 앞서 언급한 매트릭스가 항상성을 유지하지 못해 발생하는 일종의 질병이라 할 수 있겠지요. 하지만 이러한 셀룰라이트를 영구적으로 해결하는 약이나 치료가 존재하지 않기 때문에 저는 질병으로 분류하는 것에 찬성하지 않습니다. 단지 전 생애를 통해 관리해야 하는 대상일 뿐입니다.

이러한 젤리 상태를 잠시나마 부드럽게 솔루션 상태로 만드는 것이 테라피스트들이 하는 전문적인 셀룰라이트 테라피입니다. 주무르고 반죽하는 행위는 모두 진피층의 젤리화 된 상태를 부드럽게 만들어주는 가장 훌륭한 대체요법입니다. 셀룰라이트 전문 테라피로는 전 세계에서 사용되고 있는 리포사지Lypossage가 있고 가장 널리 사용되는 장비는 LPG입니다.

셀룰라이트에 대한 다양한 이론이 있지만, 중요한 것은 셀룰라이트가 지방 덩이가 아니라는 사실입니다. 지방이라면 연소가 되어야 합니다. 연소되지 않는 상태의 노폐물 덩이라고 이해하는 것이 가장 합리적일 것입니다.

셀룰라이트는 왜, 어떻게 만들어지나?

셀룰라이트를 이해하기 위해 진피층으로 들어가 보겠습니다. 진피 결합조직은 여러 가지 세포, 물과 친한 단백질, 콜라겐과 엘라스틴을 만들어내는 섬유아세포의 매트릭스 기능을 하는 기저물질(GAG, 당단백질)로 이루어져 있습니다.

이 기질을 편의상 물이라 규정하고 이 물이 어느 정도인가, 또 어떤 점도로 있는가에 따라 건성피부인지 탄력이 있는 피부인지가 결정된다고 보면 됩니다. 앞에서도 많이 언급했지만 이 물은 원래 말캉해야 정상입니다. 만약 끈끈하게 뭉쳐 있다면 그 상태가 정체라 볼 수 있습니다. 셀룰라이트는 여기서부터 시작됩니다.

물이 가장 좋아하는 단백질은 세포 대사물질입니다. 하지만 물이 콜라겐 같은 단백질만 좋아하는 것은 아닙니다. 단백질 찌꺼기, 즉 노폐물도 좋아해서 여기에 달라붙어 서서히 뭉치기 시작하면서 이물질이 되는 것입니다.

1980년대에 들어서야 셀룰라이트가 지방과 별개의 노폐물 단위이며, 이것이 체형 변화와 수분 정체의 원인이 된다는 사실이 알려졌습니다. 하지만 이것을 어떻게 없앨 것인가에 대한 정확한 해결 방법은 아직도 부족합니다.

물론 진피 결합조직의 섬유화가 지방세포의 비대증을 낳고, 지방세포가 커지면서 세로로 정렬하여 오렌지 스킨이 된다고 합니다. 하지만 이것이 지방이라면 운동으로 연소가 되어야 합니다. 셀룰라이트는 연소가 되지 않으니 이 또한 부정확한 이론입니다. 또한 아주 마른 여성에게서도 셀룰라이트가 발견되는 것으로 보아 단순하게 지방으로만 이해해서는 안 됩니다.

지방은 수분이 10% 정도 밖에 없는 조직입니다. 따라서 무게도 수분보다 많이 나가지 않습니다. 셀룰라이트는 지방 외에 단백질 대사 찌꺼기와 노폐물, 거기에 수분이 붙은 것입니다. 일단 운동을 통한 지방 연소나 지방 분해의 논리로 접근할 수 없습니다. 운동을 아무리 해도 단백질 찌꺼기와 수분이 뭉친 이 덩어리들이 연소될 리 없기 때문이지요. 언제나 '왜?'를 생각하면 답이 보입니다.

최근에는 정맥 부전 환자와의 연관성, 높아진 조직액의 압력과 단백질 농도 때문에 미세 혈액순환계에 변화가 오고, 그로 인해 셀룰라이트가 생성된다는 데 의견이 모아지고 있습니다. 셀룰라이트 병변에서 결합조직 및 지방조직의 변성이 관찰된 것이 이 이론의 시작입니다.

먼저 모세혈관과 미세 동맥에 변화가 생겨 지방세포 사이의 삼출액과 부종이 발생하고, 그 부종에 의해 피부의 그물망 구조가 불규칙적으로 과형성 되고 비후된다는 것입니다. 콜라겐 섬유가 주위의 지방세포 그룹과 노폐물 등에 결합하여 미세 결절을 만들고, 미세 결절들이 결합하여 거대 결절을 만든다는 이론이 대세입니다. 즉, 일종의 체액 대사 증후군으로 보는 것입니다.

이론이야 어떠하든 셀룰라이트 역시 살아 있는 생체 조직에서 발견되는 것이지 죽은 몸에서는 찾아낼 수 없습니다. 그래서 연구가 더 어렵고 해결 방법을 찾기도 힘든 것입니다.

셀룰라이트의 단계

셀룰라이트는 특징적으로 1~4단계가 한 체형에 혼재되어 나타나기도 합니다. 미용의학이라는 말이 만들어질 정도로 셀룰라이트는 서구 여성들에게 중요한 문제입니다. 림프 부종과 같이 오느냐 아니냐에 따라 그 정도가 다르지만 림프와 셀룰라이트는 밀접한 관계가 있습니다.

발부터 부었는가, 무릎 윗부분부터 부었는가에 따라 림프 부종이 함께 왔는지를 판단할 수 있습니다. 발가락 사이와 발등이 함께 부어 있다면 림프 부종도 같이 있는 것으로 봐야 합니다. 따라서 막무가내로 세게 잡고 비틀고 누르는 마사지를 피해야 하는 것입니다.

하지만 2,000명 이상의 임상 데이터를 가지고 있는 제가 확실하게 답할 수 있는 것이 있습니다. 셀룰라이트가 모든 사람들에게서 같은 양상으로 진행되는 것이 아니란 점입니다. 전신에 걸쳐 다양한 단계가 혼재되어 있는 경우가 많기 때문에 주의해서 진단을 내려야 합니다.

1단계 물살형 flabby

물컹하고 탄력이 없는 피부 상태를 말합니다. 잡았을 때 결절은 없지만, 탄력이 없는 진피 결합조직의 뭉침 현상이 시작되는 단계입니다. 탄력이 없고 물컹하다는 것 자체가 좋지 않습니다.

2단계 부종형 edema

부종형 셀룰라이트는 잡았을 때 결절이 생길 뿐 아니라 외관상으로도 결절이 관찰되는 상태입니다. 이 단계까지는 그래도 트리트먼트 효과가 잘 나타납니다. 꾸준히 집에서 롤링하고 스트레칭 케어만 잘해주어도 많이 좋아질 수 있습니다. 눈에 보이기 시작하는 단계이므로, 셀벅지가 노출되어 단계별로 피부 상태가 변해가기도 합니다.

3단계 컴팩트형 compact, 단단한 부종형/처진 살

물 대신 진피결합층이 단단하게 자리를 점유해버린 상태를 말합니다. 부종의 극치 단계로 볼 수 있으며 칼슘화 되었다고 말하기도 합니다. 순환이 거의 되지 않아 다리가 무겁고 불편합니다. 이후에는 살이 처지면서 탄력이 거의 없는 상태가 됩니다.

4단계 섬유형 fibrous

섬유화된 셀룰라이트를 만져보면 몽글몽글 덩어리가 잡히고 경화되어 있으며 피부는 탄력이 전혀 없습니다. 기저물질의 구조물이 쇠퇴하고 섬유화 됨으로써 수분이 없고 빈자리가 많아 잡아보면 퍽퍽 소리가 나는 경우도 있습니다. 주로 팔 안쪽, 액와 림프절 부위와 허벅지 안쪽 림프절 가까운 부위가 심한 편입니다. 작고 큰 경화된 덩어리가 만져집니다.

저는 고질적으로 섬유화된 셀룰라이트(4단계) 해결에 실패한 경험이 두 차례 있습니다. 19세의 대학 입학을 앞둔 고3 학생, 그리고 13세부터 피임약을 복용한 아주 마른 체형의 40대 프랑스 여성입니다. 운동을 거의 하지 않거나 식생활이 서구화된 경우, 어린 나이에도 그 단계가 빠르게 진행되는 경우가 허다합니다.

셀룰라이트의 3단계와 4단계를 바꿔 말하는 경우도 있습니다. 단계들이 혼재되어 나타나기 때문에 옳고 그름을 판단하기 어려운 점이 있습니다. 앞에서 예시한 단계는 일반적으로 많이 다루는 이론과 저의 임상을 함께 정리한 것입니다. 단계보다는 셀룰라이트의 양상을 바탕으로 한 체형 분류가 더 정확할 수 있습니다.

모든 셀룰라이트는 혼재되어 나타납니다. 어떤 부분이 단계별로 진행하는 것이 아니라 1~4단계가 뒤섞여 나타나다 보니, 테라피 후에도 완전히 좋아지기는 어렵습니다. 셀룰라이트는 전 생애를 통하여 여성이 싸워야 하는 존재이므로 인내심을 가지고 라이프스타일 개선을 통해 점진적으로 개선해나가야 합니다. 여성호르몬이 존재하는 한, 오늘 없애도 내일 또 생기는 것이 셀룰라이트이기 때문입니다.

셀룰라이트와 체온의 관계

셀룰라이트는 여러 가지 질병과 염증이라는 의료계의 의견에도 불구하고, 국부적으로 체표의 온도가 낮은 양상을 보입니다. 그리고 그것은 중심 체온의 높고 낮음과는 관계가 없습니다. 저는 몇 년 전부터 체표면의 온도를 측정해 셀룰라이트 관리에 활용하고 있습니다. 셀룰라이트를 관찰할 수 있는 전용 필름을 사용하면 그 양상을 직접 눈으로 확인할 수 있는 것이지요.

이는 셀룰라이트가 심부 조직에서 발생하는 것이 아님을 증명하면서 동시에 순환의 문제라는 것을 알려줍니다. 결국 진피 결합조직의 말캉한 상태가 셀룰라이트를 예방하는 첫 번째 조건임을 확인해주는 것이지요. 이러한 필름이 심부 조직까지 보여줄 리 없으므로 당연한 일입니다.

그렇다면 체온에 대한 공부를 좀 더 해야겠지요?

인체는 중심 체온을 일정하게 조절하려고 노력합니다. 보통 36.5℃를 정상 체온이라 하는데, 35.5~37.5℃를 정상 범주로 볼 수 있습니다. 외부 온도가 낮아지면 열 손실이 일어나면서 체온이 내려가게 됩니다. 그러면 당연히 근육이 떨리는 등, 열 생산이 일어나고 혈관 등이 수축 이완을 반복하면서 체온을 올리게 됩니다. 바로 이런 것을 두고 '조절'이라고 합니다.

바깥 날씨가 춥거나 더울 때 몸에서 체온 조절이라는 반사작용이 일어나는 것은 25~30℃ 이하와 이상일 때라고 합니다. 외부 온도가 25℃ 이하일 때는 피부 온도가 내려가게 되고, 신경계의 반사작용을 통해 화학적 체온 조절에 들어갑니다. 즉 근육 활동, 물질 대사 등으로 체열 생산을 증진시키게 되는 것입니다. 이때 뜨거운 음식이나 따뜻한 물을 섭취하면 도움이 되겠지요.

반대로 외부 온도가 30℃ 이상이 되어 피부 온도가 올라가면 장기 등에서 에너지(열)가 생산됩니다. 열이 혈액으로 들어가 전신을 순환하면서 증발하거나 호흡, 배뇨, 배변, 땀 등을 통하여 물리적인 방법으로 체온을 조절하게 됩니다.

사실 체온을 1도 올리면 면역력이 좋아진다는 얘기는 쉬워 보이지만, 1도의 열을 전신적으로 올린다는 것은 결코 쉬운 일이 아닙니다. 체온 조절 반사 기능이 정상적으로 작동한다면 체온이 1도 오른 상태가 유지되기 어렵다고 보는 것이지요.

피부 온도가 올라가면 몸안에서 물리적인 방법으로 열 손실이 일어난다는 사실을 생각해보십시오. 뜨거운 환경을 제공하는 여러 물리적인 요법들이 오히려 체온을 내려가게 할 수 있다는 가설이 성립됩니다.

우리가 흔히 접하는 고주파나 초음파처럼 내부에 열이 전달되는 다양한 기기들은 부분적인 치료에 사용될 때는 의미가 있지만, 그것을 전신적으로 사용하는 것이 옳은지에 대해서는 의문이 들지 않을 수 없습니다.

목욕 요법의 경우 반신욕은 뜨겁지 않은 온도인 38℃에 맞추라고 합니다. 그것도 가슴 아래 부분만 담그라고 하지요. 상·하체 내부의 열을 골고루 맞추어주는 목욕 요법을 할 때는 25분 이상 지속해야 한다는 사실은 매우 중요합니다. 38℃가 넘는 고열의 목욕물에서 체온 조절 반사 능력과 항상성을 기대하기가 어렵습니다. 고온욕은 10분 정도로 짧게 하라는 이유가 그것입니다.

셀룰라이트, 없앨 수 있을까?

셀룰라이트에 대해 받는 질문 중 가장 어려운 것이 '셀룰라이트가 영구히 없어질 수 있느냐?'입니다. 셀룰라이트의 시작은 언제나 여성호르몬인 에스트로겐입니다. 서양에서 35~50세 여성을 대상으로 셀룰라이트에 대한 임상을 많이 하는 이유는 활동량이 많은 20대보다는 활동량이 적어지고 지방이 축적되기 시작하는 30대부터 셀룰라이트가 많이 생기고, 임신과 출산을 경험하면서 그 상태가 더 심해지기 때문입니다.

물론 이는 대체로 서양 여성을 기준으로 한 것입니다. 평균적인 서양 여성이라면 젊은 나이에 심각한 셀룰라이트를 갖는 경우는 드뭅니다. 임신과 출산을 겪는 30대부터 폐경이 되는 50세까지 셀룰라이트가 심한 양상을 보이게 되는 것입니다. 제가 만난 프랑스 고객들은 대부분 평균적 양상을 보였습니다. 다만 젊은 시절부터 피임약을 복용한 경험이 있는 경우라면 50대 이상 여성에게서도 강력하게 경화된(섬유화된) 셀룰라이트를 많이 보았습니다.

우리나라는 서구의 기준과는 확연히 다른 양상을 보입니다. 식생활이 서구화되고, 학창시절 거의 앉아서 생활하고, 식생활이 엉망이 되면서 오히려 10~20대의 청소년 시절에 셀룰라이트가 더 활성화되는 이상 징후가 나타나는 것입니다. 전통 방식으로 생활해온 50~60대 여성의 경우 오히려 셀룰라이트가 큰 문제가 되지 않습니다. 셀룰라이트가 시대의 흐름을 반영하고 있다고 볼 수 있습니다. 만약 지금의 20대가 50대가 된다면 어떻게 될지 상상하기 어렵습니다.

셀룰라이트를 지금 없앤다 해도 바로 오늘 다시 생기는 것이므로 영구적 치료란 없습니다. 물을 마시고, 밥을 먹고, 잠을 자듯이 라이프스타일 안에서 셀룰라이트를 생각해야 하는 이유입니다.

1. 냉장 상태의 찬 음식과 밀가루 음식은 금물입니다. 몸을 차게 하기 때문입니다.
2. 너무 과한 운동이 아닌 30분 정도의 유산소 운동과 호흡, 스트레칭을 생활화합니다.
3. 림프 부종과 피부 처짐이 동반될 경우는 전문가의 도움을 받습니다.
4. 신발의 선택이 매우 중요합니다. 제대로 걷는 것이 중요하다는 의미입니다. 충격 없이 뒤꿈치부터 발가락까지, 전체 발바닥이 순서대로 땅에 닿도록 걸어야 합니다. 그래야 종아리에서 정맥 펌프가 잘 이루어져 심장

으로 혈액을 보내는 순환이 원활합니다.

5. 물을 많이 마셔야 합니다. 커피와 차를 마신다면 마신만큼 보충해야 합니다. 커피와 차는 수분을 두 배로 배출시킵니다. 마신 만큼 배출되는 것이 아니라 그 두 배가 손실됩니다.

6. 잠을 잘 자야 합니다. 하루 8시간의 수면을 위해 밤에는 빛을 차단하고, 똑바로 누워 머리를 약간 높게 둡니다.

Beauty

05
전신 관리의 새로운 키워드, 근막 그리고 발

주목해야 할 순환의 중요한 메카, 근막 Myofascia

우리는 홈쇼핑에서 베개를 팔면서 근막 이완과 **#두개천골요법**에서 사용하는 CV4 같은 초전문 용어를 사용하는 시대에 살고 있습니다. 소비자들은 점점 더 어려운 문제에 봉착하게 됩니다. 전문가가 아닌데 전문가처럼 상품을 선택해야 하는 것입니다. 도처에 전문 용어가 난무하면서 판매를 위한 도구로 사용되고 있기에 더 무서운 일입니다.

'근막'이란 머리끝에서 발끝까지에 이르는 3차원의 거미줄 망입니다. 전신에 펼쳐져 있는 강인한 결합조직이며 중간에 끊기거나 하는 일 없이 통으로 만들어진 진막이라 할 수 있습니다. 명절에 갈비를 재울 때를 떠올려보십시오. 갈빗살(근육)에 두껍게 붙어 있는 막이 대표적인 근막입니다. 몸의 어떤 부분의 한쪽 근막이 당겨져 긴장 패턴이 생기면, 그 부분에 통증이 오거나 부분적으로 체형이 무너지면서 살이 찌는 경우가 있습니다.

이런 근막만 있는 것은 아닙니다. 세포 하나하나를 싸고 있는 막도 근막입니다. 뼈나 근육 없이 근막만으로 지탱할 수 있다고 말할 정도로 정교한 근막층 덕분에 우리가 형태를 유지하는 것이라 보면 됩니다.

문제는 이런 근막의 통증이나 긴장도 때문에 림프가 잘 빠지지 못하고 부분적으로 체형의 변형이 오거나 살이 찌는 경우가 많다는 사실입니다. 근막 위에 림프, 림프 위에 피하지방이 샌드위치처럼 붙어 있기 때문에, 만일 근막의 긴장이 올 경우 쓰리 쿠션으로 림프가 못 빠지고 살이 찌게 되는 현상이 흔하게 나타납니다. 그래서 살을 빼고 싶다면 반드시 근막의 이완이 필요합니다. 물리적인 테라피로 근막의 이완이 가능하기에, 체형을 바꾸고 싶다면 근막 관리가 필요한 것입니다.

근막의 손상이나 기능 이상은 통증을 유발할 뿐만 아니라 다양한 기능 장애의 원인이 됩니다. 우리 몸 전체에 문제를 일으키는 것입니다. 각각의 장기를 둘러싸고 있는 근막은 평면적으로 늘어져 있지 않고 겹겹이 쌓여 있기도 합니다. 장기들 간에 일정한 간격을 유지하고 마찰로부터 장기를 안전하게 보호하기 위함입니다. 수분을 많이 보유하고 있는 근막은 림프와 혈액의 흐름을 좋게 하여 조직에 보다 효율적으로 영양을 공급하도록 도와줍니다.

전신적인 근막을 이완하고 정렬하는 것을 근막이완기법myofascial Release Technique이라 합니다. 뷰티테라피나 마사지 테라피의 기본이지요. 근막이 풀리면서 몸이 이완되는 반응을 지켜보는 것은 정말 놀라운 체험입니다. 따라서 향후 스파의 테라피에서 근막 이완과 두개천골요법이 차지하는 비

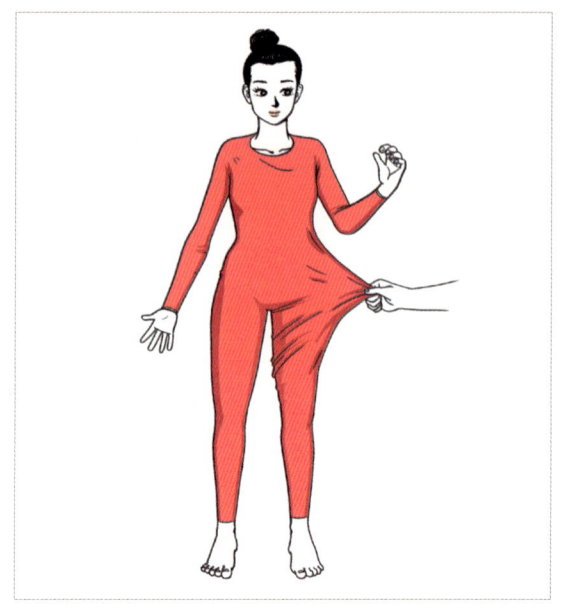

근막의 당김 현상

중이 훨씬 커질 것이라고 예상됩니다.

  자다가 갑자기 다리가 푸르르 떨리거나 손이 움직이거나 눈꺼풀이 움직이는 등의 경험을 해보신 적이 있으시지요? 긴장이 풀리고 이완된 순간에 일어날 수 있는 가장 단순한 현상입니다. 전신적으로 이완되는 순간, 꼬이고 긴장된 부분이 풀리면서 이런 경험을 하게 되는 것입니다.

  얼굴과 손발 부위를 제외하면, 근막은 대체로 피부와 잘 떨어져 있어야 합니다. 얼굴과는 달리, 표정이 없는 몸통 부분에는 주름이 잘 생기지 않는 이유도 이것입니다. 근막 이완 기법은 부드럽게 터치하는 방법에서부터('엄마 손은 약손'을 떠올려보세요) 하드하게 근막층을 뜯으며 들어 올리는 기법이나 스킨 롤링(김밥 말기) 같은 테크닉도 있습니다.

필요와 상태에 따라 거기에 맞는 근막이완기법을 쓰게 되면 기대 이상의 순환 개선 효과를 볼 수 있습니다. 또한 근막을 이해하고 나면 다양한 체형의 변화, 특히 비뚤어진 체형 등에 대한 임상을 비교적 쉽게 해낼 수 있습니다.

Focus-on

 인체에 대한 새로운 접근, 근막경선

수기요법을 하는 뷰티테라피스트나 마사지 테라피스트들은 의사나 과학자와 마찬가지로 언제나 최신의 이론으로 건강한 임상을 해내야 합니다. 그런 점에서 근막에 대해 얘기해보려 합니다. 이제까지는 근막을 전신 그물망으로 이해했는데, 최근에는 근막기능계란 개념이 등장했습니다. 즉 근육 근막을 촘촘하게 연결된 철도에 비유하는 '근막경선'이 주목받고 있는 것입니다.

모든 테라피는 인체의 움직임과 연관되어 발전해야 합니다. 고객과 호흡하면서 구조적, 기능적으로 테라피를 하는 시대이기에 그렇습니다. '나선형 근막경선'을 이해하면 몸이 회전하며 틀어지는 이유도 설명할 수 있습니다.

예를 들어 몸 측면의 근막경선에 의거해 발목 외측을 관리했을 때, 신기하게도 한쪽 얼굴 근막에 영향을 끼쳐 리프팅 효과가 나타납니다. 근막경선 관리의 효과는 테라피스트들이 인체의 구조적 문제에 접근해서 테라피적 성과를 얻는 데 지대한 역할을 할 것이 분명합니다. 가설이기는 하나 임상적으로 활발히 연구되고 있는 근막경선 해부학 덕분에 인체와의 대화가 구조적으로 이루어질 것이기 때문입니다.

앞으로 근막경선은 체형의 변화와 구조적 변이는 물론, 대부분의 통증을 설명할 수 있는 지도가 될 것입니다.

세계는 지금 발에 주목하고 있다

만약 단 한 가지의 테라피만 받을 수 있다면 저는 발 관리를 선택할 것입니다. 발은 우리 몸을 지탱하는 작은 구조물이지만 뼈의 개수만 전신의 25%에 해당하고 크고 작은 인대와 근육들이 모여 있는 소우주입니다.

그런데 손과 발에 인체의 각 조직과 연결되는 신경 #반사구reflex-zone가 있다는 사실은 1900년대 독일인 의사에 의해 밝혀졌습니다. 신경학을 바탕으로 한 반사학reflexology 연구로부터 유래된 것이지요. 이후 반사학을 #발_반사요법Foot Zone Therapy으로 집대성한 사람도 미국의 의사입니다.

발 관리로 유명한 독일에서는 발 반사요법과 아울러 굳은살, 티눈, 파고드는 발톱 등 여러 가지 메디컬 페디큐어를 함께 합니다. 발 마사지가 워낙 대중적으로 성행하다 보니 그 가치가 잘 알려져 있지 않은 측면이 있어, 여기서 정확한 이론적 배경을 말씀드리고 싶습니다.

발 반사학은 의사들이 연구했으며 치료약이 많지 않던 시절에는 의료 영역의 치료 요법이었다는 점을 생각해봐야 합니다. 반사구의 존재가 이미 의학적으로 밝혀지고 보편화되었기 때문에 독자들을 설득하기 위한 근거를 따로 언급할 필요는 없겠습니다.

인생은 살아봐야 한다는 말이 딱 맞는 것 같습니다. 젊을 때는 누가 뭐래도 절대로 포기하지 못하는 것이 하이힐입니다. 저도 40대 끝자락까지 절대 포기하지 못했습니다. 저는 약간 회전형 체형(골반과 어깨가 반대 방향으로 회전된 상태)인데, 젊을 때부터 하이힐을 신고 오래 걸으면 고관절에 통증이 오고 많이 힘들었습니다. 머릿속으로 알고 있다고 해서 라이프스타일을 수정할 수만 있다면 얼마나 좋겠습니까? 하이힐을 신고 장시간 강의를 하거나 많이 걸으면 그 피곤함은 이루 말할 수가 없었습니다.

50대에 들어서서 발이 변형되고 #외반모지(무지)가 심해지다 보니, 하이힐을 신고 싶어도 신을 수 없는 상태가 되었습니다. 엄지발가락 시작 부분이 튀어나오면서 변형되는 외반모지는 여러 가지 원인으로 발생하지만, 특히 잘못된 신발 착용과 골반을 중심으로 하는 체형의 틀어짐이 가장 큰 원인입니다. 유전적으로 외반모지인 경우가 가장 많지만 오히려 이런 경우는 통증을 잘 느끼지 못합니다.

외반모지는 전체 고객의 70퍼센트 가까이에서 보이는 증상이며, 심하면 통증 때문에 걷지도 못합니다. 지금부터 가장 흔하게 접하는 발의 질병을 중심으로 발을 왜 아껴야 하는지를 얘기해보도록 하겠습니다.

외반모지는 단지 발의 문제가 아니다

테라피스트라면 외반모지에 시달리는 고객에게서 골반의 틀어짐이나 요통을 유추해낼 수 있어야 합니다. 어떤 원인에서든 한번 변형된 발은 다시 정상으로 돌아오지 못합니다. 발이 가지고 있는 비밀을 미리부터 알고 조심한다면 좀 더 건강하게 살아갈 수 있지 않을까 생각합니다.

외반모지의 심각성은 발가락 변형이 아니라 체형이 무너진다는 데 있습니다. 엄지발가락이 체중의 50% 정도를 지탱하는데, 만약 엄지발가락이 힘을 받지 못하면 둘째 발가락으로 힘이 쏠리게 되지요. 굳은살이 생기거나 걸을 때 골반통이나 요통을 유발하는 경우가 있어 더 문제입니다.

외반모지 때문에 몸의 무게중심이 바뀌면 당연히 체형이 변형되고 척추나 근막이 정렬되지 못하고 흐트러지게 됩니다. 치료 방법은 수술뿐이어서 더욱 안타깝습니다.

족저근막염, 제대로 걸어야 한다

족저근막은 발뒤꿈치 뼈에서 발가락까지 연장되는 큰 인대입니다. 만약 #족저근막이 없다면 인체는 자신의 하중을 견디지 못할 것입니다. 온몸을 지탱하는 쿠션 역할을 하면서 펌핑 기능을 수행하여 정맥혈을 위로 올리는 중요한 역할을 담당하는 곳이 바로 족저근막입니다.

족저근막염으로 고생하는 고객들은 대체로 체형이 틀어져 있습니다. 특히 하체에 부종이 많은 고객의 발을 보면, 족저근막 부분이 두툼하게 부어 있고 결절이 많이 만져집니다. 어린아이의 족저근막은 탄력이 별로 없고 지방이 많습니다. 하지만 성장한 후에는 활동을 위해 지방이 많으면 안 되는 부위가 발바닥 중앙의 족저근막입니다.

족저근막에 염증이나 통증이 있으면 발의 외측이나 내측으로 하중이 쏠려 발이 더 변형되고 다리가 미워집니다. 그래서 건강하게 잘 걷는 것이 중요합니다. 발바닥의 뒤꿈치 부분이 먼저 땅에 닿고, 족저근막이 펌핑되면서 발가락까지 천천히 굴리며 걷는 연습을 해야 합니다. 하이힐이나 바닥이 딱딱한 플랫슈즈를 신으면 이렇게 걸을 수가 없습니다. 신발이 올바른 걸음걸이를 방해한다는 사실을 생각해보면 신발이 얼마나 중요한지 알게 되실 것입니다.

마사이족의 보행법을 실천할 수 있다고 해서 유명해진 '마사이 신발'은 뒤꿈치가 45도 정도 살짝 들려 올라가 있습니다. 구조상 자연스럽게 뒤꿈치부터 닿게 되므로 체중을 느낄 수 없을 정도로 편하게 오래 걸을 수 있습니다. 국내에서는 #테네비스라는 브랜드가 유명합니다. 이 45도 들려 올라간 신발을 신고 걸으면 신기하게도 다리의 무게감이 전혀 없고 사뿐사뿐 걸어집니다.

하이힐에서 내려오시고 딱딱한 신발을 벗어 던져야 다리가 예뻐집니다. 집에서는 족저근막 스트레칭을 권합니다. 방망이 같은 것을 밟고 서서 굴리거나 대나무 반쪽 위에 서서 제자리 걷기를 하는 것입니다. TV를 시청하면서, 설거지를 하면서도 대나무를 밟고 있다면 그것이 치료입니다.

발만 보고도 알 수 있는 체형의 변화

엄지발가락부터 새끼발가락까지 음양오행으로 보면 목(간), 화(심장), 토(비, 위장), 금(폐), 수(신장)에 해당됩니다. 남성은 엄지발가락이 가장 중요하고, 여성은 새끼발가락이 중요합니다. 엄지발가락이 통통하고 크게 모양을 잡고 있는 남성이 정기가 세고 튼튼하다고 보는 것입니다. 새끼발가락이 틀어지고 휘어 있는 여성은 건강하지 못하다고 봅니다. 고객들의 발가락만 보고도 어느 장기에 문제가 있는지 알 수 있다는 점에서 발가락 상담이 충분히 가능합니다.

여성들이 하이힐이나 볼이 좁은 신발, 앞코가 뾰족한 신발을 신을 경우, 새끼발가락 변형은 불가피합니다. 특히 모든 발가락이 서로 겹쳐지면서 뼈에 변형이 와서 발가락이 튀어 오르거나 굽어지는 망치발이 될 수 있습니다. 발가락 사이사이를 벌려주고 찢어주는 테라피가 필요합니다.

어쩔 수 없이 신발을 오래 신었다면 저녁에 발가락 사이사이에 티슈를 말아 끼우거나 보조기를 착용해서 벌려주는 것이 큰 도움이 됩니다. 무좀 있는 사람들이 사용하는 발가락 양말은 발가락 하나하나를 잡아주는 역할을 하므로 발 건강과 체형 교정에 조금이나마 효과가 있습니다.

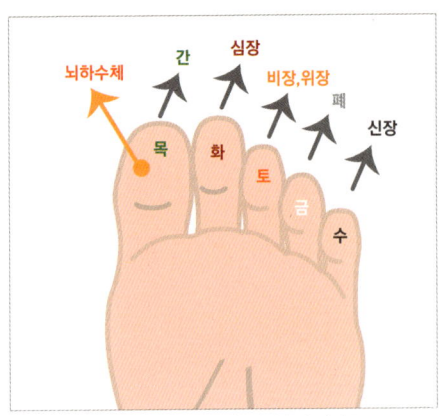
발가락과 장기의 관계, 뇌하수체 반사구

　굳은살도 그 위치에 따라 체형의 변형을 짐작할 수 있습니다. 발가락이 시작되는 부분, 즉 중족골은 발뒤꿈치와 함께 지방이 많은 부위인데 이 부분에 굳은살이 많이 생깁니다. 굳은살은 잘못된 압력을 지속적으로 견디면서 방어기전으로 생기는 것입니다. 무게중심이 어디에 있는지 쉽게 알 수 있는 현상이어서 체형 변화를 짐작할 수 있습니다.
　외반모지의 경우 무게중심이 둘째 발가락으로 옮겨가면서 둘째 발가락 밑에 굳은살이 잘 생깁니다. 평발의 경우는 무게중심이 안으로 쏠리면서 내측에 굳은살이 생깁니다.
　또 요족(까치발)이라 하여 아치가 너무 높은 발의 경우, 발의 외측에 굳은살이 생기고 신발도 뒤꿈치 외측이 빨리 닳게 됩니다. 이런 경우는 모두 골반의 변형을 유발합니다. 반대의 경우로, 골반의 변형으로 발이 변형되기도 합니다.

호르몬과 엄지발가락의 비밀

모든 질병의 80% 이상은 호르몬 때문이라고 합니다. 이 호르몬을 인위적으로 균형 있게 조절하는 방법이 특별히 없다 보니 테라피가 급부상하고 있는 실정입니다. 직접적으로 뇌, 즉 머리를 만져 호르몬을 조절하는 방법도 효과가 있습니다만 뇌하수체의 반사구를 자극하여 뇌신경 세포에 영향을 주는 것이 더 안전하고 확실한 방법입니다. 뇌하수체의 반사구는 엄지발가락에 있습니다. 그저 엄지발가락을 잡고 돌리고 누르고 마사지 하는 것만으로도 호르몬에 변화를 줄 수 있다는 것이 얼마나 놀라운 일인지요?

아킬레스건은 종아리 미인의 조건

자신의 아킬레스건을 살펴보시기 바랍니다. 진정한 다리 미인은 아킬레스건 미인입니다. 뒤에서 봤을 때 두껍지 않고 쭉 뻗어 올라간 아킬레스건이 미인의 상징입니다. 구두 때문에 굳은살이 생겨 있거나 착색이 되고 심하게 주름이 잡혀 있고 두껍고 짧아진 아킬레스건을 보면 발의 상태나 다리의 상태를 짐작할 수 있습니다. 굳이 발을 볼 필요도 없습니다.

아킬레스건이 짧아져 있는 경우, 족저근막의 문제는 필수적으로 따라옵니다. 아킬레스건을 엄지와 검지로 잡았을 때 날씬하게 잡히고 형태가 보여야 합니다. 아킬레스건이 짧고 두꺼우면 종아리가 예쁠 수 없습니다. 정맥 펌프가 되지 않으니 피가 심장으로 갈 수가 없는 것입니다.

하이힐에서 내려오는 것만으로는 아킬레스건을 치료할 수 없습니다. 흔하게 구할 수 있는 스트레칭 보드를 활용하거나 마사지로 뒤꿈치를 늘려주어야 합니다. 사무실에서는 신발을 벗고 스트레칭을 하면 됩니다. 의자 등받이를 잡은 후, 한쪽 다리를 구부리고, 다른 다리는 뒤로 뻗어 발바닥을 바닥에 붙이고 스트레칭을 하면 종아리도 날씬해지고 아킬레스건을 늘리는 데도 도움이 됩니다.

차크라로 보는 발

시드니 해변에서 리메디얼(치료 마사지) 테라피스트로 활동 중인 박예화 선생님이 저의 발을 보며 차크라와 심리를 읽는 것을 보고 관심을 갖게 된 분야가 발 차크라 리딩입니다. 발을 보면서 심리를 읽어내다니, 인체와 대화하는 테라피스트의 능력에 대해 다시 한 번 생각하게 되었습니다.

발뒤꿈치부터 발가락까지 발 전체를 7등분해서 차크라를 설명할 수 있습니다. 발뒤꿈치가 밀려 있거나 지방이 별로 없는 경우 1, 2차크라에 해당되는 심리적 문제가 생길 수 있습니다. 특히 2차크라를 보면 출생부터 시작해 과거의 감성들과 성적인 에너지를 판단할 수 있습니다.

심리적인 것들은 상당히 조심스럽지만, 테라피스트 입장에서는 하나의 판단 기준으로 활용할 수 있습니다. 발뒤꿈치는 생명 에너지를 의미하기 때문에 발뒤꿈치가 무너지면 본인도 인지하지 못한 상태에서 참된 나에 대한 의식, 자존감의 손상을 받게 됩니다. 고객의 발을 볼 때 제가 가장 유심히 보는 부분이기도 합니다.

발에는 우주가 있습니다. 인간의 몸이 우주이기 때문입니다. 진정한 위로와 힐링을 경험하고 싶다면 진실된 전문 테라피스트에게 발 관리를 받아보시길 권합니다. 가장 근원적인 테라피가 될 것입니다.

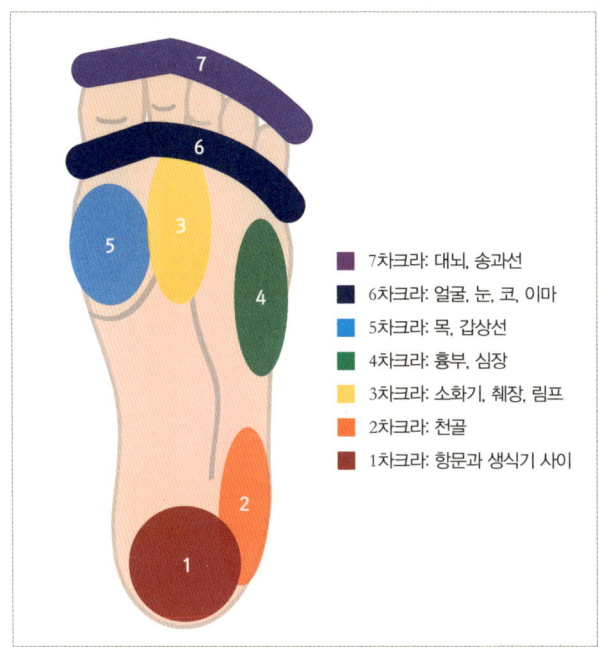

발 차크라의 구성

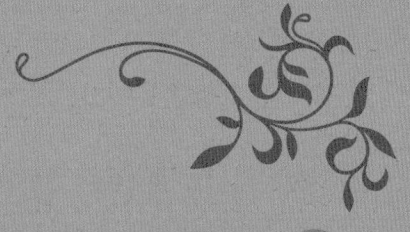

CHAPTER
7

여자, 죽을 때까지 아름답게

introduction

　사람의 세포 수는 60조에 이릅니다. 만약 모든 세포가 동시에 태어나 동시에 죽는다면 우리의 생명은 90일 정도일 것입니다. 세포의 생로병사가 90일 정도에 이루어지기 때문이지요. 아름답게 나이들어가는 여성들을 보면 성형수술이나 시술을 했거나 대단한 영양제를 먹었거나 뭔가 돈을 크게 들였을 것이라 생각하지만, 실제로 아름다운 얼굴과 바디를 갖고 있는 여성들은 모두 피부가 아름답습니다. 피부는 내면의 상태를 표현하는 포장지이자 투명한 비닐이라 생각하면 될 것 같습니다.

　어떤 치료를 하더라도 가장 빠르게 효과를 보는 것은 피부입니다. 피부의 재생 주기가 가장 빠르기 때문이지요. 표피는 28일 주기, 진피는 90~120일 주기로 재생됩니다. 하지만 뇌나 기타 장기들은 그 생명이 워낙 길기 때문에 길게는 치료에 몇십 년이 걸릴 수 있는 것입니다.

　하지만 거꾸로 말하면, 피부는 한순간에 나빠질 수도 있습니다. 지속적으로 강한 자극을 주었을 때 피부는 보호의 장부이기 때문에 반드시 방어를 하게 되어 있습니다. 나를 지키는 것은 내 자신뿐입니다. 엄청난 효과를 즉각적으로 볼 수 있는 큐어^{cure}는 피부의 방어기전을 유도합니다. 전력을 다해 최전방에서 방위대 역할을 하는 것입니다.

Beauty

01 지속가능한 라이프스타일 뷰티

요람에서 무덤까지, 태열부터 갱년기까지

하나님이 주신 우리의 몸은 세포 레벨에서부터 우주를 담고 있습니다. 속에서 문제가 생기면 컬러(멜라닌)로, 가려움증으로, 혹은 두드러기와 물집 등으로 표시를 해주는 것입니다. 그러므로 피부가 가지고 있는 감각 수용체가 살아 있게 만들어야 합니다. 살아 있는 몸을 감싸고 있는 피부는 그래서 가장 크고 중요한 면역기관입니다.

갓 태어난 아기는 피부 발진이나 태열로 여러 가지 문제를 보여줍니다. 피부가 가려운 아기들은 보채고 잠을 자지 못합니다. 만일 아기가 잘 먹었는데도 계속 보챈다면 피부를 유심히 살펴야 합니다. 태열을 가지고 있는 아기는 잘 자지도 먹지도 않습니다.

아토피를 가지고 있는 아이들을 자세히 보면 주의가 산만합니다. 피부가 가렵고 안정적이지 못하니 그렇게 변해가는 것은 당연한 일입니다. 아동기의 아토피는 치료 방법도 없기 때문에 건조하지 않도록 보습을 해주고 외부 환경에 노출되지 않도록 하는 것이 최선입니다. 아무리 좋은 성분의 제품이라 해도 뭔가를 침투시키려 하면 피부는 거부 반응을 보이게 됩니다. 아토피는 T세포의 고장으로 생기는 일종의 불치병입니다. T세포가 반응하는 환경, 즉 무엇인가를 피부로 침투시키는 것을 삼가야 하는 이유입니다.

아동기를 지나 사춘기에 접어들면 성호르몬이 많이 분비됩니다. 피지 분비가 가속화되고, 강력한 #디하이드로테스토스테론DHT 호르몬이 여드름을 발생시킵니다. 여드름이 있으면 피부에 손을 댈 수밖에 없기 때문에 염증이 악화됩니다. 물론 여드름은 여드름균(피브리오 아크네) 때문에 발생하지만, 열려 있는 여드름을 지저분한 손으로 자꾸 만지면서 염증이 더 심해지는 것입니다.

여드름은 사춘기 청소년들의 심리 상태에 지대한 영향을 미칩니다. 여드름 전문가들은 대부분 자신이 사춘기 시절 여드름이 심했거나 성인 여드름으로 고생한 경험이 있는 분들이 많습니다.

청소년기를 지나 피지가 줄어들면 사라질 줄 알았던 여드름이 끝나지 않고 성인 여드름이 찾아옵니다. 성인 여드름은 피지와 크게 관계없는 부위, 즉 U존에 생기는 것이 특징이고 이 또한 크게 치료 방법이 없습니다. 성인 여드름은 청소년기에 지나치게 피지를 없애려고 피부를 민감하게 만들어버렸기 때문에 피지가 사라지고 난 나이에도 문제를 일으키는 것입니다.

그런데 여드름 피부가 아니었던 사람들에게도 성인 여드름이 많이 나타납니다. 노화와 함께 진행되니 피부에 적당히 필요한 리치한 성분을 바르기 어렵습니다. 피부가 건조해지면서 여드름이 생기는 이상한 상황이 전개되는 것입니다. 대체로 여드름에 좋다는 성분들은 피부에 강한 자극을 줍니다. 그런데 성인 여드름의 경우, 청소년기에 피지가 많던 상황에서 사용하던 제품을 그대로 쓰는 사람들이 많아 피부를 계속 자극하는 것도 문제입니다.

가장 급진적 변화, 임신과 출산

여성호르몬이 많이 나오는 시기에 피부가 건조하고 피부 산도^{ph}가 좋지 않은 경우, 점차 알칼리화 되면서 색소침착에 시달리게 됩니다. 전 생애에 거쳐 여러 가지 피부 문제가 나타나는 이유는 대체로 호르몬의 변화 때문입니다. 건성피부의 경우 어릴 때는 피부가 고와 보이지만, 생리를 시작하면서 호르몬의 변화가 급격해지고 피부에 각질이 정상적으로 탈락하지 못하면 다양한 형태의 색소침착이 생깁니다.

앞에서도 많이 언급했지만 멜라닌은 문제가 발생했음을 표시해주는 색소입니다. 얼굴, 몸 어느 부위에 멜라닌이 자리하고 있다는 것은 그 부위의 세포가 생로병사의 상황을 잘 치르지 못했다는 얘기입니다.

#임신을 하게 되면 여성의 피부는 다시 한 번 전환기를 맞습니다. 임신 기간의 드라마틱한 호르몬 변화는 오로지 하나님이 태아를 보호하기 위해 만들어놓은 장치라고 볼 수 있습니다.

생리기간이나 임신기간은 호르몬의 변화가 동일합니다. 하지만 길어도 일주일이면 끝나는 생리기간과 임신기간을 비교할 수는 없겠지요. 임신기간은 9개월이라는 긴 시간 동안 태아를 보호하기 위해 멜라닌과 여성호르몬을 통해 수분을 정체시킵니다.

이 시기에 멜라닌은 평상시의 최대 100배 이상이 나오는 것으로 알려져 있습니다. 보통 임신 2~3개월 차부터 급격이 올라가는 여성호르몬 '에스트로겐'의 영향과 멜라닌 자극 호르몬이 증가하면서 조금만 피곤하거나 자외선에 노출되어도 우리가 흔히 말하는 기미라는 것이 어둡게 드리우게 됩니다. 멜라닌은 당연히 면역물질이고 피부 또한 대단한 면적을 가진 면역기관이다 보니, 피부의 수분이나 산도ph 상태에 따라 기미가 심해지게 됩니다.

그래서 전문가라면 임신기간 중 지나친 화장품의 사용이나 스킨케어를 하지 못하도록 충고해야 합니다. 임신기간 중에는 태아에만 집중하고 엄마의 뷰티에 덜 신경 쓰는 것이 오히려 과도한 스킨케어로 여러 가지 트러블을 겪는 것보다 훨씬 낫기 때문입니다.

임신기간 중 최고의 라이프스타일은 무기질과 비타민이 많이 함유된 음식을 골고루 섭취하고 너무 오래 서 있거나 앉아 있지 않고 자세를 자주 바꾸며 적당한 운동을 하고 수분 섭취와 질 좋은 수면을 유지하는 것입니다.

스킨케어의 측면에서 보면, 피부를 보호하는 질 좋은 지질이 풍부한 제품을 쓰고 침투하는 성분보다는 보호하는 성분이 들어간 화장품을 선크림과 함께 사용하는 것이 좋습니다. 선크림의 경우에도 흡수될 수 있는 필터 성분보다는 보호할 수 있는 성분을 선택해야 합니다. 즉 백탁 현상이 있더라도 가루 성분으로 되어 있는 크림을 사용하는 것이 안전합니다. 이 기간 동안에는 안전만이 지켜야 할 수칙입니다.

02 산전관리와 산후관리

Beauty

세상에서 가장 아름다운 여성, 엄마

산전산후의 **#여성_생애관리**가 유행하면서 마치 이때에 적당한 테라피를 받지 못하면 꼭 해야 할 일을 못한 것 같은 생각을 하게 되는 시대입니다. 옛날에는 어디 그랬나요? 출산 연령이 늦어지고 아이를 한둘밖에 낳지 않다 보니 관리 직후의 몸매 관리가 중요해졌지요. 어쩌면 그보다 더 중요한 것은 '자녀 중심'에서 '나 중심'으로 사고가 바뀌었기 때문일 것입니다.

삶의 패턴이 변했다는 것 자체로 설명할 수 있겠습니다. 결혼 풍속도도 너무 빠르게 변하여 결혼 전 동거나 임신이 오히려 축복받는 일이 되기까지 했으니, 그야말로 모든 것이 변한 것입니다.

그렇다면 웬만한 여성이라면 모두 다 받는다는 **#산전관리**와 **#산후관리**, 정말 필수일까요? 산전, 산후관리를 받을 때 어떤 점을 중시해야 할까요?

둘 중 하나만 받는다면 무엇을 선택해야 할까요? 책 뒤에 수록된 '고객이 가장 많이 하는 질문'에도 자세히 설명되어 있지만, 산전관리와 산후관리는 여성의 삶의 질에 큰 영향을 줄 수 있는 테라피입니다.

저는 산전관리에 있어 '임신 중 관리'보다는 #임신_전_몸을 만드는 것이 더 중요하다고 생각합니다. 산전이든 산후든 전문가에게 관리를 받는 것보다 중요한 것은 내 몸의 변화를 아는 것입니다. 내 체형이나 고질적으로 갖고 있는 통증 등을 감안해 임신에 동반될 여러 가지 증상들에 미리 대비하는 것이 산전관리의 포인트입니다.

임신을 하면 무엇이 달라질까?

임신을 했을 때 가장 무리가 오는 부위는 어디일까요? 이런 접근을 해보아야겠지요. 먼저 #자궁에 대해 생각해보겠습니다. 자궁은 모든 혈이 모이는 장기로, 여성에게 있어 건강의 척도가 됩니다. 위치는 정중앙이어야 합니다. 뒤로도 옆으로도 치우치면 안 됩니다. 자궁의 위치는 임신 출산과 함께 이동되는데, 태생적으로 비뚤어진 위치에 있는 경우도 많습니다.

임신기간 동안 팽창되어 있던 자궁이 제자리를 찾는 시간을 옛 선조들은 3X7일=21일이라 하였고, 이 기간 동안에 자궁 수축을 도와주기 위해 미역국을 먹었습니다. #미역은 자궁의 수축만 돕는 것이 아니라 전반적인 평활근(장기, 혈관, 림프 등을 이루는 근육)을 수축시키기 때문에, 혈관과 림프 등이 수축·이완되면서 혈행을 개선하고 모든 것이 제자리로 갈 수 있도록 합니다. 그런데 이 회복 기간도 사람마다 다릅니다. 만약 부종이 가라앉지 않고 순환이 되지 않아 손발이 차거나 여기저기 통증이 있다면 전문가의 도움을 받아야 합니다.

산전관리는 자궁의 상태와 혈액순환, 림프순환을 전반적으로 검토하여 임신기간과 출산 후 산모의 회복을 빠르게 하기 위해 근막 재배치와 골반의 틀어짐 혹은 전방, 족저근막 등을 체크하고 준비하는 것으로부터 시작됩니다.

임신 전부터 몸이 틀어져 있고, 등이 굽어 있으며, 평상시 흉식 호흡 위주로 한 여성은 임신과 함께 그 문제가 가중되어 다양한 문제 상황에 처하게 됩니다.

1. 복식 호흡의 생활화
2. 바르게 걷기, 바른 자세 유지하기
3. 임신에 대비한 침구나 라이프스타일 준비
4. 셀룰라이트 완화
5. 틀어진 체형 교정
6. 비만인 경우 체중 조절과 건강한 다이어트
7. 순환 개선을 위한 운동법 익히기

임신을 확인했다면 더욱더 조심해야 합니다. 미국 산부인과학회의 가이드라인에서는 임신기간 중 정상적인 체중 증가 범위를 11.5~16kg 정도로 봅니다. 체중의 대부분은 산모의 늘어난 수분과 태아 관련 무게이고(평균 9kg 정도), 나머지는 산모의 지방 축적으로 보면 됩니다. 출산 후 3개월이 지났는데도 출산 전 몸무게에서 6kg 이상이 늘어났다면 임신성 비만으로 봐야 합니다.

출산이 임박한 임산부의 급격한 체중 증가는 **#부종**이 반 이상입니다. 부종이 빠지고 나서 증가된 체중은 산후 3개월까지 모두 빠지는 것이 정상입니다. 출산 직후에는 분명히 태아의 몸무게와 양수 등의 무게가 빠져야 하는데 체중이 그대로인 경우가 많습니다. 출산 과정에서 산고로 인한 특발성 부종이 생겼기 때문입니다. 제왕절개 수술로 출산을 한 경우에는 특히 부종의 무게가 그대로 남아 있는 경우가 대부분입니다. 출산 시 산고의 정도와 시간에 따라 '몸무게가 빠지느냐, 부종으로 남느냐'가 결정됩니다. 저 역시 출산 직후 몸무게를 재보았는데, 급속 분만으로 산고를 짧게 겪은 덕분인지 6kg이 바로 빠졌고 100일째 되었을 때는 정상 체중을 회복했습니다.

출산 후 관리의 관건은 부종의 제거입니다. 부종은 체형이 제대로 자리를 잡고 원상태로 회복되는 데 부정적인 결과를 초래합니다. 부종은 셀룰라이트로 직결되고 셀룰라이트가 섬유화 되면 치료가 어려워지기 때문입니다.

임신기간 동안 해야 할 일, 하지 말아야 할 일

이제 임신기간에 대해 얘기해보겠습니다.

역시 미국 산부인과학회에서는 임신 13주 이전을 불안정한 시기로 고지하고 있습니다. 13~14주부터 안정기에 들어가므로 모든 관리는 13주 이후부터 시행하는 것이 맞습니다. 하지만 이 또한 산모의 영양 상태나 자궁의 상태에 따라 조금씩 다릅니다.

임신기간 중 가장 큰 문제는 횡격막의 부자유스러운 움직임입니다. 호흡을 통해 횡격막이 오르락내리락하면서 장기가 움직여야 하는데 임신 말기로 갈수록 자궁이 확대되어 공간이 줄어들고 장기가 눌리게 됩니다. 특히 횡격막에 붙어 있는 대장, 간, 위의 기능이 저하되면서 자연스럽게 호흡이 흉식으로 바뀌게 됩니다. 또한 허리가 휘어지면서 요통이 심해집니다. 바로 이런 점 때문에 평상시 변비가 있거나 척추나 요추나 천골의 구조적 문제를 가지고 있던 산모는 심하게 고통 받게 됩니다.

그렇다면 임신기간에는 어떤 관리를 언제 어떻게 받는 것이 좋을까요?

임신 12주까지

이때는 에스트로겐과 프로게스테론의 불안정한 흐름으로 절대 안정을 취해야 하는 시기이므로 혈액순환을 촉진하는 그 어떤 것도 주의해야 합니다. 마사지 테라피는 물리적으로 혈관을 자극하고 심장 박동을 촉진하는 효과가 뛰어나기 때문에 위험할 수 있습니다. 13주차부터는 관리를 시작해도 됩니다만, 몸에 무리가 없고 심하게 부종이 생기지 않는다면 개인적으로는 마사지 테라피를 굳이 받을 필요가 없다고 생각합니다.

임신 13~24주

임산부의 체형이 크게 변하는 시기이므로 체형 변화에 순응하는 부드러운 관리가 도움이 될 수 있습니다. 다만 우리가 잘 모르는 우리 몸의 중요한 혈점들이 혈액순환을 과하게 촉진하여 문제가 될 수 있으므로 반드시 산모 관리를 전문적으로 공부한 전문가를 찾아 관리 받을 것을 권합니다.

손, 발, 어깨, 허리 곳곳을 심하게 자극하는 것은 좋지 않습니다. 좋지 않은 혈점들을 건드릴 수 있으므로 누르거나 압력을 주는 관리는 피하는 것이 상책입니다. 이 시기에는 무조건 #안전을 최우선으로 해야 합니다. 가정에서도 함부로 마사지하는 것은 금물입니다. 특히 발 마사지, 손 마사지는 위험할 수 있습니다.

이 기간에는 에스트로겐이 30% 이상 증가하고 태아의 보호를 위해 멜라닌 자극 호르몬도 100배 증가하므로 스킨케어에 더 집중하는 것이 좋습니다. 물론 과도한 각질 제거나 필링은 금물입니다. 피부 보호에 신경을 쓰면서, 외출 전에는 백탁 현상이 있는 선크림(비교적 안전합니다)을 발라주고 피부 환경을 잘 유지해야 나중에 기미 때문에 고통 받지 않을 수 있습니다.

임신 25~36주

이때 임신부들은 골반과 허리의 통증을 많이 호소하고 부종이 심해집니다. 임신기간에는 혈액의 대부분을 차지하는 혈장이 약 50% 증가합니다. 혈관 내 빈 곳이 없이 물이 차고, 체액도 증가해 압력이 높아져 있는 상태이기 때문입니다. 더구나 태아의 무게가 증가하고 배가 나오기 시작하면서 허리가 많이 휘게 되어 무리가 옵니다.

부종을 제거하는 부드러운 배액 마사지, 즉 #림프_테라피를 권합니다.

임신 36주 이후

36주 이후는 어떠한 마사지 자극도 피하는 것이 좋습니다. 출산 직후까지 #릴렉신_호르몬이 10배 이상 분비되어 관절 주변이 부드럽게 벌어질 수 있도록 해줌으로써 출산에 적합한 몸을 만들어주기 때문입니다.

어떤 주기로 관리를 받는 것이 좋은지에 대한 질문을 많이 받는데, 따로 정해진 것은 없습니다. 미국 산부인과학회에서는 총10회 정도의 안정적인 테라피를 권하고 있습니다. 부종이 참기 어렵거나 극도로 피곤할 때 월 2회 정도의 테라피를 받으면 됩니다.

전문가의 도움이 요구되는 산후관리

출산 후에는 보통 비만 관리를 통해 임신 중 찐 살을 빼야 한다고 생각하는 분들이 많은데, 출산 후 찐 살은 부종일 경우가 많습니다. 현장에서 고객들을 상담해보면 무엇보다 체형이 무너져 고통을 겪는 경우가 많습니다.

산전관리와 산후관리, 둘 중 하나를 선택해야 한다면 단연 후자입니다. 그 이유는 산후 통증이 만성이 되고 산후 비만이 고착되면 여러 가지 만성질환에 시달릴 가능성이 크기 때문입니다. 상담하면서 정말 자주 듣는 말이 "이게 다 아이 낳고 나서 생긴 거예요"입니다. 산후에 관리하지 못한 것들은 반드시 흔적으로 남는다는 것을 우리 모두 잘 알고 있습니다.

출산 후 골반 관리나 발 관리 등, 체형 관리는 빠르면 빠를수록 좋습니다. 체형이 고착되기 전 교정을 해야 하기 때문입니다. 우리 몸은 아프면 아픈 대로, 문제가 있으면 문제가 있는 대로 보상을 하며 틀어지고 유지하려는 성질이 있습니다. 그래서 무엇이든 조절이 가능하고 유동적일 때 하는 것이 중요합니다. 외출이 가능한 때부터 최대한 빨리 전문 테라피를 받을 것을 권합니다.

반면에 비만 관리의 경우, #단유가 되고 나서 진행하는 것이 맞습니다. 단유斷乳 전 비만 관리는 의미가 없다는 것을 많은 산모들의 사례를 겪으며 터득했습니다. 출산 후 젖을 먹이는 엄마의 마음은 하나입니다. 엄마가 먹는 것이 아이에게 간다는 믿음입니다.

모유 수유는 신성하고 아름다운 일이기에 이런 얘기가 어떻게 받아들여질지 모르겠으나, 프랑스에서는 출산 2개월이 지나면 모유의 영양가가 많이 떨어진다고 발표한 지 오래입니다. 2개월 이후의 모유 수유는 영양보다 아이의 정서를 위해 필요하다는 것입니다. 그래서 저는 단유를 걱정하는 워킹맘들에게 '어차피 일을 해야 한다면 2개월 이후 단유도 괜찮다'라고 조언하고 있습니다.

포인트를 정리하자면 이렇습니다. 산욕기 3주까지는 부종 관리가 가장 중요합니다. 그렇지 않으면 체액이 찐득하게 자리하여 체중으로 고착되기 때문입니다. 산후 12주까지는 체형 관리, 그 후는 비만 관리입니다. 출산 후 잘 먹지 않고 살을 빼려 하면 골다공증이나 허증虛症이 고착되어 평생 고통 받을 수 있습니다. 고영양 저칼로리 음식을 섭취하고 꾸준히 체형 교정 운동을 하는 것이 좋습니다. 체형 교정과 재활에는 **#필라테스**가 가장 좋다고 생각합니다.

전문가의 도움으로 관리를 받는 것도 중요하지만 규칙적으로 체형을 교정하려는 노력으로 몸이 기억하게 하는 것이 중요합니다. 반복을 통해 근육과 근막이 기억하게 하면, 우리의 몸은 스스로 체형을 교정합니다.

출산 후의 비만 관리는 체중 조절도 중요하지만 **#셀룰라이트** 관리에 집중하는 것이 맞습니다. 장기간의 체액 정체가 만들어놓은 셀룰라이트가 더 심해지기 전에 관리해야 합니다. 굶거나 너무 심한 운동이 아닌 꾸준한 체형 관리와 몸이 기억할 수 있는 반복적인 테라피, 그리고 셀룰라이트 개선을 위한 물리적 전문 테라피가 필요합니다.

세상에서 가장 아름다운 여성은 엄마입니다. 임신을 하는 순간 사고가 단순해지며, 미워하던 마음도 사라지고, 오로지 새로 태어날 생명을 위해 자신의 감정을 정화시키는 엄마라는 존재는 참으로 위대합니다. 이 기간을 잘 보내고 건강한 체형을 만드는 것은 그 무엇보다 중요합니다.

Beauty

03 갱년기를 맞이하는 자세

여성은 50세에 새로 태어난다

갱년기란 서양에서는 50세부터, 동양에서는 49~55세에 나타나는 여성 인생의 전환점을 의미합니다. 저는 50세에 여성이 새로 태어난다는 생각을 가지고 있습니다. 갱년기는 여성호르몬이 소실되면서 이전에는 느끼지 못했던 여러 가지 감정과 몸의 상태를 경험하는 시기입니다. 이런 증상은 모두 급작스러운 호르몬 변화 때문에 촉발됩니다.

저는 51세에 갑상선암 수술을 받았습니다. 갑상선 검사를 하기 전에 여성호르몬 검사를 받았을 때는 약 20% 대의 호르몬이 나오고 있었는데, 갑상선암 수술 후 폐경과 함께 여성 호르몬이 5% 이하로 나왔습니다. 갑상선호르몬이 여성호르몬에 미치는 영향이 유의미하기 때문에 받아들이게 되었습니다.

갱년기는 폐경과 함께 여러 증상을 호소하게 되는 기간입니다. 그러나 마음먹기에 따라서는 그 기간을 다시 태어나는 회춘의 시기로 받아들일 수 있다는 점을 바탕으로 이 글을 쓰게 되었습니다. 여성은 태어나서 18~27세까지가 아름다움의 절정기이고, 28세부터는 서서히 노화의 흐름을 타다가, 출산과 함께 다시 한 번 아름다워지고, 35세부터는 다시 노화의 길을 가게 됩니다.

이 모든 시기마다 좋아하는 것, 싫어하는 것이 달라지고 '내가 예전에 그랬구나, 왜 그랬을까?'라고 하며 자신이 변하는 것이 세월 탓이라고 생각합니다. 그래서 그 어떤 것도 단정적으로 말하면 안 되나 봅니다. 또한 특정 연령대의 사람들을 대상으로 취향 저격을 하는 것 역시 언제나 가능한 것입니다.

갱년기를 맞은 여성은 생리학적으로는 더 이상 여성이 아닐 수 있습니다. 하지만 이 책을 읽는 독자들은 비로소 여성의 모든 굴레를 벗어나 사회적인 활동도 왕성히 하고 여성이 아닌 '사람'으로 다시 태어난다는 생각을 하며 살기 바랍니다. 수명이 길어지면서 갱년기는 극복해야 할 대상이 아니라 인생 2막의 시작이라는 개념으로 봐야 합니다.

저 역시 이런 마음으로 50대를 보내고 있기에 흔히 말하는 갱년기의 여러 증상을 잘 느끼지 못하고 극복하고 있습니다. 모든 것은 마음먹기 달려 있다는 진리를 몸소 체험 중입니다. 우리가 갖고 있는 무의식의 세계는 강력합니다. 무의식에서 '나는 갱년기라 이럴 것이며 이런 증상이 올 것이다'라고 생각하면, 무섭게도 생각대로 이루어지게 됩니다.

저의 경우 가장 힘들었던 것은 불면증이었습니다. 일을 해야 하는데 잠을 못 잔다는 것은 너무 치명적인 어려움이어서 수면유도제를 처방받았습니다. 저의 개인적인 경험들을 공유하는 이유는 작가는 진실한 얘기를 해야 한다고 믿기 때문입니다. '괜찮은 것'은 제 마음이고 '괜찮지 않은 것'은 제 몸이었습니다만, 결코 단 한 번도 이 문제를 갱년기 탓이라 생각하지 않았고 갱년기를 미워하지도 않았습니다. 오히려 기쁘게 맞이했다고 하는 편이 맞습니다.

갱년기 호르몬의 변화와 조심해야 할 질환

갱년기의 호르몬 변화를 단적으로 표현하자면 여성에게 남성호르몬인 **#안드로겐**이 증가한다는 것입니다. 이 시기의 여성들에게서 강한 생활력과 활발한 사회활동을 관찰할 수 있는 것은 자연스러운 일입니다. 반대로 남성은 정반대의 상황을 겪게 됩니다. 남성호르몬이 줄어들고 여성호르몬이 증가하므로, 드라마를 보며 눈물을 흘리는 등 감성적으로 변하고 의지가 약해지기도 합니다.

여성은 이 시기에 털이 굵어지거나 많아지고, 콧수염이 나기도 하고, 목소리가 굵어지기도 합니다. 개인적으로 저는 힐러리 클린턴에게서 남성호르몬 증가의 긍정적 측면을 보았습니다. 갱년기 이전의 힐러리보다 갱년기 이후의 힐러리가 더 멋져 보이는 이유가 제 나이 탓만은 아니라고 생각합니다. 여성으로 여성을 바라보는 것이 아니라 사람으로 사람을 바라보게 되었기 때문입니다.

앞서도 말한 것처럼, 갱년기 여성의 고통에 유의미한 영향을 미치는 것이 **#갑상선호르몬**입니다. 에스트로겐과 프로게스테론의 불균형이 갑상선호르몬의 활동에 방해가 되는 것이지요. 갑상선 기능 저하가 발생하여 우울감, 기력 저하, 체중 증가, 불안, 수면 장애 등이 나타나는 것입니다. 갑상선호르몬은 아침에 '잘 잤니?' 하고 몸을 깨우는 역할을 합니다. 기능이 저하되면 여성의 삶에 전반적 영향을 미치지 않을 수 없습니다.

또 하나의 흔한 갱년기 증상으로 **#안면홍조**가 있는데, 비교적 초기 증상이라 할 수 있습니다. 피부 모세혈관의 불규칙적인 확장으로 얼굴과 목, 가슴 부위가 수시로 뜨거운 증상으로, 에스트로겐 분비 감소로 인해 시상하부의 온도 조절 중추에 장애가 일어나 발생합니다. 이런 증상은 보통 수초에서 15분간 지속되는데, 에스트로겐이 줄어들면서 몇 년 동안 안면홍조를 경험하게 됩니다. 갑상선 기능 저하와 함께 여성들이 가장 힘들어하는 증상이라 할 수 있습니다. 그러나 신기한 것은 여성호르몬이 완전히 사라지면 급격히 호전된다는 것입니다.

자궁 관련해 살펴보자면, 갱년기에는 월경 불순 같은 문제보다 **#자궁내막**이 두꺼워지는 증세와 함께 생리양이 많아지거나 적어지거나 불규칙해지는 문제가 생깁니다. 난포에서 분비되는 에스트로겐과 자궁내막을 조절하는 프로게스테론이 생성되지 않아, 에스트로겐만으로 조성된 내막이 점점 더 두꺼워지면서 일어나는 일입니다.

에스트로겐이 줄어들면서 **#골다공증**에 노출되기 쉽다는 점에서 미리부터 식생활을 대비하는 것이 좋습니다. 갱년기의 이런 문제들을 알고 있다면, 30대부터 카페인 섭취를 줄이고 과음이나 흡연을 조심하고 평상시 관절의 가동성을 좋게 하는 운동을 하고 칼슘 섭취를 생활화해야 합니다. 골다공증이 이미 진행되고 있는데 칼슘제를 섭취하는 것은 별 의미가 없습니다.

갱년기 자가진단 설문지

다음에서 자신이 해당되는 갱년기 증상을 체크해보시기 바랍니다. 가장 많은 항목이 체크된 것은 A, B, C, D 중 어떤 타입인가요? 갱년기 증상이라고 해도 모두 같은 원인에서 출발한 것은 아닙니다. 자신에게 해당되는 A~D 유형의 원인을 살펴보시면 갱년기 관리에 도움을 받으실 수 있습니다.

A 타입

1. 늘 짜증이 나고 화가 치밉니다.
2. 허리와 옆구리가 당기거나 불편합니다.
3. 손과 다리가 자주 붓습니다.
4. 무릎이 시리거나 아픕니다.
5. 한숨을 잘 쉽니다.
6. 눈이 침침하고 자주 충혈됩니다.
7. 나도 모르게 우울해집니다.
8. 귀에서 가끔 이명이 들립니다.
9. 머리를 감을 때 머리카락이 많이 빠집니다.
10. 기침이나 재채기를 할 때, 간혹 소변이 새나옵니다.
11. 소변을 보는 횟수가 많습니다.
12. 밤에 자면서 잠꼬대를 합니다.

B 타입

1. 생리양이 적어지면서 점차 폐경이 되었습니다.

2. 얼굴빛이 창백하거나 좋지 못합니다.
3. 늘 무기력합니다.
4. 자주 머리가 어지럽습니다.
5. 가슴이 자주 두근거립니다.
6. 움직이면 쉽게 숨이 찹니다.
7. 누워 있고만 싶습니다.
8. 뭔가를 생각하는 게 귀찮습니다.
9. 식욕이 떨어지고 먹고 싶은 것이 없습니다.
10. 집 밖을 나가고 싶지 않습니다.
11. 건망증이 심해진 것 같습니다.
12. 늘 생각과 걱정이 많습니다.

C 타입

1. 생리가 끊어지고 배가 부풀어 오른 느낌입니다.
2. 어딘가 부딪히면 쉽게 멍이 듭니다.
3. 사지 말단 부위에 피가 안 도는 느낌입니다.
4. 짜증이 나고 가슴이 답답합니다.
5. 담이 걸린 느낌이 듭니다.
6. 음식을 먹으면 소화가 잘 되지 않습니다.
7. 살이 점점 찌는 것 같습니다.
8. 불면증 증상이 심해지고 있습니다.
9. 생리에 덩어리가 섞여 있는 경우가 많습니다.
10. 변비 증상이 있습니다.

11. 자주 우울한 기분이 듭니다.

12. 배를 만져보면 다른 부위에 비해 찹니다.

D 타입

1. 몸이 대체로 차갑습니다.

2. 쉽게 어지럽고 숨이 찹니다.

3. 생리가 없어지고 갑자기 살이 쪘습니다.

4. 복부 중앙이 답답하고 자주 메스껍습니다.

5. 배에는 살이 붙고 차가운데, 발바닥은 뜨겁습니다.

6. 백대(냉)가 많습니다.

7. 차가운 음식이 자꾸 당깁니다.

8. 아이스 아메리카노를 즐깁니다.

9. 팔다리가 뻣뻣한 느낌입니다.

10. 조금만 걸어도 힘이 들고 다리가 붓는 느낌입니다.

11. 몸이 무겁고 기름진 음식을 좋아하나 소화가 잘 안 됩니다.

12. 아침에 일어나기가 힘듭니다.

A 타입의 원인 간신허 肝腎虛

태어날 때부터 체질이 허약하고 신장의 기운이 약합니다. 정기가 충분히 차지 않아 간이 피를 저장하는 양이 적어지게 되고 충맥, 임맥의 영양 부족으로 혈액이 부족해지면서 폐경이 옵니다.

B 타입의 원인 기혈허약氣血虛弱

비위가 약해서 편식하거나 먹는 양이 적습니다. 쉽게 권태감을 느끼고 생각이 많아서 비장이 약해집니다. 비장이 약해지면 영양의 운반이 원활하지 못해 피가 부족하게 됩니다. 혹은 큰 병을 앓았거나 오래된 병을 가지고 있는 경우, 토혈이나 유산 등으로 혈액 소모가 큰 경우 충맥, 임맥이 허해서 폐경이 옵니다.

C 타입의 원인 기체혈허氣滯血虛

여러 가지 감정 때문에 기가 손상되는데, 특히 간이 울혈하여 기와 혈액이 한 곳에 몰리고 바람, 차가운 기운을 많이 접해 몸이 차가워져 혈액이 굳고 응체됨으로써 폐경이 됩니다.

D 타입의 원인 한습응체寒濕凝滯

비만한 사람은 원래 몸에 담痰과 습濕이 많은데, 이 담습이 가로막아 양기가 운행되지 못해 습과 담이 더 심해지고 지방이 낍니다. 충맥과 임맥에 담과 습, 지방이 차서 순환이 되지 못해 폐경이 옵니다.

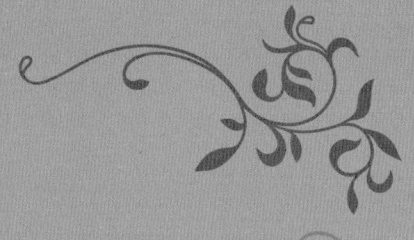

CHAPTER
8

세월이 가도 봄날은 온다
미용의학

미용의학, 함께는 가야 하지만 선별은 해야 합니다.

이 시대에 미용의학은 선택인가 필수인가에 대해 많은 의문이 있으실 것입니다. 글을 쓰고 있는 저는 현재 54세입니다. 저는 40대에도 두 권의 책을 썼습니다. 30대에도 수많은 칼럼을 썼고, 에스테틱 원장님들과 테라피스트를 교육했습니다. 과연 내가 그 나이 때마다 뷰티에 대해 객관적일 수 있었는가에 대해 자문해 보았습니다. 사람은 자신이 처한 환경에서 문제를 보기 때문입니다.

50대 중반의 나이가 되어 이 책을 쓰면서, 미용의학은 어쩔 수 없이 받아들여야 하는 시대적 흐름이라는 말에 수긍할 수밖에 없습니다. 미용의학과 뷰티테라피 사이에 경계가 없어졌다고도 해야 할 것 같습니다. 적절한 융합이 이루어졌을 때 최선의 결과를 만들어낸다는 사실만은 부정할 수 없습니다.

미용의학과 뷰티테라피는 양자택일의 문제가 아닙니다. 또 어느 쪽이 '좋다 나쁘다'로 판단할 수 없을 만큼 가깝고도 보완적 관계에 있습니다. 그래서 함께 가는 것입니다. 아름다움의 욕망이 결코 사치는 아니니까요.

우선 의학의 측면에서 바라보는 미용은 어떤 의미가 있을까요? 모든 사람은 나이들며 늙어갑니다. 그런데 수명이 너무 길어진 게 문제입니다. 영상 기술과 커뮤니케이션 수단은 눈부시게 발전해 SNS 시대를 열었습니다. 현대는 개인이 스타가 되는 시대입니다. 단순히 뷰티로만 접근하기에는 우리의 인생이 너무 길어졌습니다.

introduction

　누구나 자신이 만든 영상을 인터넷에 올릴 수 있고, 일반인도 연예인 수준으로 스타가 될 수 있는 시대입니다. 타인의 관심을 받는 것이 살아가는 데 필수적인 요소가 되었습니다.

　누구도 늙기를 원하지 않습니다. 여성이라면 더욱 그렇습니다. 미용의학의 필요성은 여기서 출발합니다. 원하든 원치 않든 미용의학이 고령화 사회의 필수불가결한 요소가 되었습니다.

　미용의학은 수술적인 시술과 비수술적 시술로 구분됩니다. 케어care와 큐어cure가 포함되는 것이지요. 예전에는 케어 정도로 만족했다면 이제는 큐어, 또는 큐어를 넘어 완전한 변화를 원하는 시대입니다.

　안티에이징의 의미도 많이 변했습니다. 노화를 늦추는 정도의 의미로 쓰이던 이 말이 지금은 아주 적극적인 삶의 일부가 되어 다가옵니다. 세포 레벨에서부터 안티에이징을 원합니다. 세포를 뚫고 들어가 활성화시키고, 손상된 세포를 정상화시킨다는 얘기를 믿어야 할지 말아야 할지는 모르겠으나, 100년을 살아야 한다면 그중 50% 이상은 봄날이어야 하지 않겠는가 싶습니다.

　미용의학의 세계는 앞으로 더욱 발전할 것이며 의사들은 질병의 치료보다 예방의학이나 미용의학적 항노화에 더 많은 관심을 쏟게 될 것입니다. 그런데 모든 시술에서 뷰티테라피의 '케어'와 미용의학의 '큐어'가 동반되어야 한다는 점에서 둘 사이의 경계는 사라졌다고 보아야 합니다.

Beauty

01 미용의학, 어디까지 왔을까?

대중화된 시술, 레이저

레이저는 파장이 짧은 광선입니다 광선은 짧을수록 강합니다. 강하다는 의미는 강력한 자극 후의 재생 효과를 기대하는 것입니다. 모두에게 혹은 누구나에게 좋은 결과는 없습니다. 특히 건성피부에는 #PIH(염증 후 색소침착)를 야기하는 것으로 알려져 있습니다. 1세대 레이저인 IPL에서 진화와 발전을 거듭해 다양한 융·복합 레이저가 나와 있습니다.

모든 시술의 본질은 자극이 약할수록 효능이 떨어지고, 자극이 강할수록 효능이 좋으나 부작용을 감수해야 한다는 데 있습니다. 덜 아프고 덜 자극적이면 효과도 그만큼 떨어지는 법입니다. 그러나 아프고 강하게 한 번 자극하는 것보다 덜 아프게 여러 번 자극하는 방법이 더 좋을 수 있습니다. 그러나 이 모든 것보다 내 피부 상태가 어떤지가 가장 중요합니다.

피부과나 성형외과에서 각종 레이저 시술을 받아보신 경험이 있으실 것입니다. 빛의 속도로 날로 발전하고 있는 미용의학 기기들, 그중에서도 레이저를 단연 최고로 꼽을 수 있습니다. 위에서 얘기한대로 레이저는 가장 빠르게 피부를 개선시킬 수 있는 최선의 처방일 수 있습니다만, 피부에 따라 그 결과와 파급 효과가 다르다는 것을 알아야 합니다. 그래서 내 피부를 잘 아는 것이 중요합니다.

이 원칙에 대해서는 잘 기억하고 계셔야 합니다. 자외선A와 B 중에서도 길이가 짧고 번burn을 야기하는 B가 피부암의 원인이 되는 것입니다. 때로는 손상도 아주 긍정적인 효과가 있긴 합니다. 다만 피부 유전자도 저마다 고유한 정보와 능력을 가지고 있어 누구에게는 안전한데 누구에게는 안전하지 못한 것처럼, 레이저도 모든 피부에 같은 결과를 내지는 않습니다.

모든 테라피에는 강약이 있습니다. 강약이 존재하는 이유는 사람의 피부가 반응하는 속도나 능력이 다르기 때문입니다. 미용의학은 현대사회에서 필수적인 분야입니다. 고객들은 빠른 결과와 함께 안전을 원하고 있습니다.

미용의학적 시술을 선택하는 데 있어 가장 염두에 두어야 할 것은 자신의 피부 상태입니다. 즉 수분의 양과 탄력의 정도입니다. 악건성 피부가 아니라면 가끔씩 레이저로 피부 재생을 촉진하는 것도 나쁘지 않습니다. PIH(염증 후 색소침착)가 발생했다면 느리게 가는 방법을 선택해야 합니다. 모든 피부는 각기 다른 바탕질 환경을 가지고 있기 때문입니다.

하지만 레이저 세대 이후, 하이푸 초음파를 비롯해 워낙 다양한 전문 장비가 나오고 있기 때문에 악건성 피부를 가진 사람만 아니라면 한번쯤

해보는 것도 괜찮다고 생각합니다. 레이저를 비롯한 미용시술로 유명한 유안정형외과 비만항노화센터 안지현 원장님의 말씀에 공감합니다. "레이저를 비롯한 시술은 나이와 피부 상태에 따라 임상적 경험을 살려 미용적으로 시행되므로 무조건 거부하지 말고 한번쯤은 레이저가 효과가 있는지 경험해볼 필요가 있습니다."

연령대와 피부에 따라 결과가 다르기 때문에 풍부한 경험을 가진 의사에게 상담받을 것을 권합니다. 레이저는 약하고 느리게, 그리고 안전하게 여러 번 반복적으로 하는 미용시술로 자리 잡고 있습니다. 이런 다양한 레이저 시술은 너무 이른 나이도 아니고 너무 늦은 나이도 아닌 적당한 시기에 경험하시기를 권합니다.

뷰티테라피 전문가로서 피부에 대한 변치 않는 입장은 #안단테_안단테입니다. 지나치게 피부를 방치했다가 미용시술로 기적의 결과를 원하기보다는 조금씩 천천히 경험하는 것이 좋습니다.

고주파 RF, Radio Frequency

라디오파(메가헤르츠)를 지칭하는 심부 발열 고주파는 레이저와 비슷한 효과를 내면서 피부 기저층에 화상을 입히는 용도로 사용됩니다. 화상 입은 피부가 빠르게 재생되는 원리를 생각한다면 노화 피부에 안성맞춤인 시술입니다. 고전적이고 효과가 입증된 것으로는 #서마지_리프트 시술이 있습니다. 고주파 역시 전기 천공법과 융합하거나 혹은 단독으로 계속 발전하고 있습니다. 고주파 시술은 길게는 2~3개월 후에 탄력이 좋아지고 탱탱해지는 효과를 기대할 수 있습니다. 피부가 반응하는 시간입니다.

MTS Microneedle Therapy System

MTS는 기저막대를 자극하여 결합조직 매트릭스 상부의 미세섬유를 증가시키고 케라틴세포를 활성화시키는 목적으로 사용됩니다. 바늘의 굵기, 찌르는 속도에 따라 효과가 달라지는 것입니다. 우리나라의 경우, 여기에 각종 앰플을 결합하여 피부에 무엇인가를 집어넣으려는 노력을 합니다.

이 테라피는 그 자체만으로 태생적으로 재생을 촉진하는 효과가 있고, 그 원리는 자극-재생입니다. 자극 자체만으로 효과가 극대화 될 수 있습니다. MTS 요법의 도입기에는 병원에서, 현재는 에스테틱과 스파에서 많이 시행하고 있습니다.

드물지만 세균 감염에 의한 부작용이 발생할 수 있습니다. 재생 기능이 원활하지 못한 피부의 경우, 염증이나 색소침착 등이 생길 수 있습니다. 자극만 하는 것이 아니라 무언가를 침투시키려고 앰플 등을 사용하면서 부작용이 생길 수도 있습니다.

찌르는 깊이가 깊을수록 앰플 등은 사용하지 않는 것이 좋습니다. 최근 홈케어용으로 MTS 등이 무분별하게 판매됨으로써 자극의 오남용에 대한 심각한 문제가 예상됩니다.

원래 화장품을 발랐을 때 부작용이 잘 일어나지 않는 사람이라 해도 니들의 자극에는 민감할 수 있습니다.

가장 큰 부작용이라면 피부가 방어 작용을 해서 단단해지는 것과 모공의 반란입니다. 코메도가 염증처럼 올라오거나 곪는 등의 면역반응이 일어나는 것입니다. 그럼에도 불구하고 강력하고 좋은 효과도 관찰되기에 다양한 시술이 행해지고 있습니다.

물광주사를 포함한 주사요법

피부는 아무리 좋은 성분도 흡수하지 못합니다. 이런 점을 적극적으로 보완, 대체한 것이 다양한 주사요법으로, 미용의학 시술 중에서 가장 획기적인 것임은 분명합니다. 피부의 기저물질이자 수분 창고인 히알루론산을 직접 피부에 주입하는 것이 '물광주사'입니다.

물광주사는 일종의 스탬프 기법을 이용해, 여러 개의 바늘이 내장된 기기로 샷을 쏘듯이 진피에 히알루론산을 주입합니다. 이때 주입하는 히알루론산이 기적을 일으킬 정도의 용량일 수는 없습니다. 물론 그래서도 안 됩니다.

안전하다고 검증된 성분이라 해도 피부가 받아들이기는 쉽지 않습니다. 주입된 약물과 상관없이 바늘의 자극만으로도 탄력을 유도하는 데는 성공적일 수 있습니다.

진피에 깊이 잡힌 팔자주름 등을 메우는 주사요법이 필러라면, 주입하는 약물(주로 히알루론산)의 양을 기계적으로 조절하여 광범위하게 샷으로 쏘는 방법이 물광주사입니다.

필러는 엘라스틴이 파괴된 부위의 주름을 메우는 목적 이외에도 꺼진 이마 등 윤곽을 개선하는 데 사용됩니다. 약물을 피하에 주사하는 주사·약물요법의 시조는 프랑스의 메조테라피일 것입니다. 우리나라에서는 부분 비만 관리, 탈모 치료 등에 활용되고 있습니다.

부작용 사례는 많습니다. 고객들은 효과가 없는 것도 부작용으로 인식합니다. 통증과 피부 면역반응이 심한 것에 비하여 큰 효과가 없다고 생각할 수도 있습니다. 레이저나 고주파 초음파와 달리 주사요법은 3~7일 정도 후에 즉각적인 효과가 나타나야 합니다.

하이푸 HIFU, High Intensity Focused Ultrasound

최근 가장 각광받고 있는 재생 리프팅 시술은 고강도 집속 초음파를 이용한 하이푸입니다. 볼록렌즈 같은 돋보기에 초음파를 통과시켜 초점을 맞추면 강력한 에너지가 깊이 전달되는 원리를 이용한 것으로, 각종 의료 영역에서 치료 목적으로 사용되는 한편 미용시술 장비로도 인기를 모으고 있습니다.

울세라 슈링크 등으로 대표되는 하이푸 초음파 시술은 최대한 깊이 시술하고 지방층이나 스마스층(smas, 얼굴 근막)을 저격할 수 있다는 점에서 획기적이라 할 수 있겠습니다. 스마스층은 피부와 마찬가지로 나이가 들면서 퇴화되고 늘어지며 노폐물이 끼게 됩니다.

하이푸 초음파는 필요 부위를 포커싱하여 집약적으로 관리하는 효과가 있습니다. 일반 초음파와 달리 열을 발생시킨다는 점에서는 고주파와 같은 효과가 있는 것으로 보이지만, 고주파보다 깊이 들어간다는 점에서 기대 효과가 클 수밖에 없습니다. 특히 마리오네뜨 주름 등 지지 인대(유지 인대) 부분을 집중 케어하여 얼굴 윤곽을 살릴 수 있다는 장점이 있습니다.

얼굴의 지방층에도 영향을 줄 수 있는데 노화와 함께 지방이 중력 방향으로 내려오고 위축되는 현상에 유의미한 결과를 보이는 것으로 알려져 있습니다. 그러나 과하게 시술할 경우 부작용으로 지방이 많이 소실되고 (초음파는 지방을 녹입니다) 볼륨이 사라지는 느낌을 받을 수 있습니다. 모든 시술은 누구에게나 같은 결과를 가져오지 않습니다. 사람에 따라 효과도 다르고, 효과가 나타나는 시기도 다르다는 사실을 알아야 합니다.

Beauty

02 안티에이징과 리프팅

연령에 따른 미용의학의 선택

서양에서는 35~50세 여성을 대상으로 재생 케어나 안티에이징에 대한 임상 실험을 합니다. 이 연령대를 선택하는 이유가 분명히 있습니다. 평균적으로 35세 이전의 연령대와 50세 이후의 연령대에 인체 실험을 하면 위험하다는 의미입니다. 따라서 35~50세를 대상으로 한 임상은 큰 의미를 두기 어렵습니다.

젊음은 그대로 만끽하고 폐경 이후에는 단순한 보호를 하는 것이 안전합니다. 다만 여성이 35세 이상이 되면 세포 생성 주기가 느려지고, 라이프스타일에 따라 주름이나 색소침착[PIH]이 더 심해지거나 탄력이 떨어진다는 사실을 알아두어야 합니다.

이 시기에는 개인의 호르몬 총량노 타고난 양에 따라, 혹은 사용량에 따라 변화가 심하므로 #적절한_자극이 필요합니다. 적절한 자극을 통해 젊음을 유지하는 기간을 늘려주거나 드라마틱한 회춘을 경험할 수 있습니다. 그래서 35세 이전의 피부와 50세 이후의 피부는 지속가능한 안티에이징을 위한 준비와 유지가 필요합니다.

우리나라는 미용의학과 뷰티테라피의 과도한 사용으로 피부 생체시계가 멈추거나 거꾸로 가는 부작용을 겪는 경우가 허다합니다. 돈보다 가치가 우선이라는 철학으로 고객이 원한다 할지라도 안 되는 시술이나 트리트먼트에 대해서는 진정성 있게 접근하고 카운셀링하는 것이 전문가의 역할입니다.

의학계의 광고나 지나친 홍보를 법적으로 제재하는 이유는 광고나 홍보로 접근할 분야가 아니기 때문입니다. 뷰티테라피에 있어서도 지나치고 강한 자극을 허용하지 않는 이유는 혹여나 발생할 수 있는 강력한 면역반응IR, 혹은 부작용side effects에 대해 책임질 수 없는 환경을 가지고 있기 때문입니다.

이 두 분야의 사각지대에 소비자가 있습니다. 소비자의 입장에서는 알아서 선택해야 하는 것이 현실입니다. 결국 '쩐'의 논리로 마케팅을 하는 뷰티 세계에서 가장 안타까운 문제점이라 하겠습니다.

침습적인 모든 시술은 부작용을 감수해야 합니다. 과연 그 선택을 소비자가 해야 하는 것인지 잘 생각해봐야 합니다. 뷰티 전문가로서 저는 이런 결론을 내립니다.

35세 이전의 여성이라면 뷰티테라피를 통해 자연스러운 젊음을 유지할 수 있습니다. 35세부터는 본인의 라이프스타일이나 관심도, 취향에 따라 적절하게 테라피와 미용의학을 적용하면 됩니다. 50세 이후에는 피부의 재생력이 떨어지므로, 심각한 부작용에 시달릴 수 있는 과한 시술은 하지 않는 것이 좋습니다.

리프팅을 위한 다양한 접근

안면거상법으로 저명한 의사 류민희 원장님의 말씀을 소개합니다. "늘어지고 남는 피부는 잘라내야 되지 않겠습니까?" 대화 중 상당히 공감이 가는 부분이 있었습니다. 혹시 나에게 닥칠지 모르는 수술 후 부작용이나 비용 부담에 대한 문제는 접어두고라도 드라마틱한 리프팅 효과를 원한다면 수술뿐이란 얘기였습니다.

얼굴의 경우 피부와 근막을 중력으로부터 잡아주는 #지지 인대(유지 인대)가 있어 고정 핀 역할을 합니다. 그런데 노화와 함께 피부가 늘어지면 이 인대 때문에 하관에 마리오네뜨 주름이 잡히며 울룩불룩해집니다. 안면거상법은 까다로운 수술이지만 이 유지 인대를 제거하고 피부를 당겨 잘라내는 수술이기 때문에 가장 확실하게 리프팅 효과를 볼 수 있습니다.

반대로 뷰티테라피에서의 '리프팅'은 마치 솜틀집에서 오래되어 납작해진 이불의 솜을 틀어 풍성하게 만드는 것과 비슷합니다. 강력하지 않은 자극들을 반복해 진피를 풍성하게 만들어주는 것입니다. 특히 #윤곽술로 얼굴이나 몸의 형태를 바꾸는 것은 뷰티테라피의 특장점입니다.

부작용에 대한 두려움이 없다면 수술을 통해서 남는 피부나 근막을 제거하고 끌어올리는 기법 이외에 획기적으로 생체시계를 앞으로 돌리는 방법은 없습니다. 그러나 수술은 누구나 선택할 수 있는 방법이 아닙니다. 저 역시 늘어진 피부를 보고 있노라면 수술의 유혹을 받기도 합니다. 50

대가 되니 눈꺼풀이 늘어져, 그 눈을 치켜뜨느라고 이마(전두근)에 가로 주름이 심하게 잡히고 인상을 쓰게 되니 미간 주름이 또 잡힙니다.

이런 표정주름은 표정을 가진 얼굴에만 생기는 특별한 존재입니다. 이런 주름을 만들지 않기 위해 시술하는 것이 #보톡스입니다. 보톡스는 현재 가장 간편하게 #표정주름을 보정하는 방법입니다.

보톡스를 리프팅 시술이라고 생각하는 분들이 의외로 많아 짚고 넘어가려 합니다. 보톡스는 근육의 사이즈를 줄이고 표정주름을 예방·보완하는 시술입니다.

기존에는 교근과 추미근, 전두근의 주름 완화에만 사용되던 보톡스 시술이 이제는 두통이 있는 사람들에게는 측두근, 어깨가 솟아오르고 거북목인 사람에게는 승모근 등에도 적용을 하는 추세입니다.

좋고 나쁘고를 떠나, 사이즈가 큰 근육에 보톡스 시술을 한다면 적지 않은 용량이 투여되는 것이므로 위험할 수 있다고 생각합니다. 근육 근막은 다 연결되어 있어 전반적으로 윤곽을 조절하며 전신적인 케어를 하는 것이 더 건강한 방법이 아닐까요? 시술하는 의사의 역량이 요구되는 부분입니다.

미용의학적으로 리프팅 수술은 눈 아래쪽 남는 피부를 잘라내는 하안검, 눈썹 아래를 절개하여 눈꺼풀의 남는 피부를 자르는 상안검, 그리고 귀 뒤쪽을 절개하여 남는 피부를 잘라내는 거상법이 있습니다.

정리하자면 근육의 부피를 줄이거나 표정주름을 예방하는 시술은 보톡스, 피부의 접합부를 자극하여 재생을 촉진하고 매트릭스 상단의 미세섬유들을 복원하는 시술은 MTS, 레이저, 고주파, 그리고 좀 더 깊은 치료는 하이푸 초음파류입니다.

최근 인기를 모으고 있는 실리프팅

미용의학에서 큰 시장을 차지하고 있는 또 하나의 시술은 **#실리프팅**입니다. 커팅된 실, 몰딩 실 등 다양한 기능적인 실을 피하에 넣고 지방층에 걸어 콜라겐 합성을 유도하거나 끌어올리는 시술입니다. 침습적이긴 하지만 피부 절개가 없으니 수술요법이라고 말하기는 어렵습니다. 일반적으로 피부에 지방이 너무 없거나 얇은 피부는 실리프팅 효과를 보기 어렵습니다.

실리프팅 시술로 저명한 체인지 클리닉 장두열 원장님의 말씀을 소개합니다. "너무 탄력이 좋은 피부도 문제가 되고, 너무 탄력이 없는 피부도 문제가 됩니다. 실리프팅은 실의 기능을 활용하는 것이므로 실이 중요하고, 시술에 있어서의 미용적 기술은 결국 경험입니다." 결론적으로 모든 시술은 35세~50세 사이에 대체로 좋은 결과가 나온다는 이야기입니다.

Beauty

03 피부를 위한 최선의 선택

테라피냐, 미용시술이냐?

진피를 #매트릭스라고 표현합니다. 엄마의 #양수에 비유될 만합니다. 이 진피 안에 여러 가지가 살고 있습니다. 다양한 세포로부터 탄력에 영양을 끼치는 콜라겐, 엘라스틴, 그리고 성장 인자들, 이러한 것들이 잘 생존하고 있다면 양수의 상태가 아주 좋은 것이고, 꾸덕꾸덕 말라 있다면 노화와 산화가 많이 진행된 것입니다.

우리 인체의 수분 양을 결정하는 곳도 바로 이 매트릭스입니다. 매트릭스가 어떤 물질을 잘 받아들이고 잘 반응하는 사람은 뭘 해도 효과가 좋지만, 그렇지 않은 사람은 피부에 무엇을 해도 효과를 보지 못합니다. 반응의 속도도 느리고 무감각하지요. 또한 수분의 양이 많고 적음에 따라서도 다른 결과를 보입니다.

레이저나 바늘 같은 강력한 도구들이 말을 듣지 않는 피부라면 뷰티테라피로 효과를 봐야 합니다. 뷰티테라피는 표피의 상태를 즉각적으로 좋게 만들면서 꾸준히 그리고 점진적으로 피부를 개선하고 유지합니다. 흔히 매뉴얼 테크닉, 즉 물리적인 행위들은 큰 효과가 없다고 생각할 수 있지만 사실은 그렇지 않습니다. 밀가루 반죽을 떠올려보면 이해가 될 것입니다.

밀가루 반죽을 강력한 파워의 블렌더로 하기는 어렵습니다. 반죽 상태를 잘 만들기 위해서는 주무르고 누르고 잡아서 다시 주무르는 페트리사지 기법과 밀가루가 엉겨 붙을 수 있는 적당한 온도와 시간이 필요합니다. 숙련된 매뉴얼 테크닉은 반복적으로 진피를 녹이고 부드럽게 만드는 데 가장 효과가 있습니다.

꼭 기억하시기 바랍니다. 당장 내일 피부나 윤곽이 달라보여야 한다면 의학적 미용시술이 아니라 뷰티테라피를 선택해야 합니다. 한 번 받은 테라피만으로는 유지가 잘 되지는 않으나 즉각적인 효과가 있습니다. 그러나 꾸준히 관리한다면 다른 사람보다 노화를 맞이하는 속도가 느려질 수밖에 없습니다.

반대로 한 달 뒤, 두 달 뒤의 이벤트를 위한 시술이라면 미용시술을 선택해도 좋습니다. 첫 효과는 기다려야 하지만 지속 효과가 제법 길기 때문입니다. 그리고 미용시술의 효과를 더 길게 유지하기 위해서는 지속적인 스킨케어가 필요합니다. 유지 관리를 습관화 하면 반복적인 시술을 피할 수 있습니다.

또한 뷰티테라피와 시술의 가장 큰 속성 차이는 '전신적이냐, 국소적이냐'의 문제입니다. 전체적인 아름다움과 조화는 비싼 의료 시술, 특히 포커싱 시술로는 이려운 점이 있습니다.

에필로그

건강과 뷰티는 하나입니다

아름다워지기를 소망하며 안전하고 좋은 화장품을 사용하고, 전문가와 함께 합리적인 스킨케어를 선택하면서 건강을 유지하기 위해 운동을 하고 아프지 않기 위해 슈퍼푸드를 섭취하고 '나는 나를 사랑한다'는 주문을 외웁니다. 이런 라이프스타일은 특별할 것도 사치스러울 것도 없는 평범한 여성의 일상이어야 합니다. 아름다움은 건강하고 행복한 라이프스타일의 표현이기 때문입니다.

이번 책 『박정현의 아름다움을 욕망하라』에는 그동안 고객과 못 다한 이야기를 담았습니다.

뷰티를 업으로 삼아 살아온 지 25년이 넘었습니다. 이 책의 부록으로 저의 인터뷰 기사가 실려 있습니다. 기사를 작성한 작가 분에게 "왜 이 일을 그토록 오래 하고 있는가?"라는 질문을 받았습니다. "운명이지요"라고밖에 대답할 수 없었습니다. 피부와 화장품 그리고 인체 생리를 다루는 테라피의 세계는 많은 지식과 경험을 요구합니다. 언제나 최신 이론에 의거한 교육을 하고 상담을 해야 하는 직업입니다. 그 흐름을 따라가는 동안에 언제나 '왜?'라는 질문을 하며 살았습니다.

"원장님은 참 좋으시겠어요. 이런 일을 하시니 얼마나 좋아요?"

고객들에게 많이 듣는 이야기입니다. 저는 고객들에게서 아름다움에 대한 욕망을 봅니다. 단순히 예뻐지기 위해서 스파를 찾는 고객은 없습니다. 고객들은 스트레스와 통증으로부터 자유로울 수 없을 때 스파를 찾습니다. 결국 건강과 뷰티는 하나입니다.

전문 분야의 경계가 사라지고 통합과 융합의 시대를 맞았습니다. 헬스케어라는 광범위한 분야의 전문가는 더이상 에스테티션이나 의사가 아닙니다. 결국 나 자신이 전문가가 되어야 합니다. 건강과 뷰티의 주권이 자기 자신에게 있기 때문입니다.

여성은 어떤 연령대에 있든, 어떤 외모를 가졌든 모두 유일하고 아름답습니다. 20대를 지나고 30~40대를 거쳐 50대에 이르니, 여성이라기보다는 사람으로 다시 태어난 기분입니다. 살아 있는 동안 얼마나 아름답고 행복하게 살다 가느냐가 중요하다는 진실과 마주하게 되었기 때문입니다.

이 책을 읽는 독자들이 살아 있는 동안 가장 소중한 현재를 즐기며 가장 찬란하게 아름다움을 욕망하고 소유하시기를 바랍니다.

부록1

고객이 가장 많이 하는 60가지 질문

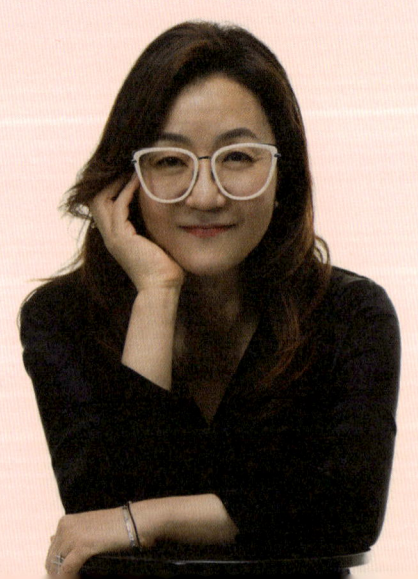

1 스킨케어를 많이 받으면 오히려 노화가 빨리 온다는데, 맞나요?

뷰티테라피는(스킨케어 포함) 지속가능한 안티에이징, 웰에이징 매니지먼트입니다. 왜 매니지먼트인지 설명 드리겠습니다. 피부는 지속적으로 노화합니다. 표피를 넘어 진피 매트릭스는 다양한 결합조직입니다. 콜라겐, 엘라스틴은 계속 태어나는데 약간의 자극이 필요합니다. 이러한 자극이 스킨케어라고 생각하면 됩니다. 화상을 입히거나 구조물에 손상을 입히는 행위는 스킨케어가 아니라 큐어cure, 혹은 강력한 치료에 해당합니다.

이런 치료는 피부 상태에 따라 좋지 않은 면역반응을 일으킬 수 있지만 일반적인 스킨케어는 일상적인 세포의 생로병사에 적절한 자극을 주는 행위로 보면 됩니다. 스킨케어는 전문가에 의해 행해져야 합니다. 적어도 내 피부를 10년 정도는 책임져줄 전문가라면 믿고 맡겨도 됩니다. 처음부터 강한 것을 권하지 않고 1년 이상의 스킨케어 계획을 세워주는지 살펴야 합니다. 나의 피부와 과거 이력에 대해 질문이 많고 경청하는 전문가라면 믿고 맡기셔도 됩니다.

2 스킨케어 할 때 마사지가 세고 아프면 노화가 오나요?

세포는 비침습적인 모든 물리적인 자극을 기억합니다. 기억을 하는 한 강도는 중요합니다. 처음부터 강한 강도를 기억하는 센서는 더 강한 강도를 찾게 되어 있습니다. 그래서 강하다고 느끼지 않을 정도의 마사지가 좋습니다. 강하지 않을수록 오래 받아도 문제가 되지 않습니다.

스킨케어에서의 마사지는 자극에 해당됩니다. 자극은 취향으로 결정해서는 안 됩니다. 특히 얼굴 스킨케어의 마사지는 각질 제거 후에 이루어지기 때문에 피부에는 자극이 될 수 있지만 노화와는 크게 관계가 없습니다. 스킨케어는 화장품을 이용해 청결-자극-보호의 단계로 이어지므로 총체적 매니지먼트 하에서 이루어져야 합니다.

③ **피부에 피지가 너무 많아 고민입니다. 피지를 없애는 방법이 있나요?**

피지는 사춘기 성선자극호르몬의 영향을 받을 때 가장 많이 분비됩니다. 특히 남성호르몬에 영향을 받습니다. 호르몬을 변화시킬 약이나 화장품은 없습니다. 피지를 억지로 부자연스럽게 말리는 성분이 있기는 합니다만, 그만큼 피부 자극과 건조증이 따릅니다. 성호르몬을 변화시키는 여드름 약 등은 기형아 출산 등 그 피해가 아주 클 수 있으므로 피지를 찍어내거나 파우더 등으로 흡수시키는 방법을 쓰시는 것이 좋습니다.

④ **아토피로 고생 중입니다. 엄마도 아토피, 아이도 아토피인데 무엇을 해야 할까요? 또 아토피에 좋은 성분은 무엇일까요?**

아토피는 말 그대로 모호하고 알 수 없는 상태의 피부를 말합니다. 원인은 알려진 대로 T세포의 고장입니다. 문제가 있는 세포가 아닌 자신의 건강한 세포를 공격하라고 표시하는 **#자가면역질환**입니다. 세포의 문제이다 보니 여느 자가면역질환처럼 면역을 올리는 식품을 먹거나 노력을 할 경우 더 심해지는 경향이 있습니다.

바르는 그 어떤 화장품도 아토피를 개선하지 못한다고 알려져 있는데 특히 피부로 침투하는 것들을 엄격히 금하는 것이 맞습니다. 피부장벽을 잘 지켜주고 천연의 피지 역할을 해줄 수 있는 보호크림 정도가 정답일 수 있습니다. 비싼 제품, 기능성 제품은 오히려 상태를 더 악화시킬 수 있습니다.

고순도의 바셀린, 피지오겔 같은 보호막을 입혀주는 제품만 사용하고, 뭔가 원인이 될 수 있는 자극이나 스트레스를 차단하고, 완전식품으로 알려져 있는 #클로렐라나 #스피룰리나를 섭취하기를 권합니다. 피톤치드가 도움이 되지만 피부에 바르는 방법으로는 효과를 볼 수 없습니다. 그냥 아무것도 하지 않고 보호만 할 것을 권합니다. 식물성 오일 중에는 완전체의 아미노산이 들어있는 달맞이꽃 종자유가 손상된 피부를 복구하는 것으로 알려져 있습니다. #에뮤오일이나 #포포크림도 좋습니다.

5 스킨케어를 받으면 악건성 피부가 개선이 될까요? 평소에도 피부가 갈라지는 것 같고, 겨울철에는 간지러워 견디기가 힘듭니다.

먼저 악건성 피부의 원인에 대해 생각해보아야 합니다. 기본적으로 원래 가지고 있는 진피 매트릭스 내의 수분의 총량이 적은 경우를 생각해야 합니다. 진피로 수분을 끌어들일 수 없는 피부 본질적 문제를 생각한다면 건조한 속피부의 문제는 희한하게도 물리적으로 주물주물해주는 것이 도움이 됩니다. 마사지 자체가 수분 공급이 되도록 해주는 것입니다.

건성, 악건성 피부를 가지신 분은 대체로 입술이 갈라지는 경우가 많은데 피지선이 없는 입 주위와 눈 주변의 건성을 호소합니다. 겉피부의 건성은 피지선의 발달이 덜 된 경우 수분도 잘 안 나오게 되지요. 두 가지가 세트플레이를 하기 때문입니다. 그래서 지속적으로 자극을 해서 피지가 나오게 하는 것이 중요하다 보니 안과 밖 모두 스킨케어나 마사지가 도움이 됩니다.

건성 속피부라면 물을 많이 마시고 수분 손실을 가속시키는 차나 커피를 줄일 것을 권합니다. 건성 겉피부의 경우, 돈이 들더라도 좋은 화장품 특히 고품질의 지질이 들어간 화장품을 사용할 것을 추천합니다. 사우나, 필링, 레이저 등은 가급적 피해야 합니다. 악건성 피부는 선크림 사용도 조심해야 합니다. 열을 상쇄할 능력이 없는 피부이므로 PIH(염증성 색소침착)의 위험이 훨씬 더하기 때문입니다. 수분을 넣을 수는 없지만, 있는 수분을 보존하는 것이 최선인 피부가 건성과 악건성 피부입니다.

6 관리하는 곳에서 임신성 기미는 완치가 어렵다고 합니다. 임신성 기미와 일반적인 색소침착의 차이가 뭔가요?

기미의 종류와 원인은 많지만 주로 임신성 기미를 기미라 부르고 다른 것들은 색소침착이라고 부릅니다. 임신성 기미는 그만큼 특별합니다. 임신기간에 멜라닌자극 호르몬은 약 100배 증가하고 여성호르몬인 에스트로겐은 약 30배 증가합니다. 이렇게 멜라닌의 양이 많이 축적된 기미이므로 그만큼 강력하고 오래갑니다. 임신기간 멜라닌의 증가는 태아의 보호를 위한 신의 섭리이니 막을 수 없습니다. 그보다는 항상 보습도를 유지하고 보호를 잘해주는 쪽으로 유지해야 합니다. 과한 각질 제거도 금물입니다.

7 지루성 피부염 진단을 받았습니다. 두피도 지루성이라 가렵고 힘이 듭니다. 단순 지성과 지루성의 차이가 궁금합니다.

보통의 지성 두피 혹은 지성피부는 과다 피지가 분비되는 경우입니다. 지루성 피부염은 유수분 발란스가 맞지 않아 곰팡이가 서식하는 경우라 보시면 됩니다. 곰팡이는 가려움증을 동반하는 일종의 병증으로 오래 치료를 받아야 하지만, 기본적으로 피부 환경을 잘 조절하고 유익균이나 미생물이 살 수 있도록 하는 것이 중요합니다. 클렌징도 약산성을 사용하고 모든 과한 피지 제거를 피해야 합니다.

8 모공이 너무 커지고 있어 고민입니다. 모공을 줄일 수 있나요?

모공이 커지는 이유를 순서대로 열거하자면 피지, 노화, 과한 화장, 선크림일 것입니다. 피지 분비가 과하면 당연히 모공이 커지고, 나이가 들면서 피부가 처져도 모공이 탄력을 잃어 커집니다. 선크림, 파운데이션 등 분자가 큰 화장품이 적체된 경우에도 모공을 크게 만듭니다. 한번 커진 모공은 좁히기 힘듭니다. 간혹 필링 등으로 순간적으로 모공이 작아지기는 하나 오래 유지되기는 어렵습니다. 즉 피부가 재생력이 좋으면 좁아질 수 있으나 다시 커진다고 봐야 합니다.

9 예민한 피부입니다. 자꾸 뒤집어지고 환절기에 각질이 일어나고 가렵습니다. 어떻게 해야 하나요?

예민한 피부가 되는 가장 중요한 원인은 3가지 정도로 정리됩니다. 보호대인 각질의 총량이 적거나, 산도와 보습도를 유지하는 천연 피지막이 건강하지 않거나, 마지막으로 어떤 항원에 예민하거나 입니다. 환절기에 자꾸 트러블이 생긴다는 것은 보습도와 밀접한 관계가 있는 것입니다. 피부 환경을 좋게 만드는 크림을 사용하고, 피부를 대체해줄 수 있는 재생 BB 등을 사용하고, 좋은 물을 많이 마시는 것을 권합니다. 액션 기능이 강한 제품을 사용하는 것은 오히려 위험할 수 있습니다. 항원이 될 만한 것을 자제하는 것이 정답입니다.

(10) 얼굴이 붉고 여드름이 심한 30대 초반입니다. 스킨케어를 해도 예민하고 따갑습니다. 주변에서 한의원을 권하는데 한약으로 해결이 될까요?

이 질문도 상담 중 많이 받는 질문입니다. 피지 분비가 많지 않은 나이에 생기는 여드름은 피부 문제 중에서도 난치성이라 할 수 있습니다. 저도 고객을 한의원으로 보낸 경험이 있습니다. 심장에 열이 많은 경우, 얼굴이 붉고 여드름이 얼굴 전체(특히 볼 주변)에 많이 나게 됩니다.

여드름은 유전적 소인이라 할 수 있는 내적 원인이 80%, 외적 원인이 20%입니다. 내적 원인은 주로 생리학적 원인인데 한의학에서는 장기의 문제로 보기도 합니다. 특이한 경우 한방 치료가 도움이 될 수 있습니다. 스킨케어의 모든 노력을 했는데도 같은 문제가 반복된다면 장상학설로 판단해볼 수 있습니다. 보통은 이런 경우 손발이 차고 손에 땀이 나는 증상이 동반되는데 이때도 한의원에서 진료받을 것을 권합니다. 헬스케어의 미래 모습은 협진입니다. 우리 옆에 훌륭한 한의사가 있다는 것은 어쩌면 행운일 수 있습니다.

(11) 눈가 주름이 너무 심합니다. 어떤 아이크림을 선택해야 하나요? 아이크림이 정말 도움이 되나요?

아이크림의 본질은 눈가의 피부를 보호하는 것입니다. 모공이나 한공이 거의 없는 눈가는 보호막이 없는 것이나 마찬가지여서 잔주름이 생기기 쉽습니다. 아이크림은 이런 피부 상태를 고려하여 만들어진 제품이어야 합니다. 특히 분자가 너무 크지 않으면서 무겁지 않은 제형이 좋습니다. 제형은 분자의 크기가 결정하므로 가볍고 부드러우면서 보호 기능이 뛰어나면 좋은 것입니다.

(12) **어떤 화장품을 어떻게 선택해야 할지 모르겠습니다. 여기저기 홍보하는 제품들을 어떻게 믿고 사용해야 하는지요?**

시판 화장품을 선택하는 기준은 홍보가 될 수밖에 없습니다. 누구나 판매하는 제품이기 때문입니다. 다시 말하면 홍보를 보고 구입해도 안전합니다. 그리고 안전하다는 말은 기적의 효과를 기대할 수 없다는 의미이기도 합니다. 화장품은 이성보다 감성이 작용하는 상품입니다. 편하게 선택하셔도 큰 문제가 없다는 뜻이지요.

반대로 전문가가 스킨케어나 테라피와 함께 사용하는 브랜드, 즉 프로페셔널 브랜드의 경우 화장품과 피부 생리를 잘 알고 있는 전문가의 판단에 따라 #피부_측정과 #판독이 #스킨케어와 함께 이루어져야 합니다. 필링 기능이 들어 있는 제품이나 미백 제품 등 그 사용량의 완급을 조절해야 하는 제품을 홈케어로 오남용하면 피부에 안전하지 않을 수 있습니다. 그러나 프로페셔널 제품이라 해도 홈케어용으로 나온 제품을 구매해서 사용하는 데 문제가 있다는 얘기는 아닙니다. 다만 그 브랜드에서 강조하는 여러 가지 기능과 효과는 전문 스킨케어 없이 홈케어 제품만 사용해서는 얻어낼 수 없다는 의미입니다. 일반 제품과 프로페셔널 제품의 차이는 전문 스킨케어가 동반되는가 아닌가의 문제입니다.

(13) **피부과에서 사용하는 제품이나 판매하는 제품은 어떤 건가요?**

피부과에서 판매하고 사용하는 제품에 대한 오해가 있습니다. 피부과나 성형외과는 직접적으로 피부에 시술을 하는 곳입니다. 그러므로 화장품은 오히려 피부에 큰 작용을 하지 않는, 피부 장벽이나 산도를 유지하는 제품을 사용합니다. 병원의 본질은 시술이고 시술 후 강력한 보습이나 보호의 기능에 집중된 제품을 판매한다고 보시면 됩니다. 기능적인 제품들은 오히려 시술 후 피부를 과하게 마모시키거나 부작용을 초래할 수 있기 때문에 그렇습니다. 마치 민감성 피부를 위한 제품은 모든 피부가 사용해도 안전한 것과 같은 원리입니다.

14. 제가 다니는 에스테틱 원장님 말씀으로는 에스테틱 제품은 일반 화장품과 다르다고 합니다. 무엇이 다른 건가요?

전문 에스테틱의 뷰티테라피스트는 스킨케어 전문가입니다. 기본적으로 에스테틱 전문 프로페셔널 제품을 사용하여 적절한 케어를 하는 사람들이라 할 수 있습니다. 프로페셔널 브랜드는 전문 스킨케어와 그 케어의 결과를 중장기적으로 연장시키는 화장품 라인을 가지고 있습니다.

한마디로 에스테틱 제품은 전문가가 선택적으로 판매하는 화장품이고, 성분의 함량과 스킨케어와 병행했을 때 효과가 시판 제품과는 다릅니다. 누구나 사용할 수 있는 시판 화장품은 그만큼 안전하다는 의미와 반대로 큰 효과를 기대하지 말라는 의미가 내포되어 있습니다. 에스테틱·스파 전용 라인을 갖추고 있는 정통 에스테틱 브랜드라면 성분의 함량이나 기능이 다른 것이 맞습니다. 물론 스킨케어용의 화장품을 말하는 것입니다.

15. 지방흡입을 하면 허벅지의 울퉁불퉁한 셀룰라이트가 없어지나요?

지방과 셀룰라이트는 별개의 단위입니다. 일단 지방세포의 숫자를 줄이는 유일한 방법은 지방흡입뿐이지만 지방흡입 후 조직의 유착 방지 등을 위하여 뷰티테라피는 반드시 병행되어야 합니다. 반면 지방과 달리 셀룰라이트는 진피 결합조직의 섬유화이므로 지방흡입을 하는 부위가 절대 아닙니다. 물리적인 자극으로 해결하는 것만이 유일한 방법입니다. 피하지방을 줄이는 지방흡입 후에 셀룰라이트가 생기기 쉽고 유착이 잘되기 때문에 허벅지 지방흡입은 충분한 상담과 체형을 고려하여 진행해야 하며 사후관리는 필수적입니다.

16 클렌징이 종류가 많은데 꼭 그렇게 피부에 맞추어 사용해야 하나요?

사실 클렌징의 선택은 피부 타입에 맞춘다기보다는 라이프스타일에 맞춰야 합니다. 메이크업을 많이 하는 경우는 오일 타입, 그렇지 않은 경우는 밀크 타입과 젤 타입 등 자신의 라이프스타일에 맞추도록 하세요. 클렌징에 있어서는 사용하는 클렌저가 피부에 남지 않도록 여러 번 잘 씻어내는 것이 가장 중요합니다.

17 스킨 토너를 꼭 사용해야 하나요? 화장솜 사용하기 귀찮아서 스프레이를 선호하고 그래서 미스트가 편해요.

토너는 생략해도 되는 단계입니다만, 만약 물 없이 세안을 해야 한다면 화장솜에 적셔 닦아내는 용도로 사용해야 합니다. 물 세안 직후에 토너 사용이 필수적으로 요구되지는 않습니다. 물로 씻어내는 클렌저를 사용한 후에 다시 클렌징을 하는 목적으로 만들어진 것이 토너입니다. 세안 방법에 따라 사용하시면 됩니다.

클렌징 직후 물 세안을 하지 못할 때는 화장솜을 이용하는 것이 좋습니다. 피부 중화가 목적인 토너를 사용한다면 분무용nebulizer에 적합하게 만들어진 미스트도 나쁘지 않습니다. 만일 세안 후 시간이 흘러 피부가 말라 있다면 세럼이나 크림의 효과를 위해 보습 유지도가 강한 미스트를 사용하셔도 좋습니다.

18 에센스와 세럼, 앰플의 차이가 뭔가요?

묽은 에멀젼 타입의 에센스와 세럼은 같은 의미로 생각하시면 됩니다. 앰플의 경우는 내용물이 아닌 용기를 칭하는 말로 주로 유리 용기에 담긴 1회용 제품을 칭합니다. 바로 개봉해서 사용하는 1회용 용기가 아닌데 앰플이라고 말하는 것은 올바른 표현이 아닙니다.

19 비타민C 세럼이 정말 미백에 효과적인가요?

만일 세럼이 침투된다면, 비타민C가 피부에 미치는 영향은 먹었을 때보다 발랐을 때 더 효과가 있는 것이 맞습니다. 피부에 침투하지 못하더라도 가장 안전한 미백 효과를 낸다고 할 수 있습니다. 안전하지만 안정성은 떨어지기 때문에, 안정화된 비타민C를 사용하는 추세입니다. 즉 바를 때는 지질인데, 바른 후엔 비타민C의 기능을 수행하는 형태입니다. 그러나 비타민C가 가진 최고의 기능은 항산화이고 두 번째는 콜라겐 합성을 도와주는 것입니다. 미백은 그 다음입니다.

20 화장품에 들어 있는 미백 성분은 어떤 원리로 미백 기능을 하는 건가요? 정말 미백이 되나요?

대부분 여성들이 원하는 미백은 두 가지입니다. 전반적인 피부 톤이 밝아지는 정도의 미백과(브라이트닝), 피부에 생긴 색소침착을 완화시키는 미백이 그것입니다. 목적에 따라 성분도 완전히 달라집니다. 유럽이나 미국에서는 일부 미백 성분이 금지되어 있는데, 그 이유는 멜라닌세포의 합성 자체를 방해하는 성분들이 있기 때문입니다. 국소적 미백은 국소적 처치로 하는 것이 좋습니다. 관련하여 '국소 패치'나 '니들 패치' 같은 기능적 제품도 나쁘지 않습니다.

멜라닌은 면역에 관여하는 세포이기 때문에 그렇습니다. 대체로 브라이트닝에 관여하는 성분들은 강력한 보습 기능을 수행합니다. 색소침착에만 특정적으로 작용하는 미백 성분이란 없습니다. 비타민C와 레티노이드(비타민A) 계열이 가장 많이 쓰입니다.

21 보습력이 좋다는 화장품은 어떻게 그 효과를 알 수 있나요? 발랐을 때 피부가 건조하거나 당기지만 않으면 되나요?

단순히 오일만 바르고 있어도 당기는 느낌이 없으므로, 화장품의 보습력은 피부 당김이 아니라 보습도가 유지되는 시간으로 보아야 합니다. 육안으로는 안색이 맑고 밝은 상태가 지속되는 것으로 판단합니다.

일반적으로 전문 에스테틱에서 사용하는 화장품 중에서 가장 강력한 보습력을 자랑하는 동결 건조 콜라겐 벨벳 마스크(매트리콜)나 콜라겐, 히알루론산, 펩타이드 등의 보습 제품을 사용하여 테라피를 받은 후 피부 안색의 차이를 느껴보셨다면, 그 안색과 빛이 얼마나 오래 가느냐를 보면 됩니다. 보습도가 높은 성분은 오래도록 부드러운 피부결과 밝은 안색을 유지시켜줍니다. 그것으로 보습력을 판단하는 것입니다.

22 아미노산, 콜라겐, 히알루론산, 펩타이드 등 화장품 성분들을 구별하기 힘들어요. 무엇이 어떻게 다른지 알려주세요.

결과적으로는 피부 표층에서의 보습이라는 같은 기능을 합니다. 아미노산이 물 분자 한 개를 잡고 있다면, 콜라겐은 한 가닥이 1,000개를, 3중 나선 구조의 접합부는 3,000개를 잡고 있는 것입니다. 단백질계 보습 성분과 탄수화물계 보습 성분의 차이로 생각하시면 됩니다.

히알루론산은 수화력이 자기 무게의 600배 정도이며 화장품 성분부터 미용시술까지 다양하게 쓰이고 있습니다. 고분자, 저분자는 흡수력이나 제형을 의미하는 것입니다. 앞으로 주목할 것은 펩타이드의 눈부신 발전입니다. 펩타이드는 피부 친화 성분을 넘어 노화 인자인 프로게린을 억제하는 기능이 있어 보습과 항노화를 동시에 이룰 수 있는 성분입니다.

23. 색조화장품의 BB와 에스테틱에서의 재생BB의 차이점이 뭔가요?

Blemish Balm의 약자인 BB는 30가지 이상의 식물 추출 성분으로 만들어져 피부를 철통 방어하는 독일의 필링 전문 브랜드 제품이었습니다. 즉 필링을 하고 나면 각질층이 소실되어 피부에 문제가 발생할 수 있어, 재생을 원만하게 도와줄 수 있는 피부대체 물질이 필요했고 그것이 바로 BB입니다. 라이트하게 컬러가 들어간 색조 대용 BB는 재생BB로 볼 수 없습니다. 즉 재생BB란 피부가 재생되는 동안에 그 속도를 조절하면서 안전하게 피부를 #보호하고 #대체하는 BB를 말합니다.

24. 미네랄 파우더, 미네랄 팩트, 에센스 팩트 등의 이름으로 판매되는 화장품들은 에센스와 색조화장품의 기능을 모두 담았다고 하는데 사실인가요? 기초화장 없이 팩트를 바로 사용해도 되는 건지요?

보호 차원의 기능에서만 보면 가능한 일입니다. 기초화장품을 사용하지 않고 선크림을 발라도 되는 것과 마찬가지입니다. 다만 파운데이션을 포함한 컬러를 가지고 있는 제품의 경우, 피부에 계속 사용하면 착색이 될 우려가 있습니다. 기존의 파우더류가 보습을 방해한다면 그것을 보완하는 제품이 에센스 팩트류인데 피부 침투 기전이 없다면 문제가 되지 않습니다. 미네랄이 들어 있다는 것은 수분을 잡고 있다는 의미이므로, 색조화장을 하고 피부가 당기는 현상을 완화할 수 있습니다. 이런 색조 제품 사용에 있어 중요한 것은 무엇보다 클렌징입니다.

25 **20대 초반입니다. 스킨케어를 해야겠는데 가장 중요하게 생각할 기준은 무엇인가요?**

20대 초반의 피부는 이제 막 사회생활을 시작한 피부입니다. 철저하게 보습 위주의 스킨케어 외에는 의미가 없습니다. 만일 피지가 많은 경우에는 피지 조절이 필요할 뿐입니다. 피지도 너무 조절할 경우 문제가 됩니다. 전문가의 입장에서 보면 20대는 스킨케어 할 일이 없습니다. 피부 산도를 약산성으로 유지하여 기나긴 피부 인생을 잘 준비해주어야 합니다. 20대 피부를 어떻게 다루었느냐가 평생을 좌우합니다.

26 **30대의 피부는 어떤 부분에 중점을 두어 관리해야 하나요?**

여러 가지 환경적 스트레스로 노화가 시작되는 시점입니다. 건성 피부라면 선크림을 잘 사용하고, 보습에 신경 쓰고, 특히 눈가 주름이나 표정주름, 팔자주름 등에 대비하는 노력을 해야 할 연령대입니다. 조금 기능적인 제품을 사용하는 것도 좋습니다.

27. 과연 피부에 생기는 주름을 없앨 수 있을까요?

전체적으로 림프의 흐름선에 따라 피부결이 형성되는데, 팔八자형의 주름들은 대부분 피부 아래 존재하던 엘라스틴이 파괴되어 생긴 것이라 복구하기가 어렵습니다. 다만 주변의 콜라겐이 풍성해지면서 즉각적으로 좋아 보일 수는 있겠으나, 원칙적으로 엘라스틴이 파괴된 부분은 복구되지 않으므로 영구적인 주름이 형성됩니다. 이마에 가로로 형성된 주름도 팔자형 주름과 마찬가지로 필러를 넣는 방법밖에는 없으므로 평상시 스킨케어를 잘해주는 것이 중요합니다.

눈 주변 등의 잔주름은 표피형 주름이면서 표정주름이기 때문에 여러 가지 뷰티테라피 관리로 좋아질 수 있습니다. 그럼에도 한 번 형성된 주름은 없애기 어렵기 때문에 콜라겐 섬유와 엘라스틴 섬유의 적절한 자극이 상상 이상으로 매우 중요합니다. 규칙적이고 강하지 않은 적절한 자극은 노화를 지연시킬 수 있는 유일한 방법입니다.

28. 40대 피부의 스킨케어는 어떤 것을 중심으로 해야 하나요?

본격적으로 노화가 진행되어 피부 처짐이 나타나는 시기입니다. 진피 매트릭스의 탄력을 자극할 수 있는 뷰티테라피를 정기적으로 받아 체액의 정보를 자극하고 좋은 기능성 화장품을 사용해야 하는 연령대입니다. AHA 필링, 레이저 등 약간의 자극이 되는 것들이 도움이 됩니다. 몸의 피부도 노화하고 건조해지므로 전신에 셀룰라이트 완화 크림을 보습크림 대용으로 사용하고 적극적인 항산화에 돌입하는 것이 좋습니다.

29 갱년기 현상으로 피부가 뜨거웠다 차가웠다 합니다. 어떤 관리가 도움이 되나요?

갱년기는 누구에게나 오는 노화 현상이고 에스트로겐이 저하되는 것이 특징입니다. 억지로 에스트로겐을 늘리기보다는 라이프스타일에서 수승화강 원칙을 실천할 것을 권합니다. 수승화강은 한의학적 인체 생리관을 함축적으로 표현하는 말로, 물의 기운은 위로 올라가고 불의 기운은 아래로 내려간다는 뜻입니다. 수승화강이 되어야 기의 순환이 잘 이루어져 건강할 수 있습니다.

얼굴을 포함하는 상체 쪽으로 물의 기운이 올라가게 하고, 복부와 하체가 따뜻할 수 있도록 하체 근육을 키우고, 마사지 테라피로 상·하체의 온도를 맞춰주는 것이 중요합니다. 운동으로는 스쿼트나 등산, 테라피로는 전신 마사지가 큰 효과가 있습니다.

30 60대 이상의 어른들께 화장품을 선물하고 싶습니다. 어떤 기준으로 선택을 해야 할까요?

60대의 피부는 생기를 다한 피부입니다. 어떠한 자극적인 것도 도움이 되지 않습니다. 강력한 보습이 요구되는 시기인데 무척 건조해져서 가려움증이 심해지면 항히스타민제 등을 남용하게 되고 피부에 잦은 트러블이 나타납니다. 자연스러운 노화 현상을 받아들이고 보습을 강력하게 하는 제품으로 전신적인 보습을 하는 것이 중요합니다. 지질이 풍부한 고급 제품, 특히 흡수하는 제품보다는 포장을 해주는 제품을 권합니다. 오직 보호만을 요하는 시기입니다.

31. 즉각적으로 얼굴이 작아지는 효과를 보고 싶다면 어떤 관리를 선택해야 할까요?

사람들이 잘못 알고 있는 상식 중에 병원의 미용의학 시술은 즉각적인 효과가 있고, 뷰티테라피는 그렇지 않다는 것이 있습니다. 하지만 사실은 그 반대입니다. 여러 가지 미용시술은 즉각적인 효과를 나타내지 않습니다. 강한 시술일수록 부종이 많고 IR(면역반응)이 잘 생겨 시간을 두고 해야 합니다.

즉 결혼식 직전의 신부이거나 방송 출연을 급히 해야 하는 경우, 즉각적인 윤곽 효과를 볼 수 있는 것은 뷰티테라피입니다. 보통 2~3일 동안 유지됩니다. 반대로 중장기적인 탄력이나 효과를 원한다면 시술도 나쁘지 않습니다. 임상이 풍부한 미용의학 전문의와 상담하고 장기적 계획을 세워 시술과 테라피를 병행하는 것도 좋습니다.

32. 생리기간만 되면 턱에 뽀루지가 올라옵니다. 개선할 방법이 있을까요?

생리 직전의 황체호르몬 프로게스테론의 증가는 피지를 분비시키고 뽀루지를 유발합니다. 호르몬의 문제이다 보니, 턱 쪽의 뽀루지는 한의학적으로 생식기 문제라 봅니다. 생리가 시작되어 에스트로겐 수치가 올라가면 조금씩 좋아지는 이 현상을 막을 방법은 없습니다. 피부를 너무 자극하지 않으면서 청결하게 유지하는 것이 중요합니다.

심하게 뽀루지를 짜거나 각질 제거를 하는 행위는 오히려 도움이 되지 않습니다. 이 기간 중에는 모공을 자극하는 클렌징, 딥클렌징, 짙은 화장 등을 하지 않고 손으로 만지지 않는 것이 중요합니다. 머드 마스크 등으로 피지 조절을 하고, 피지 조절이 되는 화장품을 바르며, 밤에는 클렌징

후에 지질이 별로 없는 세럼 등만 바르고 자는 것도 방법입니다.

33. 결혼을 앞둔 신부입니다. 가장 효과적이고 확실한 스킨케어를 하고 싶은데 추천해주세요.

결혼식 4주 이전이라면 미용의학 시술도 괜찮습니다. 좀 시간을 낼 수 있다면 뷰티테라피를 꾸준히 받아 바디나 얼굴의 윤곽을 만들 필요가 있습니다. 마사지 테라피와 미용의학 시술의 차이는 '건강한 아름다움이 만들어지느냐 아니냐'입니다. 적어도 4주 이상의 여유가 있을 때만 레이저를 포함하는 미용의학 시술을 권합니다.

물론 나이도 중요합니다. 20대라면 미용의학 시술은 안 됩니다. 의미가 없지요. 피부를 깨끗하게 정리하고 윤곽을 잡는 뷰티테라피가 정답입니다. 30대라면 시술이 좀 더 드라마틱한 효과가 있을 수 있습니다. 그러나 4주가 채 안 남았다면 시술은 위험합니다. 결과를 보장할 수 없고 여러 가지 면역반응에 대응할 수 없기 때문입니다. 오히려 즉각적인 효과는 뷰티테라피가 도움이 되며 장기적 유지는 어렵습니다. 두 가지를 다 하려면 제대로 된 상담을 받고 병행하는 것이 좋습니다.

34. 세안부터 메이크업까지 최소한의 제품을 쓴다면 어떤 것이 좋을까요? 골라주세요.

최소한의 제품을 써야하는 연령대는 20대 그리고 60대 이후입니다. 노화가 진행되는 35세 이후부터 50세 정도에서 최소한의 제품을 사용한다는 것은 기능적인 사용을 의미합니다. 피부의 산도를 유지시켜주는 클렌징, 주 1회 정도의 딥클렌징, 세럼, 크림을 들 수 있습니다. 여러 가지 고

기능 앰플이 세럼의 대용이 될 수 있습니다. 피부톤이 고르지 않다면 기능적인 프라이머와 파운데이션, 프레스드 파우더를 사용합니다. 화장을 하지 않는다면 반드시 선크림을 사용해야 합니다.

35. 복합성 피부입니다. 세안제를 선택하기 어려운데 조언해주세요.

복합성이란 두 가지 이상의 피부 문제나 상태를 복합적으로 가지고 있는 피부를 말합니다. 그래서 세안제는 한 가지가 아닌 2~3가지 타입을 사용하길 권합니다. 오전에는 부드러운 밀크 타입을 사용하고, 주 1회 정도는 오일 타입으로 딥클렌징을 해주세요. 저녁에는 두 가지를 번갈아가며 사용하면 됩니다. 딥클렌징은 지성인 부위 위주로 주 1회 할 것을 권합니다.

36. 자외선 차단제를 안 쓰면 피부에 노화가 온다는데 사실인가요? 차단제만 바르면 피부가 가렵습니다. 정말 매일 써야 하나요?

건성피부용 자외선 차단제에 들어 있는 성분들은 가려움증을 유발할 수 있습니다. 자외선은 콜라겐과 엘라스틴을 파괴하는 효소인 콜라게나아제와 엘라스타아제를 생성하여 피부에 노화를 일으키는 주범인 것은 맞습니다. 하지만 자외선을 막기 위한 방법이 차단제뿐만도 아니고, 어떤 방법을 쓰더라도 완벽하게 차단하기도 어렵습니다.

여름철 바닷가나 골프 운동을 하는 경우가 아니라면, 일상적인 화장만으로도 자외선이 차단됩니다. 모든 메이크업 제품은 차단 기능을 조금씩 갖고 있습니다. 하지만 화장을 하지 않은 채 외출을 길게 한다면 차단제를 사용하는 것이 좋습니다.

피부가 가렵다면 일단 향이 없는 제품을 권합니다. 건성피부라도 보습도가 높은 기초제품을 사용하고, PA(자외선A 차단 지수)가 높은 제품 혹은 아기용 차단제를 두껍게 바르고 외출하는 것이 좋습니다. 자외선 차단제를 사용한 후에는 클렌징이 정말 중요합니다. 순한 클렌저로 두 번 세안하고 모공에 남아 있지 않도록 주의하세요.

37 아이크림을 얼굴 전체에 바르거나, 세럼이나 크림을 눈 주위에 함께 바르는 것에 대해 정확히 알고 싶습니다.

모 화장품 회사가 아이크림을 얼굴 전체에 바르라고 마케팅하면서 많이 받는 질문입니다. 단적으로 말하면 아이크림을 얼굴 전체에 바르는 것은 가격 부담이 없다면 상관이 없습니다. 모든 것은 용량과 가격의 문제입니다. 일반적으로 아이존eye zone은 위아래 피부 모두 모공과 한공이 없거나 적어서 제형이 무거운 제품을 바르는 것은 좋지 않습니다. 라이트한 제형의 제품을 쓰고 제품 때문에 무거워지는 것을 최소화해야 합니다.

얼굴 전체에 바르게 되면 얼굴 전체를 아이존처럼 보호하는 기능을 하는 것입니다. 아이존 자체가 예민하기 때문에, 예민한 피부에 보호 크림을 바른다 생각하면 될 것입니다. 아이크림은 침투 목적으로 만들어진 화장품이 아닙니다. 반면에 침투력이 강한 세럼의 경우 너무 기름진 것만 아니라면 아이존을 포함하는 얼굴 전체에 바르는 것에 큰 문제는 없습니다. 하지만 아이존이 특별히 예민한 경우라면 면역반응이 생길 수 있습니다. 보통 부어오르거나 붉어집니다. 고기능성 세럼이라면 아이존을 피하는 것이 원칙입니다.

38 AHA 성분이 들어간 화장품은 왜 밤에만 발라야 하나요? 또 어떤 주기로 사용하는 것이 좋을까요?

AHA 성분은 광반응을 합니다. 감작성 성분이기도 합니다. 그래서 밤에 바르는 것이 좋고 아침에 발랐을 경우 피부 보습력이 높아서 각질을 때처럼 밀리게 하는 경향이 있습니다. 아침에 사용하면, 화장이 밀리면서 들뜨게 되는 것입니다. 굳이 밤에 바르라는데 아침에 발라 위험을 감수할 필요는 없습니다. AHA 성분이 있는 제품은 3~4주 저녁에 꾸준히 바르고, 8~12주 정도 쉬었다가 다시 시작하는 것이 피부 예민도를 낮추는 방법입니다.

39 화장품을 바르고 피부에 뾰루지가 올라오거나 자주 가렵고 붓기도 합니다. 왜 그럴까요? 화장품을 바꾸기가 두렵습니다.

저는 흔히 화장품 부작용, 혹은 접촉성 피부염이라고 진단하는 면역반응IR을 '피부의 밀어내기'로 정의합니다. 피부는 배출 기관이다 보니 뭔가 들어오려고 할 때 반응하고 특히 화학성분에 민감할 수 있습니다. 피부가 알레르겐(항원)으로 인식해 그런 반응을 보이는데도 계속 바르는 것은 피부가 원하는 것이 아닙니다. 아무것도 바르지 않고 피부만 보호해주거나 BB 같은 것으로 피부를 두껍게 대체해주는 것이 좋습니다.

40 순식물성이나 아로마 제품을 바르면 가렵고 붉어집니다. 왜 그런 걸까요?

식물 성분은 분자가 작고, 아로마는 특히 더 흡수가 잘될 뿐 아니라 호흡기로도 작용하여 역시 밀어내기 현상이 일어날 수 있습니다. 맞지 않으면 과감히 포기하시기 바랍니다. 화장품은 약도 아니고 다른 대안들도 많은데, 굳이 화장품에 내 피부를 맞출 이유는 없습니다.

41 메이크업 제품을 바르기 전에 BB크림이나 선크림을 바르면 밀리는 현상이 있는데 왜 그런 건가요?

분자가 큰 선크림이나 BB 등이 피부에 밀착력을 떨어뜨리는 것은 당연합니다. 화장을 곱게 하려면 선크림은 포기하는 것이 좋습니다. 다시 말씀드리지만 한여름이나 오랜 시간 자외선에 노출되는 환경이 아니라면 자외선 차단제는 꼭 필요한 것이 아닙니다. 프라이머, 파운데이션, 파우더 등이 자외선 차단을 겹겹이 잘해주기 때문입니다.

42 같은 브랜드가 아닌 여러 가지 좋다는 제품을 섞어 바르면 어떤 문제가 있나요? 이것저것 다 쓰고 싶을 때는 어떤 방법이 있을까요?

일반적인 시판 제품은 이것저것을 섞어 발라도 문제가 없습니다. 거꾸로 말하면 한 가지만 바른다고 피부에 기적이 일어나지도 않습니다. 그러나 지금은 전문가가 아닌 일반 뷰티 블로거 등의 공구나 해외 직구로 전문 제품이 판매되고 있는 실정입니다.

이 경우라면 얘기가 다릅니다. 한 가지 제품이나 라인에 들어 있는 성분의 함량이 워낙 높고, 향이 섞이면서 피부에 부작용이 나타나거나 혹은 기대 효과가 나오지 않을 수도 있습니다. 굳이 섞어 쓰고 싶다면 아이크림과 토너 정도는 문제가 없으나, 세럼이나 크림은 한 가지 라인을 사용하고 브랜드는 오전 오후로 나누어 사용하는 것이 바람직합니다.

43 셀룰라이트 전문 제품을 바르면 셀룰라이트 제거에 도움이 되나요?

셀룰라이트는 17세 이상의 여성이라면 누구나 단계별 증상을 가지고 있습니다. 셀룰라이트는 반드시 피부 건조증을 동반하고 종종 부종도 동반합니다. 수분 정체에 도움이 되는 셀룰라이트 제품의 성분은 카페인으로 시작해, 아로마와 알개 등으로 계속 진화하고 있습니다. 셀룰라이트가 피부 깊숙이 있는 것이 아니기 때문에 이런 성분들이 도움이 될 수 있습니다.

뭐라도 발라야 한다면 셀룰라이트 전문 제품을 권합니다. 필요에 따라 따뜻하게도 차갑게도 사용할 수 있습니다. 물론 제품만으로는 안 됩니다. 반드시 물리적인 자극, 근막을 들어 올리고 피부를 움직이는 자극과 함께여야 합니다.

44 홈쇼핑, 온라인에서 각종 디바이스를 판매하고 있는데 그 효과를 믿어도 될까요?

홈케어용 디바이스는 시대적인 제품입니다. 제품을 바르거나 마사지하는 행위를 넘어 집에서 자신의 피부를 관리하는 차원에서 나쁘지 않을 뿐만 아니라 전기적 자극, 진동, 원적외선 등의 효과를 부분적으로 활용할 수 있습니다. 가격적으로 큰 부담이 아니라면 그렇습니다. 매일 사용해도 큰 문제가 되지 않고, 큰 기적을 바란다기보다는 매일 운동하듯이 사용하는 것입니다. 아무것도 안하는 것보다는 뭔가를 하는 것이 도움이 되지 않겠는지요. 피부도 운동이 필요합니다.

45. 스파에 가지 않고 홈에스테틱을 하면 안 되나요?

전문 스킨케어란 피부 생리나 운동 생리를 잘 알고 있는 테라피스트의 기술과 기능성 화장품이 만나 좋은 결과를 내는 관리를 말합니다. 홈케어란 집에서 화장품을 사용하여 피부를 케어하는 것입니다. 전혀 다른 접근이지요. 전문가는 기술로 윤곽을 조정하거나 문제성 피부를 관리하여 개선시킵니다. 미용 경영 측면에서 전문가의 조언과 기술은 100세 시대에 꼭 필요하지 않을까요?

46. 스파에서 사용하는 식물성 오일, 아로마 오일, 마사지 오일의 차이는 무엇인지요?

테라피에서 사용하는 오일은 5가지 정도입니다. 식물성 오일, 미네랄 오일, 합성 오일, 아로마 블렌딩 오일, 마사지 크림입니다. 식물성 오일과 미네랄 오일의 큰 차이는 흡수 기전입니다. 식물성 오일이 피부에 흡수되는 시간은 90분 정도인데 아로마 블렌딩 오일은 아로마 성분의 흡수가 더 빠릅니다.

미네랄 오일은 기본적으로 흡수되지 않아 마사지용으로 사용됩니다. 크림에도 미네랄 오일을 넣어 마사지용으로 사용합니다. 그 밖에도 실리콘 성분 등을 배합해 마사지할 수 있게 만든 제품도 있습니다. 합성 오일이나 미네랄 오일이라고 해서 모두 나쁜 것이 아닙니다. 다만 정제가 잘 되어 있어야 합니다. 안전성 때문입니다. 정제되지 않은 오일로 마사지를 장시간 하면 피부에 자극이 되어 트러블을 일으킬 수 있습니다.

식물성 오일은 비타민E를 흡수하여 항산화 작용을 할 수 있어 선호됩니다. 엑스트라 비진(비정제 초유)의 경우 항산화 성분이 많이 침투할 수 있다는 장점이 있습니다. 그러나 어차피 흡수되지 않는 마사지용 오일이라면 어떤 것이어도 문제가 없습니다. 어떤 오일이냐를 따지기보다는 유기농 오일의 함유량을 살펴보는 것이 더 중요합니다. 흡수기전이 있는 천연의 것은 모두 알러지를 유발할 가능성이 있습니다. 정제가 잘 된 메네랄 오일이나 합성 오일은 오히려 알러지로부터 안전할 수 있습니다.

47 좋은 오일을 사용한다면서 관리 후 닦아내지 않는데, 좀 찝찝한 느낌입니다.

테라피 후에 잔여 오일을 닦아내는 근본적인 이유는 오일의 품질 때문이라기보다 노폐물 제거입니다. 오일로 마사지를 하면 클렌징 효과가 있어 노화 각질과 모공 속 노폐물이 배출되므로 이를 닦아내는 것입니다. 일반적으로 오일이나 크림을 바르고 마사지를 하는 행위는 모두 클렌징 기능을 수행합니다. 바르고 문지르며 테라피를 했다면 닦아내는 것이 맞습니다.

48 피부 마사지를 많이 받으면 피부가 오히려 처진다고 하는데 사실인가요?

사람이 운동을 하여 근육이나 장기를 자극하듯이 피부도 자극과 운동이 필요합니다. 마사지 때문에 피부가 처진다는 이론은 어디에도 없습니다. 30대부터 꾸준히 스킨케어를 받은 여성은 확실히 노화의 속도가 느립니다. 주변에 많은 증거를 보실 수 있겠지요? 총체적 매니지먼트가 필요할 뿐입니다. 강한 자극을 자주 주게 되면 피부의 방어기전을 촉발할 수 있습니다. 강한 자극이 피부를 두껍게 만드는 것입니다. 그래서 주기와 강도 조절은 전문가에게 맡기셔야 합니다.

49 스킨케어 하는 곳에서 자꾸 필링을 하라고 하는데 필링이 왜 필요하나요?

피부 상태나 연령에 따라 피부 생리에 큰 효과를 기대할 수 있는 것이 필링입니다. 특히 여드름 피부의 경우 적당한 주기의 적당한 필링이 모공 속의 노폐물을 끄집어내는 데 도움을 줍니다. 또 40대의 피부에 적절한 필링은 회춘에 도움이 됩니다. 특별하게 피부에 문제가 없는데 필링을 할 필요는 없습니다. 필링은 재생을 동반해야 하기 때문에 역시 매니지먼트가 필요합니다. 자신만의 에스테티션, 뷰티테라피스트를 가지셔야 합니다. 내 피부의 히스토리를 알고 있는 전문가를 옆에 두는 것은 좋은 습관입니다.

50 레이저 시술을 하면 기미가 없어지고 세포가 재생되고 탄력도 생긴다고 합니다. 레이저의 순기능과 부작용은 무엇인가요? 또 언제쯤부터 시작하면 좋을까요?

레이저는 광선 테라피 중에서 가장 강력한 시술입니다. 광선의 길이에 따라 통증이나 효과가 다릅니다. 기본적으로 피부의 재생 기전은 피부의 기저층을 자극하거나 화상을 입혀 재생을 유도하는 것입니다. 광선이 깊이 들어갈수록 피부에 작용하는 기능은 떨어지지만 부작용은 적은 편입니다. 그런 경우 여러 번 시술을 합니다. 각자의 피부에 맞는 레이저를 사용하지만 의사의 임상이 중요합니다. 예를 들어 건성피부라면 수분 보유력이 적고 회복 기능이 떨어질 수 있어서 SPOT이 생기기 쉽습니다. 나이가 많을수록 약한 레이저를 적용하는 것이 좋습니다. 35세 정도부터는 약간의 자극을 주어 탄력을 유도할 수 있습니다. 20대에는 그대로의 피부를 유지하는 것이 좋습니다. 젊고 건강할수록 강력한 면역반응을 보일 수 있고 폐경기 이후에는 큰 효과를 기대할 수 없습니다. 육안으로 보기에 노화가 많이 진행되기 전에 약한 자극을 주는 것이 바람직합니다.

51 사각 얼굴인데 관리를 받는 것이 좋을까요, 보톡스를 맞는 것이 좋을까요? 보톡스를 계속 맞으면 위험하지 않을까요?

이를 앙 물었을 때 교근(저작근)이 두껍게 잡히는 경우 근육량을 줄이는 방법이 보톡스입니다. 반복적으로 움직이는 근육을 이완시켜 사이즈를 줄이는 보톡스 시술의 경우는 근육의 크기를 먼저 봐야 합니다. 근육과 지방을 분리시킨 상태에서(앙 다문 상태) 만져봤을 때, 1.5센티 이상이 잡힌다면 보톡스 효과를 볼 수 있습니다. 만일 뼈가 사각 형태라면 효과가 없습니다만, 대체로 뼈가 사각인 경우에는 근육도 있게 마련입니다.

다만 45세 이상의 경우는 근육이 피부를 지탱해주는 상황이다 보니 근육을 퇴화시키면 피부 처짐이 너무 잘 보이기 때문에 권장하지 않습니다. 모든 케어나 시술은 그 나이에 맞게 시행해야 합니다. 보톡스가 싫어서(무서워서) 경락을 받겠다고 찾아온 대학생에게 저는 보톡스 시술을 권했습니다. 가장 확실하고 비용도 덜 드는 방법이기 때문입니다.

52 볼 살이 처져서 마리오네뜨 주름이 심합니다. 어떤 관리나 시술이 좋을까요?

마리오네뜨 주름은 대체로 젊었을 때 얼굴에 지방이 많은 사람에게 생깁니다. 입꼬리가 처진 사람에게도 잘 생깁니다. 입꼬리를 턱 쪽으로 내린 지점에 뼈와 스마스층을 잇는 지지인대가 있습니다. 그 부분을 제외하고 주변부에 지방이 내려앉거나 수분이 차면서 인형 같은 얼굴이 되는 것입니다. 요즈음은 지방을 녹이는 주사 요법으로 해결하는데 피부에 탄력이 없고 여러 가지 이유로 근육이 소실되었을 경우에는 큰 효과를 보기 어렵습니다.

　보통 안면거상법 수술로 지지 인대와 남는 피부를 제거하는 방법을 씁니다. 뷰티테라피를 받으면 순간적으로 피부에 탄력이 붙고 윤곽이 잡히기는 하나 지속성은 떨어집니다. 그러나 수술이 싫다면 지속적인 케어로 유지, 보수하는 것도 방법입니다. 다만 다른 사람보다 유지비용이 더 들어갈 뿐입니다. 그리고 그 또한 선택입니다.

53 피부관리(스킨케어)를 10회, 20회 받으면 피부가 달라질까요? 그보다는 한 번의 시술이 더 간단하고 돈이 덜 드는 것이 아닌지요? 피부관리 비용은 대체 어떻게 책정되는 것인지요? 소비자 입장에서는 싼 게 좋은데 싼 관리는 불안합니다.

　스킨케어나 뷰티테라피는 가성비가 존재하지 않습니다. 일단 10회 정도의 선구매를 하게 되는 이유는 그렇습니다. 선구매를 하지 않으면 고정회원으로 매니지먼트를 할 수가 없습니다. 매니지먼트란 말 그대로 경영입니다. 1회씩 하면서 고객에게 전화해서 오라 가라 할 수가 없다 보니 선구매를 하게 하는 것입니다. 10회를 받고 나면 기적이 일어날까요? 기적은 매번 일어납니다. 그게 테라피의 매력입니다. 보험을 드는 것이라 생각하시면 됩니다.

　내가 믿는 나의 에스테티션과 뷰티테라피스트가 좋은 제품을 사용하여 관리해주고, 때로는 주기를 조절하고, 필요하고 필요치 않은 것을 선별해 줍니다. 피부만 놓고 보면 가장 좋은 주기는 15일이지만, 마사지의 주기란 상당히 주관적입니다. 통증이 많고 근육이 늘 뭉치는 사람이라면 48시간에 한 번 정도의 관리로 근육에 정보를 주고 기억하게 하는 것이 중요합니다. 이 모든 것은 전문가와 고객의 성의 약속입니다.

일반적인 스킨케어의 경우, 유럽은 기술 가격만 1분에 1유로입니다. 사용하는 화장품의 가격은 별도로 책정됩니다. 그래서 스킨케어가 훨씬 고가의 프로그램입니다. 전 세계적으로 그렇습니다. 우리나라의 경우, 1분에 천 원 이상의 기술 가격을 갖는 것이 맞습니다. 거기에 좋은 제품을 사용하면 그 비용은 별도이고 고객은 제품의 품질을 선택할 권리가 있습니다. 전신 마사지 같은 바디워크의 경우는 평균적으로 1.5배입니다. 좋은 서비스를 받을 권리는 고객에게 있고 그 선택을 해주는 것도 고객의 책임입니다. 결과를 책임져야 할 테라피는 분명 그 등급이 있습니다. 표준 매뉴얼도 존재합니다. 싸다고 공동구매를 할 수 있는 서비스가 아니므로 좋은 서비스를 선택하시기 바랍니다.

54 임신기간에 산전 마사지, 출산 후 산후관리 등이 꼭 필요할까요? 위험하지는 않은지요? 다들 받으니 저도 받아야 할 것 같은데 비용도 부담됩니다. 운동으로는 해결이 안 될까요?

임신기간의 테라피는 임산부의 라이프스타일을 코칭할 수 있어야 합니다. 관리를 받으면 산모와 태아의 심신 안정에 큰 영향을 줄 수 있습니다. 특히 부종이 심하고 고통이 따른다면 전문 테라피스트에게 도움을 받을 것을 권합니다. 임신을 계획하고 있다면 임신 중 관리보다는 임신 전 몸을 만드는 것이 더 중요하다고 충고하고 싶습니다. 비만한 상태, 혹은 만성 부종이나 셀룰라이트가 심한 상태에서 임신을 할 경우 임신기간에 고통이 가중되어 많이 힘들고 출산 후 고질적인 문제가 될 수 있습니다. 정신적인 스트레스만큼 몸이 주는 스트레스도 건강에 만만찮은 악영향을 주기 때문입니다.

틀어진 체형은 반드시 교정하고, 셀룰라이트와 순환도 개선한 상태에서 임신하는 것을 추천합니다. 임신 중에는 피부의 보호와 부종의 관리 그리고 호흡이나 자세, 운동 등의 코칭이 중요합니다. 출산 후에는 가능하면 빨리 적극적으로 몸을 관리하시길 바랍니다. 운동과 테라피 모두 반드시 전문가의 도움을 받아야 합니다.

55 임산부용 튼살 방지 크림이 정말 도움이 될까요?

  임신을 하면 피부의 탄성이 떨어집니다. 건성피부이면서 특히 상체보다 하체가 발달한 경우에 복부 스트레치 마크가 심하게 나타납니다. 스트레치 마크 크림이 과하게 비싼 것도 아니므로 무조건 바르는 것이 좋습니다. 피부를 보호하는 방법은 적절한 크림이나 오일을 바르는 것밖에 없습니다. 태아의 안전을 위하여 임신 초기부터 흡수력이 좋은 오일보다는 커버를 하는 크림으로 피부를 보호한다면 훨씬 도움이 될 것입니다.

56 마사지를 받으면 순환이 개선되고 부종이 빠진다고 홍보하는데 사실인가요?

  마사지 테라피가 처음인 고객들에게 많이 받는 질문입니다. 한 번이라도 경험을 했다면 결코 하지 않을 질문입니다. 만일 테라피 후에 오히려 부종이 심하다면 절대 다시갈 곳이 못 됩니다. 차라리 테라피를 안 받는 것이 낫기 때문입니다. 하지만 이런 경우는 거의 없다고 봐도 좋습니다. 좋은 테라피는 반드시 배액(부종 제거)을 해내서 몸과 마음을 힐링시킵니다. 가끔 통증을 유발한다 해도 그것은 스위트 페인sweet pain입니다. 이 세상에 부종을 제거하고 순환을 개선시키는 데 전신적인 마사지 테라피 만한 자극은 없습니다. 신택은 소비자의 몫이고 좋고 나쁜 것의 선별도 소비자의 몫입니다.

57. 마사지 테라피를 받고 나면 항상 몸이 붓고 오히려 피곤합니다. 왜 그럴까요?

일반적으로 모든 테라피는 일정한 압력과 속도로 넓은 부위를 마사지하는 행위입니다. 전반적으로 혈액순환을 물리적으로 개선하는 적극적인 방법입니다. 대상은 원칙적으로 질병이 없는 건강한 사람입니다. 만일 마사지 테라피를 잘 받았는데도 부었다면 건강상의 문제가 있거나, 마사지의 속도가 너무 빨랐거나, 통증이 유발되었을 경우입니다. 이런 경우는 릴랙스를 위하여 받은 마사지가 오히려 스트레스가 되었을 가능성이 있습니다. 운동이나 마사지나 자신에게 적절한 압력과 속도 그리고 주기가 있습니다. 부종은 아주 좋지 않은 결과입니다. 건강 체크가 필요합니다.

58. 도수치료를 받고 있는데, 일반 테라피와 다른 점이 무엇인가요?

병원에서 의사의 처방으로 받을 수 있는 도수치료와 테라피의 차이는 전문가의 실력, 관리 시간과 관리 범위에 있습니다. 모든 테라피스트가 수기 치료를 할 수 있는 것이 아니므로 일반적인 마사지와 치료 마사지를 구분할 수 있어야 합니다. 치료사가 충분한 시간을 할애하고 있는가, 테라피를 하는 부위가 좁은가 넓은가의 문제도 중요합니다. 근육과 근막의 통증 원인을 찾아 테라피를 한다는 점에서는 비슷하고 방법도 아주 비슷합니다만 '병원이나 스파냐'를 결정하는 데에 결정적 조건은 '염증을 가지고 있느냐 없느냐'이기 때문에 급격한 통증이 왔을 때는 당연히 병원을 찾아 진단을 해야 합니다. 만성 통증이면서 병원을 찾아도 큰 효과를 보지 못한 경우라면 테라피스트에게 충분한 시간과 반복적인 횟수로 장기간 관리를 받아야 할 것입니다. 만일 급성 통증이라면 약물치료가 병행되어야 하고, 그 사이에 진단 없이 마사지 테라피를 받는 것은 좋은 방법이 아닙니다.

59 다리 부종과 순환에 신발이 중요하다고 하는데 어떤 신발이 좋을까요?

정맥 순환은 중력을 거슬러 이루어집니다. 정맥의 혈액을 심장으로 다시 보내기 위해 펌핑 역할을 하는 것이 바로 발의 족저근막입니다. 발뒤꿈치부터 중앙 부위 그리고 발의 앞부분을 차례대로 닿게 하는 바른 보행을 하기 위해서는 운동화가 가장 좋고, 운동화 중에서도 뒤꿈치부터 닿을 수 있도록 설계된 신발이 좋습니다. 하이힐이나 플랫슈즈는 가장 나쁘고, 운동화도 바닥면이 부드럽게 휘어지고 푹신해야 합니다.

60 발에 굳은살이 잘 생기는데 왜 그런 걸까요?

너무 오래 서 있거나 많이 걷는 직업이 아닌데도 굳은살이 잘 생긴다면 그 위치를 보아야 합니다. 발가락 중에서도 엄지발가락에 적당한 무게가 쏠려야 하는데, 외반모지가 생기면서 둘째 발가락 쪽에 굳은살이 있다면 몸이 틀어진(특히 골반이 뒤틀린) 회전형 체형일 확률이 높습니다.

평발인 경우에는 발의 내측에 굳은살이 생기고, 족궁이 높은(까치발) 경우는 외측에 굳은살이 잘 생깁니다. 하이힐이 유발한 굳은살은 아킬레스건과 둘째 발가락 아래, 새끼발가락에 위치합니다. 발의 변형은 되돌릴 수 없으므로 한 살이라도 젊을 때 반드시 보행과 신발에 대한 라이프스타일에 신경을 써야 합니다.

부록2　저자 인터뷰

굿 인텐션의 가치,
선한 치유자를 만나다

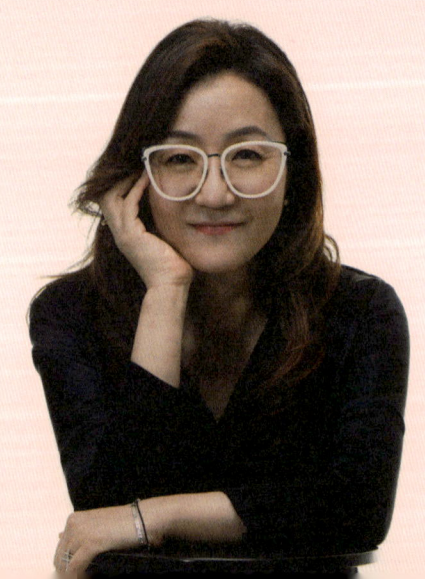

지난 10년간 수없이 많은 브랜드를 만났다. 7년간은 브랜드 전문지의 에디터로, 그 후 3년여는 크고 작은 기업들과의 협업과 컨설팅을 함께 진행하면서 많은 것들을 보고 배웠다. 그중 가장 큰 깨달음 중 하나는 '좋은 브랜드'에 대한 나름의 기준이 조금 더 구체화되었다는 점이다. 예전에는 아무래도 이름 있고 큰 브랜드에 마음이 더 갔다. 기사를 써도 그런 브랜드에 관한 글을 쓰는 것이 좀 더 폼 나 보였던 것도 사실이다.

하지만 요즘은 생각이 조금 달라졌다. 1인 기업으로 일하게 되면서부터 규모는 작지만 나름대로 탄탄한 자기 세계를 가진 브랜드를 점점 더 많이 만나게 되었다. 이들이 매력적인 이유는 두 가지다. 첫째, 최근의 트렌드를 그대로 반영하고 있기 때문이다. 요즘은 식당도 베이커리도 이름난 프랜차이즈보다는 골목 깊숙이 숨어 있는 맛집이나 동네 빵집들이 주목받는 시대가 되었다. 서점 역시 개성 넘치는 독립 서점들이 유행처럼 늘어나고 있다. 우리 사회가 각자의 취향이 존중받는 다양화의 시대로 접어들었기 때문이리라. 브랜드가 그런 취향을 반영하는 바로미터라는 점에서, 작지만 개성 있는 브랜드에 대한 관심은 당연한 결과였다.

둘째, 이들 브랜드가 가진 DNA를 대기업에 비해 상대적으로 쉽게 확인할 수 있다는 점 때문이었다. 이미 일정 규모 이상을 넘어선 기업들에서 한 기업의 흥망성쇠를 가늠할 기원Origin을 찾는 일은 거의 불가능하다. 창업자의 철학이 아무리 단단하다 해도 회사나 기업이 일정 규모를 넘어서면 조직 내외의 다양한 이유로 타협을 불가피하게 받아들이는 경우가 많기 때문이다. 하지만 상대적으로 작은 규모의 브랜드들은 아직 창업자의 고집스러운 철학이 남아 있는 경우가 많다. 한 브랜드의 차별화가 창업자의 철학에 의해 좌우됨을 적지 않게 경험한 나로서는 그 기업의 원형을 손쉽게 발견할 수 있다는 점에서 작은 브랜드에 더욱 큰 매력을 느꼈다.

"왜 이 일을 시작하신 건가요?"

이런 기업들을 만나서 맨 처음 하는 질문은 한결같았다. 하지만 이 질문을 하면 많은 경우 "그냥 했어요"라는 답이 돌아온다. 그저 열심히 일했을 뿐이고, 그 과정에서 하나하나의 답을 찾아갔다는 것이 어쩌면 내가 찾은 좋은 브랜드들의 공통적인 답이기도 했다. 그렇다면 나 같은 사람들이 할 일은 한 가지다. 그 아무렇지도 않은 경영의 과정에서 어떤 차별화를 스스로 만들어내었으며, 그것이 어떻게 사람들에게 잘 전달될 수 있었는지에 대한 숨은 해답을 찾아가는 일이다. 그리고 그 발견은 많은 경우 아주 우연한 과정을 통해 이루어지곤 한다.

'슬림엠'이라는 브랜드를 알아가는 과정도 그와 비슷했다. 우연한 기회로 박정현 원장을 소개받고 나서 며칠 후, 나는 한 통의 문자를 받았다. 그 어떤 인터뷰에서도 받아보지 못했던 상세한 '길 안내 메시지'였다. 자가용과 버스, 택시를 망라한 길 안내는 골목과 교통편에 따른 거의 모든 경우의 수를 고려해 몇 번째 건물인지까지 상세하게 설명되어 있었다. 손님도 아니고 어쩌면 을의 위치에 선 비즈니스 미팅임에도 불구하고 이런 안내는 이후로도 동일하게 이어졌다. '뭔가 다르다'는 느낌을 받은 건 그때가 처음이었다.

그리고 몇 번의 인터뷰가 이어졌다. 서비스를 경험해보지도 않고 브랜드와 자신에 대한 글을 쓰는 것은 아닌 것 같다는 이유로 생전 처음으로 '슬림엠'의 테라피 서비스를 받았다. 근 몇 년 동안 가장 편안하고 행복한 이완Relax의 경험이었다. 그 와중에 화장실과 건물 곳곳에 붙어 있는 체크리스트를 확인하면서 '뭔가 다름'의 실체를 조금씩 알아가기 시작했다. 미팅 전 계피차 한 잔을 내오면서도 이어지는 차에 대한 설명과 멘트 역시 오랜 고민과 훈련의 결과임을 알게 된 것도 그때부터였다. 그리고 그 정점은 '슬림엠'의 모든 노하우를 담아낸 몇 백 페이지 분량의 '매뉴얼'을 바라본 그날이 아니었나 싶다. 오늘도 파일에 차곡차곡 쌓이고 있을 그 매뉴얼은 (너무 두꺼워질까 봐) 무려 8포인트의 작은 서체로 인쇄되어 있었다. 박정현은 원장은 그것이 '슬림엠'의 가장 큰 자산이라고 했다. 나는 비로소 이 브랜드가 수십 년 가까이 업계를 이끄는 이유를 알 수 있었다.

무인양품은 몰락의 길을 걷던 도중 자신들이 일하는 모든 방식을 매뉴얼로 만든 '무지그램'을 만들면서 재도약에 성공했다. 지금도 무인양품은 이러한 서비스의 시스템화에 성공한 브랜드로 승승장구하고 있다. 그리고 그 경쟁력의 핵심에는 쉽게 카피할 수 있는 매뉴얼 뒤에 숨은, 도저히 따라 할 수 없는 독특한 기업문화가 숨어 있었다. '슬림엠'의 경우도 이와 비슷하다. 겉으로 드러나는 차별화 요소는 상대적으로 덜 중요하다. 문제는 그들이 왜 그런 방식의 매뉴얼을 만들고, 일하는 방식을 시스템으로 정착시켜 왔느냐는 데 있다. 그리고 그 질문의 꼭대기에는 박정현 원장의 일과 삶을 대하는 자세가 연결되어 있다.

"건물 한 채 올리지 못한 이 작은 회사가 이야깃거리가 될까요?"

인터뷰 내내 박정현 원장이 곱씹은 말이다. 하지만 이 말이 하소연이 아니라 은근한 자부심에 기반을 둔 말임을 몇 번의 만남 뒤에 깨달을 수 있었다. 함께 일하는 직원이 자산이며, 그 가치를 알아주는 고객과 그들에게 최고의 서비스를 제공하고자 하는 고민의 결과로 나온 '매뉴얼'을 자산이라고 생각하는 브랜드라면 그 자체로도 가치 있는 브랜드임이 분명하다. 그 가치를 지키려고 의도적으로 성장을 지양해온 선명한 이유를 알게 된 지금은 더욱 이 브랜드를 좋아하게 되었다. 이 글은 그 질문에 대한 답을 쫓아가는 여정을 닮았을 것이다. 한 사람의 생각이 어떻게 하나의 브랜드로 자리 잡아가게 되는지를, 단순한 피부관리사가 아니라 사람들을 전인적으로 케어하는 '선한 의지를 가진 치유자'로서의 뷰티테라피스트를 발견하는 의미 있는 작업이 될 것이라 믿어 의심치 않는다. 이것은 좋은 브랜드에 대한 기록이자 더 좋은 삶을 살고자 하는 한 사람의 인생에 대한 기록이다. 이 여정이 당신에게도 나와 같은 성장과 깨달음의 여정이 되기를 간절히 바란다.

어느 낯선 테라피의 경험

매니저분의 안내를 받아 들어선 곳은 4~5평 정도의 넓이에 두 개의 베드가 놓인 작은 방이었다. 약간 어두운 조명 탓인지 늦은 저녁 도착한 여행지 호텔의 침실을 떠올리게 했다. 두 개의 베드 중 하나 위에는 이름 모를 기계가 놓여 있었지만, 그것 말고는 딱히 다른 점을 찾기 힘들었다. 바닥에선 부드럽고 따뜻한 나무의 질감이 그대로 전해져왔다. 낯선 공간에서 머뭇거리는 내 모습을 본 매니저가 아이패드를 내보이며 이렇게 물었다.

"혹시 어떤 컬러를 좋아하세요? 설문 결과와 날씨를 고려해서 블루를 추천해 드리고 싶습니다만."

친절하면서도 명료한 어투였다. 사전 설문 결과를 바탕으로 좋아하는 컬러까지 추천해주는 과정이 물 흐르듯 매끄러웠다. 놀랍게도 내가 좋아하는 컬러 역시 블루였다. 동의의 뜻을 전하자 방 전체가 은은한 푸른빛의 조명으로 가득해졌다. 음악이 흐르는 방안에서 탈의한 후 베드에 누워 기다리는 동안에도 낯선 경험에서 오는 긴장이 완전히 사라지진 않았다. 하지만 충분히 배려되고 있는 생각이 들자 마음이 한결 가벼워졌다.

이윽고 문이 열리고 테라피스트가 들어오자 '등 관리' 서비스가 시작되었다. 사전에 '많은 대화를 원치 않는다'는 확인을 받은 터라 어색함을 덜기 위해 이런저런 말을 건네지 않아도 되었다. 아니 그럴 시간조차 없었다. 이후 40여 분에 걸쳐 이어진 시간은 근래 들어 맛보지 못한 '쉼'이 무엇인지를 경험하는 시간이었다. 온몸이 나른해지면서 팽팽하게 당겨진 생각의 긴장이 맥없이 탁 풀리는 기분이었다. 그제야 알았다. 내가 얼마나 무거운 스트레스에 짓눌리며 살고 있었는지를. 그리고 깨달았다. 왜 수많은 '슬림엠'의 고객이 적지 않은 비용을 지불하고 이곳을 찾는지를.

"손을 대는 순간, 터치만 해도 위로받고 눈물을 흘리게 할 수 있는 직업이 세상에 또 있을까요? 우리 같은 힐링을 줄 수 있는 직업은 어디에도 없다고 생각해요. 스트레스에 지친 몸을 온전히 쉬게 하고, 제대로 된 위안을 제공할 수 있는 유일한 직업이죠."

나는 인터뷰 중에 들었던 이 말이 약간의 과장을 섞은 표현이라고 생각했다. 하지만 단 한 번의 경험으로도 이 말이 과한 표현이 아님을 깨달을 수 있었다. 굳이 이 서비스를 강권한 박 원장의 마음을 알 수 있을 것 같았다. 만일 내가 힘들고 고된 한 주를 보낸 고객이라면, 매주 자신의 몸을 케어해주는 익숙한 테라피스트와 이런저런 얘기를 나눌 수 있을 만큼의 편한 사이가 된다면, 그 한 시간의 케어를 능가하는 어떤 위로를 받을 수 있으리라는 짐작이 들었던 것도 이 때문이었다. 일과 관계가 주는 스트레스와 모든 부담으로부터 무장해제된 그 시간을 '힐링'이라 부르지 않는다면 과연 무엇이라 부를 수 있을까?

에스테틱, 스파 그리고 뷰티테라피

직업으로서의 '에스테틱'이란 이름의 어원은 프랑스에서 찾을 수 있다. 작은 피부관리실을 통칭하는 이 직업의 이름에서 남모를 자부심이 느껴지는 이유는 아마 그 때문일 것이다. 하지만 프랑스에서도 이 직업은 상대적으로 학력이나 배경이 뒤떨어지는 사람들이 생계를 위해 선택하는 경우가 많았던 모양이다. 하지만 프랑스 사람들은 '피부관리사' 대신 '미학적,

심미적'이라는 뜻의 '에스테틱', 그리고 이런 기술을 가진 전문가에게 '에스테티션'이라는 이름을 붙였다. 그 이름이 직업의 격을 대신할 수 있다는 믿음 때문이었을까? 어찌 되었든 지금은 상대적으로 큰 규모의 다양한 서비스를 제공하는 '스파'에서 일하는 분들과 함께 모두 '뷰티테라피스트'라고 부른다. '피부관리사'라는 말이 주는 가벼움(한글이어서가 아니라)에 비추어보면 하나의 직업에 이름을 붙이는 것이 얼마나 중요한 일인지 새삼 깨닫게 된다.

"스킨케어리스트나 바디 마사지스트라는 이름이 붙을 수도 있었을 거예요. 그런데도 굳이 테라피스트란 이름을 붙인 이유는 뭐였을까요? 저는 지금 당장은 아니더라도 언젠가는 치유와 치료의 경험을 제공할 수 있다는 믿음에서 나온 이름이라고 생각해요. 아무리 불경기가 와도 스트레스를 받는 현대인들이 이곳에 쓰는 돈을 줄일 수 없어요. 그 어떤 것과도 바꿀 수 없는 '스위트 페인Sweet Pain'의 달콤함을 제공하기 때문이지요. 그래서 저는 이 직업에 희망이 있다고 생각합니다."

하지만 이 업계를 바라보는 시장의 눈은 생각보다 차갑다. 관련 전공을 가르치는 대학은 많지만 대부분의 졸업생은 취업을 꺼린다. 평생의 업으로 삼기에는 힘들다는 생각이 팽배해 있기 때문이다. 90년대 이후 미용 대학이 대폭 늘어났음에도 불구하고 실전에 뛰어들기보다는 그저 졸업을 위한 공부로 끝내는 경우가 적지 않았다. '슬림엠'이 별도로 운영하는 아카데미, 즉 '코몽드'의 수강생들도 대부분 재교육을 원하는 현업의 원장들이 많다. 이처럼 수요와 공급이 맞지 않는 이유가 무엇일까? 이 업의 시작의 역사를 알고 싶었다.

"1세대 에스테티션들은 주로 유학을 하셨거나, 주재원인 남편을 따라 유럽 특히 독일에 가신 분들이 많았어요. 간호사인 분들도 계시고요. 독일에서 어렵게 스킨케어를 배우셨는데 한국에 돌아와서는 활용할 일자리가 따로 없어 자연스럽게 개인 피부관리실을 시작하시게 된 거죠. 대부분 고학력이신 데다 고객들도 비슷한 환경의 분들이라 매일 스터디와 임상연구를 하시는 열성적인 분들이 많으셨죠."

이 1세대 에스테티션들은 탁월한 여성 인력들이었다. 미국에서 박사를 데려다 교육을 받을 정도로 피부 공부에 열을 올리는 분들이기도 했다. 하지만 시장이 점차 커짐에 따라 많은 샵들이 바디 마사지를 도입하기 시작하면서 시장에 변화가 생기기 시작했다. 기존의 에스테틱 샵들이 이 기술적인 변화의 트렌드를 따라잡지 못한 데다, 점점 더 큰 평수의 '스파'가 도입되면서 기존의 개인 샵들이 설 자리를 잃기 시작한 것이다. 게다가 '국가자격증' 제도가 생기면서 에스테틱과 스파는 평준화의 길을 걷게 되었다. 산업의 규모는 커졌지만 가격은 무너졌고, 업의 문턱이 턱없이 낮아지기 시작한 것도 이때부터였다.

업의 '격'을 고민하다

물론 90년대의 프랑스에서도 '에스테틱'은 최저 시급을 받는 직업이었다. 하지만 마침 프랑스에서 유학 중이었던 박 원장은 이 직업을 조금 다른 면에서 바라보고 있었다. 그들의 특이한 급여 시스템을 눈여겨 바라본 것이다. 아직 에스테틱 사업에 뛰어들기 전이었지만 우리나라 돈으로 80만 원을 조금 넘는 급여를 받으면서도 그들이 나름의 자부심을 갖고 일하는 이유가 궁금했다.

"자세히 지켜보니 나름대로 '시스템'이 있더라고요. 시급은 낮아도 자신이 관리하는 고객으로부터 20% 정도의 수수료를 받는다거나, 손님 별로 다른 컬러의 고객카드를 사용하는 식으로요. 세실은 노란색, 아멜리는 파란색…, 이런 식으로 고객을 관리하는 거죠. 일을 많이 하면 오버타임으로 더 큰 비용을 받고요. 나름 합리적이라 생각했어요. 이렇게 일한 만큼 가져가는 시스템이 자리를 잡으니 돈을 많이 버는 에스테티션도 나오게 되었던 거죠."

같은 일을 하면서도 유럽과 달리 우리나라의 에스테티션이 상대적으로 낮은 대우를 받는 이유는 대체 무엇일까? 프랑스에서도 이 업은 모두의 부러움과 선망을 받는 직업은 결코 아니었다. 하지만 그들이 나름의 자부심으로 자기 일을 하는 반면, 오늘날 한국에서는 여전히 이 업을 바라보는 시선이 내부에서조차 따뜻하지 않음을 박 원장은 너무나 잘 알고 있었다. 스스로에 대한 높은 자존감과 자신의 업에 대해 자부심을 길러주기 위해 무엇을 할 수 있을까를 고민하던 어느 날, 잘 아는 스파의 원장으로부터 연락이 왔다. '슬림엠'에서 일하는 직원 중 하나가 면접을 보기로 했다가, 자신과 박 원장이 친하다는 얘기를 듣고 인터뷰를 포기했다는 내용이었다. 이유를 물어보니 "박 원장님은 다 좋은데 고객에게 No가 없어서"라고 했다는 것이다. 너무 고객지향인 점이 불편했다는 말이었다.

"당시에 총각네 야채 가게가 유명하던 시절이었어요. 그때 그곳의 슬로건이 '아주머니들은 다 옳다'였어요. '고객'이 아니라 '아주머니'가 옳다는 게 성공의 비밀인 셈이었죠. 마침 화장품 수입 회사에서 마케팅과 교육 일을 하다가 직영 스파를 오픈한 때라 내가 어디 가서 불편하게 느꼈던 것을 절대로 하지 않으리라, 고객들이 원하는 것은 모두 해주리라는 생각으로 가득할 때였어요. 그런데 문득 이게 정말 맞나? 하는 생각이 들더군요."

그때부터 그는 직원들 입장에서 모든 서비스를 다시 설계하기 시작했다. 어떻게 하면 직원들이 자존감을 잃지 않고, 자부심을 가지고 일하게 할 수 있을까? 그리고 고민 끝에 아예 '고객' 자체를 바꾸기로 했다. 돈만 많은 고객이 아니라 자신이 직접 돈을 버는 사람, 남편의 눈치를 보지 않고 자유롭게 서비스를 받을 수 있는 젊은 고객들로 바꿔가기로 한 것이다. 대체 이게 어떻게 가능했을까? 그때만 해도 막무가내로 가격을 깎아달라는 고객이 적지 않을 때였다. 그래서 고객에 끌려 다니지 않기 위한 '표준 서비스 매뉴얼'을 하나씩 만들어가기 시작했다. 고객도 직원도 행복한, 전에 없던 새로운 길을 찾아 나선 것이다.

고객을 바꾸는 '시스템'의 미학

"예를 들어 할인을 요구하는 고객에게는 '월급제'가 아니라 '수당제'라서 어려운 점을 설명해 드렸어요. 테라피스트에게 좋은 서비스를 받는 것을 선호하는 품격 있는 고객들은 금방 이해를 해주시더군요. 대신 기분이 상하지 않도록, 사람의 손이 필요하지 않은 서비스는 무제한으로 이용할 수 있게끔 해드렸습니다. 서비스를 모두 분리해서 처음부터 선택할 수 있도록 한 거죠. 불편해 하는 고객에겐 '가장 훌륭한 서비스를 받기 위해서는 우리 시스템 안으로 들어오셔야 한다'고 설명해드렸고요."

바뀐 시스템에선 받을 수 있는 최고의 할인 혜택이 '가족 할인'이었다. 이렇게 모든 상담을 매뉴얼 형태로 만들어두니 무리한 서비스를 요구하는 고객들이 점차 사라지기 시작했다. 끊임없는 고객의 요구를 '스마트'하게 거절하는 방법을 '시스템'에서 찾은 것이다. 직원들 역시 거절 과정에서 겪는 어려움을 자연스럽게 피할 수 있었다. 그런데 문득 이런 생각이 들었다. 이런 시스템의 유용함을 알면서도 왜 다른 스파들은 이런 변화를 만들어내지 못한 것일까? 원하는 경우 모든 매뉴얼을 공개했음에도 여전히 '슬림엠'의 이런 시스템을 만들기 어려운 이유는 무엇일까?

"이런 시스템으로 운영하려면 원장이나 사장이 포기할 것들이 너무 많기 때문이에요. 스파를 운영하는 사람들은 대체로 여성이기 때문에 자신의 스타일대로 일하고 싶어 하죠. 예전 회사에 다닐 때 100명 정도의 테라피스트에게 설문을 한 적이 있었어요. 원장이나 그 가족들이 와서 무료로 관리받는 것을 가장 싫어하더군요. 그래서 저희는 매출에 도움이 되는 블로거나 연예인들에게 서비스로 관리를 받게 하는 경우에도 일정 수당을 따로 지급하고 있어요. 직원들의 자존감을 높이기 위해선 많은 경우 오너의 희생이 필요한데, 작은 기업에서는 참 힘든 일입니다. 하지만 오너 역시 시스템의 일원이고, 솔선수범하는 것이 작은 기업 사장이 지켜야 할 최우선 가치라고 생각해요."

이런 이유 때문인지 '슬림엠'에는 유독 오래된 직원과 고객들이 많다. 직원과 고객 모두에게 좋은 시스템이 구축되었기 때문이다. 십 년 이상 된 고객들이 꽤나 많다. 그리고 그 고객 중에는 유독 의사나 변호사, 변리사나 노무사 등의 전문직에 종사하는 고객들이 많다. 정말로 고객이 바뀐 것이다. 자신이 번 돈의 가치를 알고, 자신을 케어해주는 사람들과 업의 가치를 아는 사람들은 무엇보다 가격을 깎지 않았다. 그것이 신뢰에 기초한 합리적인 시스템임을 알게 되었기 때문이다. '슬림엠'이 중요시하는 가치와 이를 실천하기 위한 시스템에 전적으로 공감했기 때문이다. 그렇다면 한 가지 분명해지는 것이 있다. 이런 시스템과 환경 속에서 일하는 직원들에겐 자연스럽게 자신의 업에 대한 자부심과 스스로에 대한 자존감이 싹트게 되리라는 것이다. 하지만 '슬림엠의 차별화는 이와 같은 운영 시스템의 정착에만 머무르지 않았다.

평범한 일을 남다르게 하는 법

"고객이 일어나면 바로 시트를 걷게 해요. 직원들이 자주 잊으니 시스템 안에서 하게 합니다. 똑똑한 고객들은 알거든요. 그렇게 시트를 걷는 과정을 통해 청결함이 관리되고 있다는 사실을요. 그런 디테일한 행동 하나가 고스란히 '신뢰'로 이어진다고 믿습니다. 말로 백 번 청결을 강조하는 것보다는 이렇게 행동으로 한 번 보여주는 것이 훨씬 강력하니까요. 제게 가치란 반드시 행동으로 실천하는 것을 의미합니다."

지금도 '슬림엠' 화장실의 문고리엔 소독 시간을 적어둔 체크리스트가 항상 달려 있다. 이 작은 실천으로 인해 메르스 파동이 전국을 강타하던 시절에도 '슬림엠'의 고객은 전혀 줄지 않았다. 청결에 관한 믿음이 오래도록 철저하게 관리되고 있었기 때문에 가능한 일이었다. 이 때문일까? 신사동 번화가의 한가운데 위치한 '슬림엠'의 건물은 언덕 위의 하얀 집을 떠올릴 만큼 외부도 내부도 위압적인 모습을 전혀 주지 않는다. 매끈하게 윤이 흐르는 세련된 현대식 건물이 아닌 작은 화단을 가진 아담한 벽돌 건물이다.

"인테리어는 단순하게 말하면 취향이에요. 그 말은 모든 사람의 마음에 들게 할 수 없다는 말이죠. 대신 인테리어에 쏟을 정성을 청결을 유지하는 데 쏟아요. 이 건물 역시 제 취향은 아니지만 오래도록 머무는 직원들 입장에서 최대한 기운을 덜 빼앗기는 편한 건물이었으면 좋겠다고 생각했어요. 누구나 들어와서 편하게 쉬다가 나갈 수 있는 그런 '집 같은' 분위기를 만들고 싶었어요. 모두를 만족시킬 수는 없지만 적어도 편하게 만들어

주기는 하니까요."

하지만 이런 인테리어의 소박함에 비하면 박 원장의 기자재에 대한 투자는 눈이 휘둥그레질 정도다. 항상 어디에서도 쉽게 만날 수 없는 최고의 기자재를 써야 한다는 박 원장의 철학 때문이다. 이 철학은 사용하는 제품에 대한 투자로 이어져 매년 몇 천만 원의 투자를 한다. LPG 엔더몰로지라는 셀룰라이트 전문 장비는 2000년에 처음으로 도입한 이래 구입한 대수가 무려 10대를 넘어섰다. 같은 장비라도 최신 모델이 나오면 매번 새롭게 들여오기 때문이다.

"뷰티 서비스는 최상의 것을 맛보면 결코 이전으로 돌아갈 수 없어요. 이 업의 특징이기도 합니다. 다른 곳으로 갔던 고객이 다시 돌아오는 이유도 여기에 있어요. 세계 최고의 기자재와 제품을 쓰는데 어떻게 비교가 안 되겠어요. 그건 직원들도 마찬가지입니다. 일하는 환경과 도구, 재료에 투자를 아끼지 않으니 고객에게 당당해질 수 있는 거죠. 오래된 직원, 단골이 많은 이유 중 하나이기도 합니다. 이 역시 제가 세운 시스템과 원칙을 그대로 지키고 싶어 하는 고집 때문이에요. 직원들이 항상 지켜보고 있으니 결코 타협할 수 없는 거죠."

뷰티테라피 서비스는 마치 엘리베이터와 같다. 한 번 올라타면 계속 올라갈 수밖에 없고, 중간에 걸어 내려오는 사람은 거의 없다. 차별화된 스킨케어 서비스, 바디 마사지를 받으면 고객들은 반드시 달라지게 마련이다. 이런 경험을 한 번 한 고객은 결코 다른 것으로 대체할 수 없다. 음악이나 등산, 땀 흘리는 다른 스포츠가 줄 수 없는 심리적인 만족감이 더해질 때 이러한 차별화된 경험은 더욱 강력해진다. 신체는 물론 심리적인 스트레스를 한 번에 해결할 수 있는 것은 뷰티테라피밖에 없기 때문이다. 이것이 '슬림엠'이 자신의 업을 재해석하고 가치를 높여가는 과정이라면 지나친 과장일까?

하지만 이런 모든 변화와 차별화의 핵심엔 항상 박 원장의 '남다른' 선택이 있었음을 간과할 수 없었다. 하나의 브랜드가 탄생하는 과정엔 언제나 '평범한' 일을 '남다르게' 하고자 하는 창업자의 독특한 철학이 숨어 있기 마련이다. 그들이 만들면 흔해빠진 카페가 '스타벅스'가 되고, 스마트폰이 아닌 '아이폰', 선풍기가 아닌 '다이슨', 맥주가 아닌 '기네스'가 된다. 그 가치는 고스란히 제품의 가격과 기업 가치로 이어진다. 분명 겉으로는 비슷한데 '다르게' 보이는 이유는 무엇일까? 그 다름을 고객이 고급스러운 이미지로 받아들이고 비싼 가격을 치르는 이유는 무엇 때문일까? 그 비밀은 결국 그 브랜드를 맨 처음 고민하고 만들어간 창업자의 '남다름'에서 찾아야 한다.

그는 왜 '하얀 테'의 안경을 고집하는가?

첫 인터뷰가 있던 날, 나는 근처 카페에 한 시간 정도 먼저 나와 질문지를 수정하고 있었다. 시중에 나와 있는 서너 권 정도의 책을 읽었지만 내겐 여전히 생소한 분야의 인터뷰였기 때문에 긴장할 수밖에 없었다. 그러면서 자연스럽게 모든 책의 표지를 장식한, 독특한 안경을 쓴 박 원장의 얼굴로 시선이 옮겨갔다. 한 마디로 강렬한 인상이었다. 문득 이 시대를 대표하는 몇몇 브랜드의 CEO의 모습이 자연스럽게 오버랩 되었다.

스티브 잡스는 항상 검은색 터틀넥 스웨터와 청바지, 뉴발란스 운동화 차림이었다. 마크 주커버그는 특유의 티셔츠를 오래도록 고집하고 있다. 세계 최고의 디자인 회사 중 하나인 넨도의 오키 사토는 항상 흰색 셔츠와 검은색 바지를 입는다. 한 분야에서 일가를 이룬 사람들이 이처럼 자신만의 외모와 스타일을 가지는 경우가 많은 이유는 무엇일까? 그들은 자신의 일에 몰입하고 불필요한 선택으로 인한 시간과 생각의 낭비를 줄이기 위해서라고 한결같이 말한다. 하지만 그 이면에는 '남과 다른 자신'을 표현하고 싶은 내적 욕구가 숨어 있기 때문은 아니었을까?

박 원장 역시 한눈에 드러나는 자신만의 스타일이 있다. 특이하게 보일 수도 있는 흰색 테의 안경이 바로 그것이다. 처음엔 조금 더 어두운 색이었지만 모든 빛을 흡수하는 흰색으로 바꾸었다고 한다. 그 덕분에 그의 개성과 전문성도 한층 도드라져 보인다. 평범함을 싫어하는 그의 성격 때문이다. 화장품 회사의 직원에서 시작해 본인의 사업을 시작했을 때도 인테리어부터 장비까지 모두 남들이 하지 않는 것을 선택했다. 당시는 생소했던 '셀룰라이트 관리'를 통해 슬리밍 시장을 새로 개척했다. 인터넷이 막 도입되던 시절, 업계 누구보다도 먼저 웹사이트를 개설했고, 관리 내용과 프로그램을 온라인에 공개했다. 당시 카드사 제휴나 포털 사이트에 소개된다든지, 공동구매 사이트에서 찾아오는 등의 협업을 제일 먼저 시작했던 것도 박 원장이었다. 하나를 하더라도 '남다르게' 하기 원하는 이런 차별화와 도전 정신은 대체 어디에서 비롯된 것인지 궁금해졌다.

"어린 시절, 어머니가 독서를 특히 중시하셨어요. 책을 많이 읽기도 했지만 문제해결의 도구로 활용할 수 있도록 철저히 가르치셨습니다. 예를 들어 미술학원이나 과외를 끊는 것도 저희가 직접 해야 했어요. 왜 그래야 하냐고 물으면 '거절하는 법'에 관한 책을 읽게 하는 식이었죠. 일기를 쓰면 매번 그 밑에 답장을 써주곤 하셨어요. 방송작가이자 PD를 했던 엄마는 저에게 단순히 나의 엄마라는 개념과는 많이 다른 영향을 주셨어요. 인형 하나를 사주셔도 이름을 붙이게 하셨고 모든 것에 의미를 두게 하셨습니다. 어릴 적 제 인형 두 개가 있었는데 알맹이와 껍데기라는 이름을 붙여주셨지요."

어머니가 사 주신 계몽사의 50권짜리 전집은 장난감처럼 다룬 탓에 거의 통으로 외우다시피 했다. 세계의 고전 문학은 기본이고 신여성의 삶을 다룬 책에도 흥미를 느꼈다. 그중에서도 특히 소설책을 많이 읽었다. 주인공의 삶에 푹 빠져 책을 읽다 보면 밤을 새기가 일쑤였다. 이런 경험은 고스란히 박 원장이 가진 풍부한 상상력과 표현력의 원천이 되어 주었다. 덕분에 두 명의 남동생은 촉망받는 영화감독이 되었다. 지금도 '슬림엠'의 모든 카피와 슬로건, 홍보 글은 그의 손을 거친다. 회사를 소개하는 짧은 문장, 고객을 위한 홍보 카피에서도 호기심, 궁금함이 묻어나는 인문학적 감각의 원천에는 이런 경험이 숨어 있었다. 하지만 이것만으로는 박 원장의 독특한 '자기다움'을 이해하기에는 부족하다는 생각이 들 무렵, 뜻밖의 고백이 이어졌다.

나는 나이기 때문에 나이다

"대학입시를 치르고 원하는 대학을 가지 못해 스스로를 루저라고 생각했어요. 그 시절에는 일류 대학 일류 학과가 아니면 실패의 삶을 사는 시대였으니까요. 재수를 포기하고 의미 없이 불문과를 가게 되었는데 크게 실망한 아버지가 '시집이나 가라'고 하셨어요. 자존심이 너무 상했고, 열정과는 거리가 먼 대학 생활이 시작되었죠. 그토록 원했던 방송기자에 대한 꿈을 버리고 살아야 한다는 생각에 아무런 의욕도 느낄 수가 없었습니다. 그러다 불문학 강독시간에 우연히 '어린 왕자'를 만났어요. 작품을 통째로 외우고 밤새 눈물을 흘렸죠. 그 작은 책이 제게 불어에 대한 관심을 불러일으켰어요. 그래서 프랑스를 가기로 결심했죠."

유학 시험에 합격하고 나서야 비로소 집에 유학 결심을 얘기했다. 하지만 프랑스 유학은 많은 이들이 생각하는 낭만과는 거리가 먼 궁핍하고 초라한 하녀방에서의 외로운 생활이었다. 그래도 '파리'라서 좋았다. 매주 학생 할인이 되는 수요일에는 영화를 보고, 퐁피두 도서관에서 문화를 배우고, 아름다운 파리의 거리를 끝없이 걸으며 자신의 진짜 모습을 찾아갈 수 있었다. 사색이 무엇인지, 진정한 고독과 외로움의 참된 의미를 알아가는 시간이었다. 모든 것을 예술로 승화시키는 프랑스에서의 고독이 이후의 삶에 꼭 필요한 일종의 영양제가 되어준 셈이다.

"남과 '다르게 살아야겠다'고 다짐했어요. 그래서 논문도 '고엽'으로 유명한 프랑스의 대중 시인 자크 프레베르의 '나는 나이기 때문에 나이다'를 비롯한 방랑시를 주제로 썼어요. 다른 학생들과는 사뭇 다른 주제여서 지도 교수조차 따로 이유를 물어볼 정도였죠. 결국 논문은 최고점을 받았어요. 남과 비교하고 경쟁하지 않는 삶을 선택하니 그때부터 자연스럽게 여유가 찾아오더군요. 2박 3일 동안 잠만 잘 때도 있었고, 퐁피두 도서관 앞에서 시간 가는 줄 모르고 마임을 보기도 했어요. 소르본 앞의 사르트르와 보부아르가 즐겨 다녔다는 카페는 제 단골 카페였죠. 낯선 이국의 공간이 주는 느림과 여유 속에서 진짜 나를 찾아가는 소중한 시간들이었어요."

그 무렵 박 원장의 논문 감수를 도와준 프랑스인 친구가 하나 있었다. 은행원인 그는 유난히 인도와 동양 사람들을 좋아했다. 초대로 찾아간 그의 집에서 이문열의 프랑스 번역본 소설을 발견할 정도였다(결국 그는 인도 여자를 만나 결혼에 골인했다). 어느 날 그에게 이유를 물었더니 익숙한 유럽과는 전혀 다른 '새로운 문화'에 대한 존경이라고 말했다. 자신이 좋아하는 것이 무엇인지를 분명히 알고, 그 삶에 대해 당당할 수 있는 그 모습에 묘한 부러움이 생겼다. 이렇게 조금씩 프랑스란 나라와 이 나라를 지탱하는 숨은 가치에 대해 조금씩 알아가기 시작했다.

"프랑스는 기본적으로 계급 사회예요. 프랑스에서는 계층의 붕괴가 힘들어요. 부모가 농부면 자식도 당연히 농부가 되고, 정치가나 공무원도 마찬가지로 대를 이어 일하는 게 일반적이죠. 이들은 일반적인 무료 대학이 아닌 특정한 유명 학교를 나와야만 관련된 직업을 가질 수 있으니까요. 그 때문에 변화와 발전은 크게 기대하기 어려워요. 하지만 중요한 건 당사자들이 그런 삶을 스스로 부끄러워하지 않는다는 거예요. 자신의 삶에 자족할 뿐 아니라 다른 사람의 삶을 인정하고 존중하기 때문이죠. 어떤 위치에 있어도 남과 비교하려 드는 우리나라와 가장 다른 점이 아닐까 싶어요.

Interview

동반자, 박정현 원장을 말하다

　박 원장은 테라피스트는 직원이지만 '동업자'이며 그에 합당한 대우를 하는 것이 옳다고 생각한다. 그런데 '슬림엠'과 '코몽드'에는 유독 오래 일하는 동업자들이 많다. 아카데미를 운영하기 전과 후는 아주 다르다. 아카데미를 운영하면서 직원들은 모두 아카데미 제자들이다. 박 원장의 철학을 알고 교육을 받았기 때문에 신뢰가 강할 수밖에 없을 것이다 또한 교육, 유통, 스파 서비스 등 다양한 분야의 일을 하는 사업체이다 보니 작은 사업체여도 개인의 능력에 따라 적절한 보직을 만들어주기 때문이다. 전공이 뷰티라고 해도 테라피스트로서의 자질보다 다른 능력이 있거나 숨은 능력이 보이는 친구들이 있게 마련이다. 이런 경우 박 원장은 기본적으로는 테라피스트로서의 일을 수행하게 하다가 그 능력을 찾아주는 것에 중점을 둔다. 그런 과정을 통해 능력이 개발되고 실력이 쌓이다 보니 자연스레 오래 일하게 된다.

　물론 그 과정에서 회사를 떠나는 경우도 있다. 아무나 고객의 몸과 영혼을 만질 수는 없다고 생각하기 때문이다. 그저 그런 사람은 다른 일을 하라고 솔직하게 말한다. 하지만 이런 일로 상심하진 않는다. 업계에서 교육하는 사람이니 엄밀하게는 떠나는 것이 아니라고 생각하기 때문이다. 감정적으로는 거리를 두되 자신의 능력을 발휘하고 있다고 느끼는 일을 하게 한다. 진정한 그릿grit의 의미를 깨닫게 되는 사람은 그리 많지 않으니 자생력을 키워줘야 한다고 믿기 때문이다. 이

것이 박 원장이 말하는 '동업의 방식'이다. 학생으로 박 원장을 처음 만나 5년 동안 함께 일해 온 직원을 만나 조금 더 구체적인 이야기를 들어 보았다. 학생 때 만난 시기로 보면 10년의 인연이다.

Interview with **조연희 '슬림엠' 팀장**

Q **'슬림엠'에서 일하면서 개인적으로 가장 크게 성장한 부분이 있다면요?**
아이디어가 많은 저를 알아보시고 그쪽의 일을 하도록 배려하셨어요. 회사 홍보물을 직접 작업할 정도의 일러스트 실력이나 상담 스킬처럼 나만의 독특함을 발견하고 살릴 수 있게 된 게 가장 큰 성장이 아닐까 싶어요. 고객의 피드백이 주는 흥분도 알게 되었고요. 직원의 숨은 능력을 끌어내고 개발하는 것에 대한 원장님의 관심과 리더십이 아니었다면 힘들었을 거라 생각해요.

Q **원장님이 회사 운영에서 가장 중요하게 여기는 부분이 있다면요?**
'독창성'과 '자율성'이 아닐까 싶어요. 항상 어디서도 하지 않는 새로운 프로그램을 고민하고 개발해야 해요. 자연스럽게 직원 개개인의 경쟁력이 길러지죠. 다른 한 가지는 자발적으로 스파 운영이 이뤄진다는 거예요. 예를 들어 지각을 막기 위해 직원들 자발적으로 CS 노트를 쓰고 지각 시 벌금을 내는 시스템을 만들었죠. 아마 원장님이 직접 이런 프로그램을 만들었다면 지금과 같은 개선은 어려웠을 거예요.

Q **이런 자발적인 움직임이 회사에 어떤 변화를 가져왔나요?**

서로 더 많은 일을 하려는, 선의로 경쟁하는 문화가 자연스럽게 생겨났어요. 공정하고 정직하게 직원을 대하는 시스템이 '으쌰으쌰' 하는 자발적인 참여를 끌어낸 거죠. 예를 들어 매월 중순쯤 목표로 한 매출 도달이 힘들어질 것 같은 상황이 생기면 모두 모여서 다양한 아이디어와 의견을 제시해요. 그러면 희한하게도 안 될 것 같은 일들이 이뤄지곤 하죠. 모두가 힘을 합해 이룬 결과이기 때문에 자신도 놀라고 보람을 느끼게 돼요. 이게 바로 다른 곳과 가장 차별화된 경쟁력이 아닐까 싶어요.

Q **원장님께 단 한 가지만 배울 수 있다면요?**

정직함을 배우고 싶어요. 언제 어디서나 누구 앞에서도 떳떳하게 일할 수 있을 테니까요. 원장님의 경우 당당하고 떳떳하게 사람을 대하고 의리를 지키시는 모습을 곁에서 자주 봬요. 공정하고 정직하게 사람을 대하시죠. 어떤 사안이 있을 때 먼저 이 판단이 공정한가를 먼저 생각하세요. 직원들에게 가장 강조하는 부분이 '자기 자신에게 정직하라'는 것입니다. 어떠한 일이 있어도 스스로 부끄러울 거짓말은 하지 말라고 하시죠. 원장님의 여러 경험을 예로 들어주시며 말씀하시기 때문에 따를 수밖에 없어요. 모르는 것은 모른다고 말하고, 자신에게만 관대하지 말고 언제나 정직하라는 가르침은 아마 다양한 일을 통해 많은 경험을 하셨기에 얻은 지혜가 아닐까 생각해요.

톨레랑스, 프랑스적인 축적의 삶

이러한 '프랑스적인 삶의 가치'에 눈을 뜨게 되면서 박 원장은 비로소 한국에서 느낀 좌절의 늪을 헤쳐 나올 수 있었다. 80년대의 프랑스는 누드족들이 수건 한 장을 걸치고 나와 자신들의 삶을 토론하는 그런 나라였다. 해변에서는 여성들이 상의를 탈의하고 일광욕을 즐길 수 있을 정도로 자유로운 분위기가 가득했다. 누구의 간섭도 없이 충분한 자유를 느끼며 해보고 싶은 거의 모든 경험을 해볼 수 있었던 것도 이 때문이었다. 특히 꾸미지 않는데도 아름다운 프랑스 여성들이 가장 큰 자극이 되었다. 과연 이러한 자유로움이 유독 프랑스에서 꽃필 수 있었던 이유는 무엇이었을까?

"프랑스어 '톨레랑스'는 관용이라는 사전 풀이로는 느낌이 정확하게 전달되지 않아요. 오히려 최근 유행한 '그릿Grit'이나 '축적의 시간'이라는 말의 의미와 비슷합니다. 톨레랑스는 한마디로 지속해서 참고 견뎌내는 힘이에요. 프랑스가 지금의 번영에 이르기 위해 치른 대가를 상징하는 단어인 셈이죠. 프랑스 혁명과 로베스피에르, 드골에 이르기까지 숱한 희생을 바탕으로 만들어낸 프랑스만의 가치가 '톨레랑스'라는 한 단어로 대변됩니다. 그래서 저 같은 외국인도 그 가치 안에서 또 다른 가치를 가지고 살 수가 있는 것이지요."

프랑스에선 황금 시간대에 우리나라와 같은 드라마가 방영되지 않는다. 그 시간을 채우는 것은 대부분 대담 프로다. 다양한 이슈를 가지고 저마다의 생각을 주장하고 상대방의 의견을 듣고 토론하는 과정이 생활화된 셋이나. 그리고 그런 문화 속에서 자연스럽게 자신만의 생각, 가장 자기다운 모습을 고민하게 된다. 어쩌면 박 원장의 흰색 안경테는 그렇게 배우고 만들어간 '자기다움'의 상징적인 모습 같은 건 아니었을까?

하지만 자기다워진다는 것은 고집이나 독선, 아집을 의미하지 않는다. 오히려 자신을 제대로 알고, 자신을 사랑할 줄 아는 사람이 타인도 같은 마음으로 바라보고 받아들일 수 있게 된다. 우리는 이런 사람을 '자존감이 높다'고 말한다. 그리고 그러한 생각이 자기 일과 연결될 때, 그러한 사람이 만드는 제품과 서비스는 비로소 진정한 '영향력'을 가질 수 있다. 또한 그것이 '선한' 영향력을 가지게 될 때 비로소 그 제품과 서비스는 차별화된 '브랜드'로 자리 잡기 시작한다. 지금까지의 박정현 원장, 그리고 '슬림엠'이 그랬던 것처럼 말이다.

'운명'처럼 에스테틱을 만나다

프랑스에서 석사를 마치고 한국에 들어왔을 때가 마침 1990년 고속전철 수주 시즌이었다. 대사관에서 일하는 친구를 보러 갔다가 우연히 인터뷰하게 됐다. 당시는 타자기를 더 많이 사용하고 도스를 사용하던 컴퓨터가 막 도입되었을 때였다. 상사는 신문 사설을 주며 낯설고 낯선 노트북에 직접 불어로 입력하라는 주문을 했다. 한국에 들어온 지 한 달이 채 안 되었을 때인데 당시 TGV 담당 상무관이 통·번역 비서를 찾고 있었다. 당시 4대 일간지는 물론 모든 신문 사설에서 고속전철만 다루고 있을 때였다. 바로 취업을 한 후 지독히 많은 번역과 통역 업무를 맡았다. 사안이 사안인 만큼 정치적 홍보도 중요할 때라 27살이라는 나이에 걸맞지 않는 엄청나게 중요하고 힘든 일을 해내야 했다. 매일 신문 일고여덟 개를 번역하고 정부 관계자들을 의전하는 생활이 이어졌다. 연습도 없는 실전이었다.

"프랑스 총리만 두 번 방문했고 기자회견을 비롯한 다양한 행사를 하게 됐죠. 그때 제 안에 한 번의 도약이 있었던 것 같아요. DNA가 변했어요. 실수가 용납되지 않는 살얼음판에서 나도 모르게 훈련이 된 거죠. 문학을 전공한 느리고 모호한 사람이 정확하고 논리적으로 아웃풋을 내놓아야 하는 훈련을 혹독하게 받은 셈이에요. 그때 상사는 이른이 다 된 꼬장꼬장한 할아버지였는데 늘 제게 '이 단어를 왜 사용했는지' 묻곤 했어요. '왜'라는 질문이 사람을 얼마나 키우는지를 저는 그래서 알고 있습니다. 자연스럽게 홍보와 마케팅을 익히고 간결한 문장으로 핵심을 전달하는 셀링 포인트를 잡는 방법을 배웠죠. 그 후엔 영종도 신공항 수주 홍보 일을 하게 되었고요. 이런 경험을 통해 한 가지 사안을 빠르게 통찰할 힘이 길러진 것 같아요. 일하면서 받는 훈련, 스스로 깨달아가는 과정, 조금은 혹독한 상사를 만나는 것이 중요하다는 것도 배웠습니다. 게으를 시간이 없었어요."

이후 출산 후 잠시 쉬고 있던 1993년이었다. 불어가 가능한 직원을 찾는 회사를 만났다. 프랑스 정통 프로페셔널 브랜드 시몬말레를 수입 유통하는 회사였다. 교육 및 홍보마케팅 담당으로 입사했지만 당시만 해도 피부와 화장품에 대해 아는 것이 전혀 없었다. 자료 번역과 무역 관련 교육

자료 제작, 교육 홍보 등의 일을 혼자 도맡아 했다. 프랑스에 있는 에스테틱 재교육 학교에서 한 달 가량 집중교육을 받았다. 당시 우리나라에는 전무하던 에스테틱이라는 문화를 이해하고 자신의 것으로 만들어가는 시간이었다.

"인생이 훈련인 셈이죠. 에스테틱 재교육 학교에서 만난 자존감 최고의 에스테티션들을 보며 나도 이런 학교를 한번 해보고 싶다는 생각을 하게 됐어요. 그 프로페셔널한 모습을 잊을 수가 없어요. 펜대만 굴리던 제가 그런 교육의 기회를 만난 것은 저에게 행운이고 운명이었어요. 불어를 하게 된 것도 어쩌면 이 길로 들어서기 위해서가 아니었나 싶을 정도였죠. 정말 즐겁게 일하고 열심히 배웠어요. 비록 회사이긴 했어도 제 사업처럼 일했죠. 당시엔 그저 피부관리실이었던 곳을 여성만의 모임 문화로 만들어보려고 다양한 시도를 했어요. 그렇게 시작한 것이 '클럽 시몬말레'였고, 마침 시대적으로 흐름이 좋아 체인점 사업으로까지 이어졌죠."

당시 박 원장은 매일 아침 판매사원들을 혹독하게 교육해서 필드로 내보내는 일을 했다. 결과 없는 교육이 용납되지 않았고, 결국 교육이란 훈련이며, DNA를 변화시켜야 한다는 것을 자연스럽게 알게 되었다. 전혀 다른 일이었으나 결국 같은 일이었다. 홍보자료나 시스템을 만들 때는 빠르고 정확하게 결과물을 내는 연습이 되어 있어서 잘 해낼 수 있었다. 고객의 입장에서 깜짝 놀랄만한 키워드를 찾아내기 위해서는 전공인 불문학과 같은 문학적 소양이 사용되었다. 감사한 일이었다.

"그저 주어진 기회를 받아 살아왔어요. 그런데 30년 전, 25년 전, 20년 전의 모든 선택이 다 운명처럼 연결되는 것을 보게 돼요. 지금 제가 서 있는 이 자리가 결국 다 운명이었던 셈이죠. 결국 1998년에 저만의 사업을 시작하게 되었고 2003년에는 꿈에 그리던 아카데미를 시작하게 되었어요. 당시 그 누구도 시작하지 않았던 재교육 키워드를 들고 돈보다 가치를 실현하고 싶었거든요. 저 스스로 늘 다짐하는 사업 철학이 'not price but value'이기도 했고요."

이런 흐름 속에서 뷰티로 시작한 박 원장의 사업은 '테라피스트'라는 업의 본질과 '사람'이 키워드로 변모하게 된다. 직업군을 키우는 사람이 아니라 그 직업군에 가치를 부여하는 쪽으로 움직이게 된 것이다. 뚜렷한 목적을 가지고 시작한 일은 아무것도 없었다. 그저 영감을 따라 기회를 잘 활용했을 뿐이다. 그제야 박 원장이 반복해서 말하는 '운명'이라는 말의 진짜 의미를 조금은 헤아릴 수 있을 것 같았다.

Interview

함께 사는 세상 '코몽드'로 말하다

코몽드는 2003년 국내 최초의 에스테틱 재교육 전문 아카데미로 출발했다. 그리고 지금은 어느 곳에서도 찾아볼 수 없는 독창적인 전문 교육 프로그램으로 현업 원장들이 먼저 찾는 특별한 곳이 되었다. 과연 어떤 분들이 어떤 필요를 가지고 이곳을 찾는지 담당자를 만나 직접 얘기를 들어보았다.

Interview with **이소울 '코몽드 아카데미' 센터장**

Q **'코몽드 아카데미'에 현업 원장님들이 많이 오시는 이유는 무언가요?**

힘들고 어려운 직업을 기피하는 현상 때문에 직원 구하는 일이 너무 어려워졌어요. 업에 대한 인식과 계속되는 불황이 가장 큰 이유가 아닌가 싶어요. 자연스럽게 원장님 혼자서 스파를 운영해야 하는 경우가 많아지고 있죠. 그래서 올해는 '갑으로 살아가는 1인 기업'을 주제로 포럼을 진행하기도 했어요. 원장 혼자서도 혹은 협업으로 경쟁력 있는 스파를 스마트하게 운영하는 데 필요한 정보와 노하우를 배우는 포럼이었죠. 이런 업계의 변화와 필요를 읽어내고 그에 맞는 솔루션을 제공하기 때문에 현업의 원장님도 스스럼없이 '코몽드'를 찾아오시는 것 같아요.

Q **박정현 원장님의 가장 큰 장점이 있다면요?**

워낙 다방면으로 새로운 분야에 대한 정보를 흡수하는 것이 빠르세요. 새로운 트렌드를 읽어내는 능력도 뛰어나지만 무엇보다 트렌드 자체를 주도하시기도 하죠. 경쟁이 심화하면서 얼마 전까지만 해도 업계의 요금 체계가 엉망이었어요. 한때 저가의 스파들이 우후죽순 생겨나고 소셜 네트워크 채널이 대중화되면서 가격이 완전히 무너졌던 때가 있었습니다. 그래서 시간당 기술 가격의 표준화에 대한 얘기를 많이 하셨고 여기에 동의하는 원장님들이 많아지면서 조금씩 자리를 다시 잡아가고 있어요.

Q **'코몽드'를 통해서 이 업계가 어떻게 달라질 수 있을까요?**
아카데미를 운영하다 보면 종종 창업과 관련해 황당한 상담을 받을 때가 있어요. 심지어 자신은 관련 자격증이 없으면서도 엄마의 미용 자격증으로 창업하겠다는 사람까지 있을 정도니까요. 그럴 때마다 가벼운 선택, 사업적 선택으로 이 일을 시작하시는 분들이 얼마나 많은지 알게 돼요. 사실 테라피는 10년, 20년을 일해도 쉴 새 없이 새롭게 공부하고 연구해야 하는 분야거든요. 어서 빨리 우리나라도 이 업 자체의 수준이 더 높아지고 때가 오기를 진심으로 바라고 있어요.

왜 그들은 '테라피스트'라 불리는가?

프랑스는 프로페셔널한 뷰티 산업의 본향이다. 피부 관리와 관련된 직업에 '미학'을 뜻하는 '에스테틱'이란 이름을 처음으로 붙인 것도 그들이다. 그들에게 에스테틱과 스파는 단순히 피부를 매끈하게 만드는 것 이상의 '아름다움'을 다루는 직업이기 때문이다. 그러나 오늘날 이 직업은 전 세계에 걸쳐 '뷰티테라피'란 이름으로 불리고 있다. 아름다움을 다루는 직업에 '테라피', 즉 '치유와 치료'라는 새로운 의미가 더해진 것이다. 자연스럽게 그 이유가 궁금해졌다. 피부와 체형 관리를 위한 이 일이 어떤 의미에서 고객들에게 치유의 경험을 줄 수 있다는 것일까?

"얼마 전 아버지가 사고로 병원에 입원하신 적이 있었어요. 그곳에서 암으로 투병 중인 환자와 17년째 간호 중인 아내 분을 만났어요. 환자분이 통증과 딸꾹질로 힘들어하니 간호부에 계속 딸꾹질 멈추는 약을 달라 하고 그런 약이 없으니 간호사는 난처해하고…. 나서고 싶지는 않았지만 안쓰러운 마음에 그에 맞는 간단한 케어를 해드렸습니다. 보통 횡격막의 문제가 많아서 그냥 부드럽게 이완을 했어요. 3분 만에 곧바로 잠이 드시는 거예요. 환자의 아내분이 며칠 동안 감지 못하던 머리를 비로소 감고 나오면서 깜짝 놀라셨어요. 사실 이런 것이 그렇게 신기할 일도 아닌데…. 환자를 간호해보신 분은 다 아시겠지만 약으로 안 되는 것들이 있잖아요."

수술이나 주사요법, 약물요법의 처방을 제외하면 환자의 모든 고통은 고스란히 환자와 가족의 몫이 된다. 그들의 고통을 테라피스트가 어떻게 함께 감당할 수 있는지를 다시 한 번 깨닫게 된 경험이었다. 박 원장이 이와 같은 테라피의 진정한 가치를 찾게 된 것은 '코몽드 아카데미'를 오픈하면서부터였다. 고객의 다양한 요구에 끝없이 답을 주어야 하는 직업이다 보니 뷰티로 시작해 헬스케어까지 모든 분야를 통합하는 전문가를 키워내는 것에 더 큰 의미를 두게 된 것이다.

"코몽드 아카데미의 교재에는 항상 같은 문구를 넣어요. '21세기 문맹자는 글을 모르는 사람이 아니라 재학습을 하지 않는 사람이다'라는 앨빈

토플러의 말이죠. 재교육을 통해 서로 연구하고 발전하는 교육 현장을 만들고 싶었어요. 업계 최고의 강사들과의 협업을 실천하는 교육 소통의 장을 만들어가고 있습니다. 테라피의 가치를 본인들 스스로 느끼게 해서 자존감을 높여주고 싶었죠. 코몽드 아카데미는 불어로 '함께 사는 세상'이라는 뜻으로 만든 브랜드입니다. 모든 사람의 인생은 점처럼 연결되어 있어요. 이런 소통의 중요성을 전문가로서 통찰할 수 있도록 돕고 싶었죠. 그래서 심볼 컬러도 신뢰와 소통의 딥블루를 선택했어요."

이 이야기를 들으니 인터뷰 초기, 생전 처음 받았던 테라피의 경험이 새삼스럽게 떠올랐다. 요 몇 년간 가장 편안하고 나른한 쉼의 시간을 가질 수 있었던 진짜 이유는 무엇이었을까? 온갖 종류의 스트레스를 경험하면서도 정작 가장 큰 피로를 감당하고 있을 내 몸에 그토록 집중해본 적은 없었던 이유는 무엇일까? 하지만 그 시간만큼은 내 몸이 온전히 쉬고 있다는 사실을 오감으로 느낄 수 있었다. 육체와 정신은 따로 존재하지 않는다. 몸이 편안해지자 마음 역시 평화로워졌다. 갖가지 근심걱정으로 인한 긴장이 눈 녹듯이 사라졌다. 적어도 그 시간만큼은 그랬다. 아마 앞서 언급했던 병원 환자와 가족이 느꼈던 '치유'를 통한 '평화로운' 시간도 이와 비슷한 경험이었으리라. 비로소 '테라피스트'란 말이 이 직업에 붙은 이유를 이해할 수 있을 것 같았다.

"어쩌면 그건 제가 가진 기술 때문이 아니라 마음과 기도 때문이었는지도 모릅니다. 테라피 중에는 기도로 에너지를 모아요. 제가 아프지 않았다면 아마 그런 도움을 드릴 수 없었겠지요. 내게 남이 가지지 못한 능력이 있다면 그건 아마 누군가 다른 사람을 위해 쓰라는 신의 뜻이 담겨 있기 때문은 아닐까요?"

이 말을 하는 박 원장 역시 몇 년 전 갑상선암 수술을 받았다. 가벼운 암이었지만 암 환자의 마음을 읽을 수 있는 하늘의 선물이라 생각했다. 지금도 '슬림엠'에서는 림프부종 같은 환자 케어를 위해서는 절반 이상 저렴한 특별가를 적용한다. 이뿐 아니라 단순한 일회성의 서비스에 그치지 않고 암 수술 후 환자들의 삶의 질을 높여주는 스파테라피를 알리는 '포럼'을 열기도 했다. 박 원장 자신이 경험이 있고, 환자가 삶의 질을 높이기 위해 큰돈을 쓸 수 없다는 것을 잘 알기 때문이다. '테라피'라는 이름은, 적어도 '슬림엠'에서 만큼은 그저 듣기 좋은 명칭에 머무르지 않고 있었다. 그렇다면 과연 어떤 사람이 사람의 몸과 마음 전체를 아우를 수 있는 이 어렵고도 중요한 일을 감당할 수 있을까? 돌아온 답은 뜻밖에도 지식이나 기술에 관한 이야기가 아니었다. 사람에 관한 이야기였다.

"자기중심적인 사람은 이 일을 길게 할 수가 없어요. 이타적인 사람만이 이 일을 가장 잘할 수 있죠. 이 일에서 기술은 두 번째로 중요한 거예요. 타인을 향한 배려의 마음이 가장 우선이에요. 생각해보세요. 다른 사람의 몸을 만지는 일을 하면서, 그 사람의 몸이 좋아지고 예뻐지는 것을 즐길 수 없다면 어떻게 이 일을 할 수 있겠어요."

선한 영향력을 나눌 수 있는 테라피스트를 꿈꾸며

박 원장이 쓴 네 번째 책 『림프의 기적』이 출간되고 방송 출연이 이어지면서 '슬림엠'을 찾는 고객 역시 폭발적으로 늘고 있는 요즘이다. 지방에서 굳이 올라오겠다는 고객을 만류하기 위해 직접 카카오톡으로 림프부종 환자를 케어하는 동영상을 보낸 적이 있을 정도였다. 분명 그가 하는 일은 피부와 바디 상태를 정확하게 진단하고 이에 맞는 적절한 케어를 제공하는 것이다. 하지만 많게는 일주일에 두 번, 적어도 한 달에 한 번 이상 장기적인 케어가 계속되다 보면 자연스럽게 고객의 몸의 변화를 민감하게 느끼게 된다. 자연스럽게 고객의 다양한 병의 증상을 조기에 발견하는 일이 잦아졌다. 테라피스트는 의료인이 아니므로 절대 선을 넘지 않아야 한다. 그래서 그냥 돌려보내거나 주치의의 허락을 받아오게 하거나 아예 믿을만한 의사나 병원을 소개하곤 한다. 하지만 장기적인 관리가 필요한 만성질환이나 성형이나 암 수술 후의 통증 관리처럼 박 원장이 가진 오랜 경험에서 축적된 케어를 필요로 하는 고객들도 점점 더 늘어나고 있다. 결국 피부와 체형의 관리를 넘어 고객의 전 생애에 걸친 '라이프스타일'을 총체적으로 관리할 필요가 자연스럽게 생겨난 것이다.

"테라피스트는 많은 영역을 통찰하고 있어야 합니다. 고객들이 어느 날은 음식에 관해 물어오기도 하고, 어느 날은 운동법을, 다른 날은 비타민을, 심지어 패션에 관해 물어올 때도 있으니까요. 결국 제가 하는 일이 '라이프스타일 코치'가 되는 것임을 어느 날 깨닫게 되었어요."

다른 사람의 라이프스타일, 즉 일상의 삶을 코치한다는 것은 어떤 의미일까? 코치란 고객들이 스스로 솔루션을 찾을 수 있도록 돕는 조언자의 역할을 할 수 있어야 한다. 자신의 분야에 관한 전문적인 지식과 기술은 기본이고, 고객들이 가진 다양한 문제들을 해결할 수 있는 타 분야 전문가들과의 협업이 점점 더 중요해지고 있다. 박 원장이 오랫동안 다양한 주제의 대규모 포럼을 매년 열고 있는 이유도 이 때문이다. 문득 박 원장의 생각이 궁금해졌다. 그가 생각하는 진정한 '뷰티테라피스트'란 어떤 사람을 말하는 것일까? 같은 업을 가진 사람들에게 4차 산업혁명으로 인한 '융합과 통찰의 능력'을 그토록 강조하는 이유는 대체 무엇 때문일까?

"진정한 전문가란 어떤 사람일까요? 단순히 자신의 분야에서 탁월한 실력을 갖춘 사람만을 말한다고 생각지 않아요. 유시민 같은 작가가 TV에 나와 맛집을 추천하면 왜 가고 싶을까요? 음식 평론가가 아니라 작가가 하는 얘기인데 왜 그 음식이 맛있어 보이는 걸까요? 그건 전문가들이 가진 진정성 있는 통찰이나 융합 능력에 대한 신뢰 때문은 아닐까요?"

이미 스포츠나 의료계 등 다양한 분야에서는 에스테틱이나 코스메틱을 융합한 새로운 라이프스타일 창출이 중요한 산업의 화두로 떠오르고 있다. 고객의 삶을 변화시키고 개선할 수 있는 '전인적인 테라피'를 해내지 못하면 떠오르는 이 거대시장에서 도태될 수 있다는 염려가 박 원장의 다음 스텝을 더욱 발 빠르게 만들고 있다. 그리고 그 핵심에는 '협업'이 있었다. 그의 주변에 의사와 마케터 등 타 분야의 전문가들이 유독 많은 이유도 바로 이 때문이다.

"데이터에 기반을 둔 뷰티테라피와 헬스케어 서비스가 동시에 이뤄지는 스파를 준비하고 있어요. 빅 데이터에 의해 체질에 맞는 음식과 차, 운동법을 알려줄 뿐 아니라 고객의 라이프스타일 전체를 케어해주는 곳이죠. 지금껏 없었던 라이프스타일에 관한 모든 문제를 해결해주는 새로운 스파 문화를 보여주고 싶어요."

●

Interview

스파의 미래 '포럼'으로 말하다

올해로 7년째, 박정현 원장은 '뉴로마케팅 포럼'이란 이름으로 전문가와 함께 스파의 미래를 고민해왔다. 시대의 변화를 읽고 이를 대비하기 위해서다. 고령화 사회, 스트레스 사회, 비만 인구의 확대라는 거대한 흐름 속에서 절대로 없어지지 않을 '테라피스트'라는 직업으로 세상과 소통하기 위해서다. 자신의 사업에만 머물지 않고 업계 전체의 미래를 고민하는 박 원장의 생각이 '실천'으로 드러난 현장이다. 당장 매출에 도움이 되는 것도 아니건만, 이 포럼을 위해 6개월 이상 공들여 준비하는 이유가 궁금해서 물어보았다.

Q **2011년부터 '뉴로마케팅 포럼'을 계속해오고 계신 이유가 궁금합니다.**

교육과 마케팅을 하면서 뉴로마케팅을 알게 되었고 접목하고 싶었습니다. 우리가 하는 일 자체가 뇌신경과학과 밀접한 관계가 있거든요. 큰돈을 지불하는 고객들은 처음에는 감성으로 선택해도 마지막에 논리로 자신을 설득시키지 못하면 환불을 하기도 합니다. 이처럼 진정한 감동은 감성과 이성을 모두 만족시키는 데서 와요. 스파의 미래에 관한 이런 개인적인 고민이 확장된 형태가 바로 포럼입니다. 해마다 다른 주제를 던지며 업계 전문가들과 소통하는 시간이에요. 이젠 하나의 문화가 되어서 아무리 힘들어도 멈출 수 없는 저만의 톨레랑스가 되었네요. 2017년의 대주제는 '진정 갑으로 살아가는 1인 기업'이었고 내년의 주제는 '공정서비스'입니다.

Q **2017년의 주제였던 '1인 기업'이란 무엇을 말하나요?**
여기서 말하는 1인 기업은 돈 없고 직원이 없어서 마지못해 하는 1인 기업이 아니에요. 오히려 직원 하나하나가 1인 기업처럼 일하는 방법과 협업을 강조하고 싶었어요. 사실 10년 이상의 경력을 가진 전문가가 아니면 혼자 일하기 어려워요. 그런 진짜 전문가가 되든지, 그도 아니면 협업을 해야지요. 이런 품앗이가 가능한 전문가들이 꾸준히 재교육을 받으며 성장해간다면 고객을 만들어낼 수 있다고 생각해요.

Q **스파에서의 '공정서비스'란 어떤 것일까요?**
요즘 유행하는 '공정서비스'란 말을 우리 업에 대입해보았어요. 대입이 안 되더라고요. 우리는 감정 노동자도 아니고 단순 노동자도 아니어서 고객이 함부로 대하는 대상이 아니거든요. 테라피스트는 미학을 하는 사람들이어서 '감사합니다'라는 인사를 받는 직업이에요. 이것은 엄청난 차이인데 테라피스트 스스로가 자신을 감정 노동자라 생각하고 있는 경우가 많아서 안타까웠어요. 큰돈 내고 '감사합니다'를 연발하는 고객을 만나는 직업이 얼마나 될까요? 유럽의 경우 '1분에 1유로'라는 테라피의 가격이 공정하게 정해져 있어요. 우리나라에도 이를 정착시키고 싶어 '1분에 천 원 이상'의 기술가격 확립을 주장하고 있죠. 고객들이 이를 인정하는 순간 서비스 자체가 달라질 수 있다고 생각해요. 저는 고객들이 '이곳은 시스템이 있어요'라고 칭찬할 때 가장 기쁩니다. '원장님 멋져요'라는 칭찬보다 더 큰 희열을 느껴요. 힘들어도 매년 300여 명의 전문가를 모시고 포럼을 계속하는 가장 큰 이유입니다.

Q **다양한 분야의 일을 정말 많이 하고 계시다는 생각이 듭니다.**

어느 날 내가 교육자인가, 비즈니스를 하는 사람인가, 책을 쓰는 저자인가 하고 스스로 질문해 본 적이 있어요. 일단 저는 '비즈니스'를 하는 사람이에요. 다만 직업의 특성상 선한 의지가 없다면 해서는 안 되는 비즈니스를 하고 있죠. 그래서 사람들에게 강의와 글로 기술과 가치를 전달하는 '교육'을 함께 하고 있고요. 말하는 대로 살고, 글 쓰는 대로 살지 않는다면 이 일을 계속할 수 없지 않겠어요? 그리고 더 많은 소통을 위해 다양한 채널을 활용하고 있는 거라 생각했어요. 하지만 이 모든 채널의 목적은 하나예요. 에스테틱 뷰티테라피가 세상과 더 많이 소통하는 거죠.

뷰티테라피의 '벨 에포크'는 이제 시작되었다

흔히들 하나의 브랜드가 명사가 아닌 동사가 될 때 가장 큰 성공을 거둔 것이라 말하곤 한다. 대표적인 예가 '구글'이다. 미국에서는 '구글링'이 '검색하다'라는 동사를 대체한 지 오래다. 하나의 산업 역시 마찬가지다. '스파' 역시 해외에서는 'Shall we spa?'가 일상어가 될 정도로 이미 성공한 산업이 되었다. 이제 에스테틱과 스파는 우리나라에서도 하나의 문화로 자리 잡은 지 오래다. 그러나 하나의 업으로 존중받는 일은 별개의 문제다. 그가 책을 출간하고 방송에 출연하는 이유도 한결같다. 우리나라에 에스테틱이 처음으로 선을 보였던 1세대 에스테티션들이 그랬던 것처럼, 지금의 유럽에서 사랑받고 있는 소규모의 샵들처럼 대중의 이해와 인정을 바탕으로 그에 합당한 '격'을 갖추길 원하는 것이다.

"지금도 유럽에서는 최고의 진단기와 기자재를 가진 작은 규모의 에스테틱들이 성업 중이에요. 세계 최고의 풋케어 관리 장비를 갖춘 독일의 에스테티션들은 그 전문성에서 의사에 뒤지지 않아요. 고객들은 마치 치과에 가듯이 그곳에서 정기적인 피부와 체형 관리 서비스를 받고 화장품은 로드샵이 아닌 약국에서 주로 판매되죠. 어떤 화장품을 주로 쓰냐고 물으면 '나의 에스테티션이 추천해주는 제품'이라고 대답하고요. 이 모두가 에스테틱과 스파를 포함한 '뷰티테라피'라는 업이 얼마나 큰 신뢰와 인정을 받고 있는지를 보여주는 전형적인 모습들이 아닐까 싶어요. 제가 바라는 한 가지는 우리나라에도 이런 변화가 일어나는 거예요."

19세기 말에서 1차 세계대전 직전까지, 프랑스인들이 가장 아름다운 때로 기억하는 시절이 있었다. 그들은 이 시절을 '벨 에포크'라고 부른다. 이 시절 프랑스의 골목골목에 들어선 카페와 살롱에서는 최고의 작가와 화가들이 서로의 예술적 가치들을 밤이 새도록 토론하곤 했다. 헤밍웨이, 피츠 제럴드, 피카소, 살바도르 달리 같은 당대 최고의 예술가들이 그 시절 파리의 밤을 화려하게 수놓고 있었다. 왜 많은 프랑스인이 그 시절로 돌아가고 싶어 할까? 그건 아마도 서로 다른 생각을 인정하고 포용하는 '톨레랑스'의 가치가 다양한 문화적 자산과 만나 폭발한 시기였기 때문이 아니었을까? 그 문화적 유산이 고스란히 프로페셔널한 뷰티 업계로 이어져 지금의 '에스테틱'이라는 새로운 문화를 만들어낸 것은 아니었을까?

어쩌면 박 원장이 꿈꾸는 세상 역시 1세대 에스테티션들이 만들어낸 뷰티 업계의 유산이 다음 세대의 '라이프스타일'로 이어지는 것인지 모른다. 만약 그것이 사실이라면 이미 그의 꿈은 이루어지고 있다. 다만 지금 우리의 눈앞에 드러나지 않았을 뿐, 같은 꿈을 꾸는 다양한 분야의 전문가들이 이런 생각을 공유하고 있기 때문이다. 그것이 건물 한 채 올리지 못한 박 원장의 삶을 '성공한' 삶으로 부를 수 있는 이유다. 그것이 '슬림엠'과 '코몽드'가 이미 성공했다고 말할 수 있는 이유다. 그리고 그 작은 성공의 이야기는 이제 막 시작되었을 뿐이다.

"제가 고민하고 꿈꾸는 이 모든 것들이 제가 남길 수 있는 가장 큰 '유산'이 아닐까 생각해요. '슬림엠'과 '코몽드'라는 브랜드의 '자산'이기도 하고요. 제 개인이 회사를 나와 사업을 시작한 1998년부터 이런 브랜드를 조금씩 만들어온 셈인데, 그 브랜드가 함께 일하는 직원들을 통해 이어질 수 있다면 더 바랄 게 없겠다는 생각을 하죠. 여성들이 전문가의 조언을 받고 건강하게 관리를 받을 수 있는 곳, 병원에서 해결할 수 없는 수많은 고민과 문제들을 해결해줄 수 있는 솔루션이 있는 그런 곳을 만들 수 있었으면 좋겠어요. 저는 헬스케어 시장은 통합의학의 길로 가야만 하고, 그 중심에 스파가 있어야 한다고 생각합니다."

●
Interview
아름다움의 본질을 책으로 말하다

박정현 원장은 지금까지 모두 네 권의 책을 써냈다. 대필이 당연시되는 전문가 출판 시장에서 모든 글을 직접 쓰고 자신의 손으로 탈고하는 것부터가 인상적이었다. 그것은 아마도 글을 '쓰는 이유'가 다른 전문가들과 달랐기 때문일 것이다. 많은 저자들이 자신의 존재와 이름을 알리기 위해 책을 낸다. 하지만 박 원장의 경우는 매번 그 이유가 분명했고 남달랐다. 첫 책은 에스테틱에 대한 세상의 생각을 바꾸기 위해, 두 번째 책은 인문학이 어떻게 구체적으로 비즈니스에 기여할 수 있는지에 대해, 세 번째 책은 '림프'로 인해 고통 받는 사람들을 돕고자 하는 간절함으로 글을 썼다. 그리고 이번 책은 이 업의 본질이자 궁극적인 목적이라 할 수 있는 '아름다움'을 말하기 위해 펜을 들었다. 그 한 권 한 권의 이야기를 다시 듣고 정리해 보았다.

『에스테틱&스파 뷰티바이블』

90년대에 들어 '스파'라는 키워드가 시작되었어요. 그 전에는 주로 뷰티살롱, 인스티튜트, 피부관리실 등으로 불렸지요. 이후 대형 코스메틱 브랜드들이 파일럿 스파를 하나씩 오픈하면서 스파라는 말이 피부관리실을 대체하기 시작했어요. 저의 첫 책인 『에스테틱&스파 뷰티바이블』은 당시 전문잡지에 기고하던 몇 년 분량의 원고를 모아서 출간한 것인데, 많은 사랑을 받았습니다. 스파와 뷰티테라피를 통으로 이해할 수 있도록 챕터를 구성했고 제가 가진 모든 노하우를 공개했어요. 그 후에 나온 『박정현의 뷰티바이블』은 개정판이 아닌 첫 책과 이후의 글들을 모아 만들었습니다. 전문가들에게 우리가 하는 일이 얼마나 멋진 일인가를 보여주고 싶었어요. 『박정현의 뷰티바이블』을 내면서 절판시켰지만 개인적으로 가장 소중한 책입니다.

『뷰티마케팅 인문학으로 하라』

제가 홍보 일을 했던 경험이 녹아있는 책입니다. 세일즈, 상담, 고객관리, 직원관리에 대해 최대한 구체적으로 접근했고 전달하려고 했어요. 이 책은 다른 업계에 계신 분들도 좋은 피드백을 주시고 몇몇 대학에서는 뷰티 경영 교과서로 쓰고 계시지요. 제가 하는 방법들을 나누지 않으면 무슨 소용이 있겠어요. 업을 외부와 소통하기 위한 책이었습니다. 인문학이란 결국 사람 중심의 모든 것이고 고객과 테라피스트가 모두 행복한 방법론을 소개하고 싶었습니다.

『림프의 기적』

림프의 기적은 소비자용으로 처음 쓴 책입니다. 한 2주 만에 탈고를 했는데, 어려운 림프를 쉽게 전달하려고 노력했고, 감사하게도 너무 많은 사랑을 받고 있습니다. 저는 강의를 하는 사람이지만 개인적으로는 글을 쓸 때가 훨씬 편안하고 행복합니다. 가장 정확하게 내 생각을 전달할 수 있어서예요. 가끔 책을 사서 읽고 방문하는 고객들이 있어요. 그만큼 림프가 중요한 삶의 일부인데, 이해가 어려운 부분이 있으니까요.

언제부터인가 제가 원한 것은 전혀 아닌데 정말 많은 방송을 하게 되었어요. 그래서 기왕이면 다른 사람과 다르게 소통해보자고 결심했지요. 잠재의식 속에서 교육하는 사람의 피가 발동해서 어떤 주제이든 제가 리드하고 싶었습니다. 사실 약도 없는 게 림프 순환이라 시청자들에게 림프에 대해 쉽게 접근하게 하고 싶었고, 림프에 대해 많이 얘기할 기회를 만들었어요. 이것도 사실 방송작가들이 원한 것이 아닌데 제가 그냥 방향을 돌렸죠. 가벼운 운동이나 물리적 자극으로 가장 큰 효과를 볼 수 있어서 라이프스타일에 영향을 주고 싶었어요. 그리고 나서 『림프의 기적』을 썼어요. 제가 먼저 트렌드를 만들고 그 후에 책을 던진 셈이죠.

그리고 『박정현의 아름다움을 욕망하라』

이 책은 좀 과한 표현으로 느껴질 수도 있는 '욕망'이라는 말을 긍정적으로 풀어냈어요. 여성이 평생 동안 아름다움을 유지하기 위해 무엇을 해야 하는지에 관한 따뜻한 이야기를 전달하고 싶었습니다. 사색과 같은 내외면적인 노력에 관한 지식도 함께 담았고요. 저는 지금의 제가 가장 마음에 들어요. 외모든 내면이든 누구나 지금의 내가 가장 마음에 들어야 행복한 것이라 생각합니다. 물론 20대가 아름답고 누구나 리즈 시절을 가지고 있지만 자존감 충만한 현재를 살고 있다면 가장 아름다운 상태가 현재여야 한다고 생각하거든요. '안티에이징'이 아니라 '웰에이징'에 대한 저의 진심이 담긴 책입니다.

아름다움을 지키기 위해 선택해야 하는 것들이 많은데 과연 우리는 무엇을 기준으로 무엇을 해야 할까에 대한 의문이 들었습니다. 모든 순간이 선택인데 그 선택을 위해 테라피 전문가가 들려주는 따뜻한 이야기라고 생각하시면 될 것 같습니다. 소비자들을 위한 책을 쓰는 것이 쉽지는 않아서 살짝 걱정되지만 결국 자신만의 스타일과 아름다움은 물리적인 나이와 크게 상관없이 언제나 현재를 빛나게 한다는 사실을 부담 없이 들려주고 싶었어요. 자신의 주름조차도 사랑할 수 있는 멋진 여성들이 따뜻하게 읽어 주시기를….

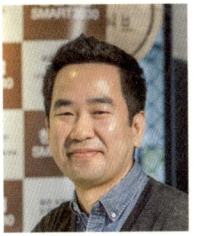

정리 박요철
비버커뮤니케이션즈 대표. 7년간 브랜드 전문지에 글을 썼고 지금은 브랜드 네이밍, 스토리텔링, 강의, 교육 활동을 하고 있다. 답은 언제나 콘텐츠에 있다고 믿으며 개인과 기업이 만들어가는 브랜드 스토리를 발견, 정리, 전파하는 일을 이어가고 있다.
brunch.co.kr/@aiross

✧ 당신은 언제나 옳습니다. 그대의 삶을 응원합니다. ― 라의눈 출판그룹

박정현의
아름다움을 욕망하라

초판 1쇄 2018년 2월 7일

지은이 박정현
펴낸이 설응도
펴낸곳 라의눈

편집주간 안은주
편집장 최현숙
편집팀장 김동훈
편집팀 고은희
영업·마케팅 나길훈
경영지원 설동숙
전자출판 설효섭

일러스트 조연희

출판등록 2014년 1월 13일(제2014-000011호)
주소 서울시 서초구 서초중앙로29길 26 (반포동) 낙강빌딩 2층
전화번호 02-466-1283
팩스번호 02-466-1301
e-mail 편집 editor@eyeofra.co.kr 마케팅 marketing@eyeofra.co.kr
        경영지원 management@eyeofra.co.kr

ISBN 979-11-88726-08-0 13510

이 책의 저작권은 저자와 출판사에 있습니다.
서면에 의한 저자와 출판사의 허락 없이 책의 전부 또는 일부 내용을 사용할 수 없습니다.

* 잘못 만들어진 책은 구입처에서 교환해드립니다.
* 책값은 뒤표지에 있습니다.